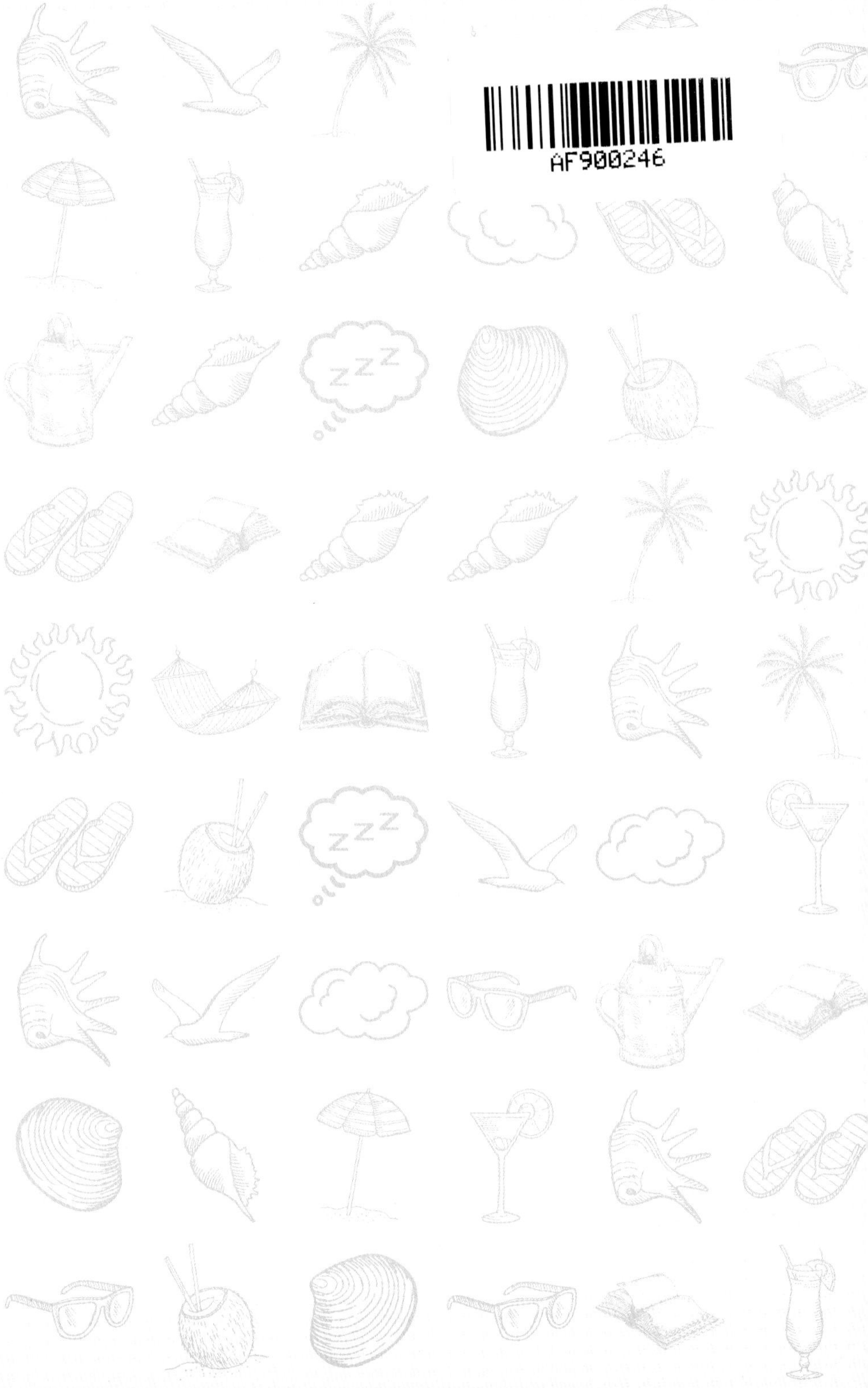

Gerhard Blasche

ERHOLUNG 4.0

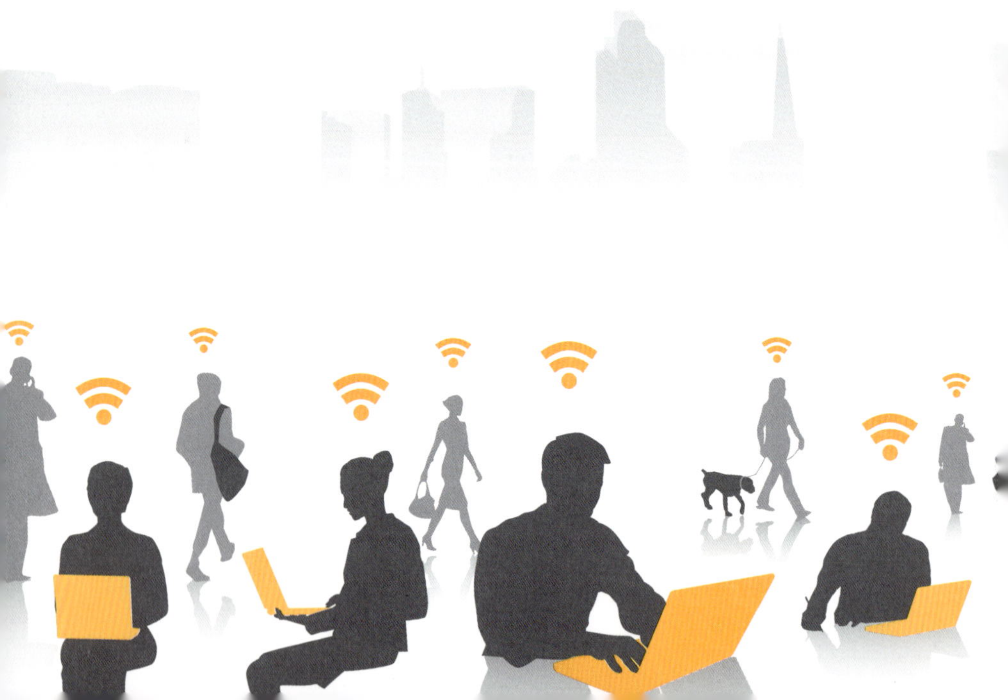

Gerhard Blasche

ERHOLUNG 4.0

Warum sie wichtiger ist denn je

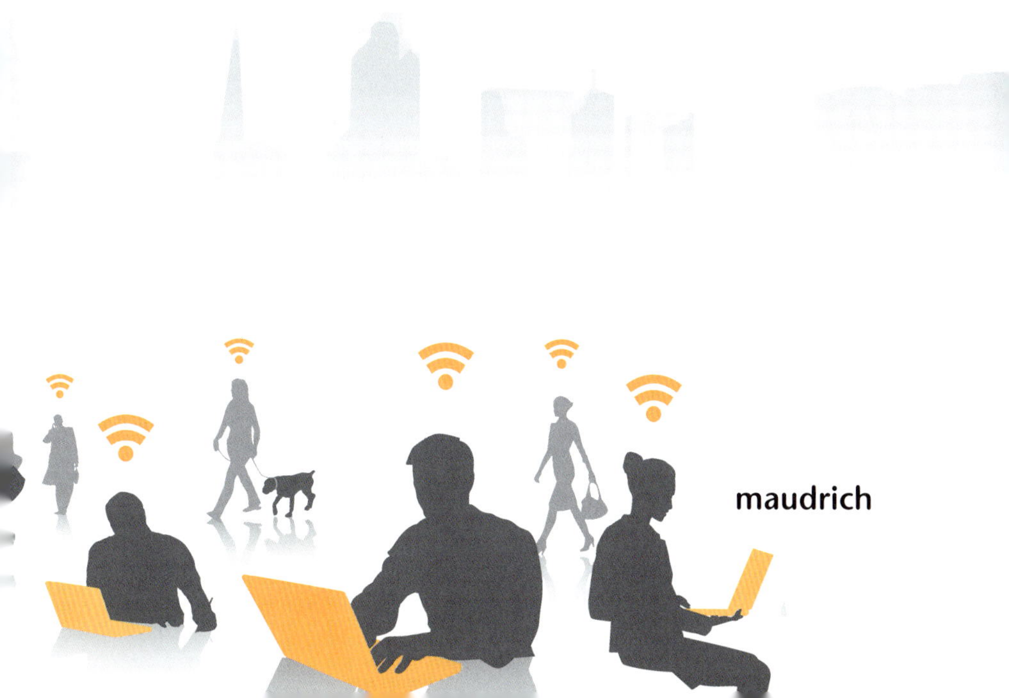

maudrich

Bibliografische Information der Deutschen Nationalbibliothek
Die Deutsche Nationalbibliothek verzeichnet diese Publikation in der Deutschen Nationalbibliografie; detaillierte bibliografische Daten sind im Internet über http://dnb.d-nb.de abrufbar.

Umschlagbild: © Rawpixel.com – Adobe Stock & Aquir – iStock
Umschlaggestaltung & Abbildungen: 1, 2, 3, 5, 6, 10, 12, 14, 17, 18 Florian Spielauer, Wien
Lektorat: Mag. Katharina Schindl, Wien
Typografie und Satz: Hannes Strobl, Neunkirchen
Illustrationen: S. 2–3, 62–63 © phloxii – Adobe Stock; S. 5, 9, 11, 168–169 © Pingwin – iStock; S. 6, 69, 120 © Aquir – iStock; S. 12–13, 26–27, 66–67, 102–103, 158–159, 198–199, 224–225 © Rawpixel.com – Adobe Stock; S. 15, 24–25, 146, 149, 157 © ONYXprj – Adobe Stock; S. 18–19, 172 © Nosyrevy – iStock; S. 22 © Rinat Khairitdinov – iStock; S. 23, 47 © seamartini – iStock; S. 28, 113 © CSA-Archive – iStock; S. 39, 89 © mubai – iStock; S. 42 © alexangel21 – iStock; S. 50 © jesadaphorn – iStock; S. 53 © DragonTiger – iStock; S. 57 © zadveri – iStock; S. 71 © Mellok – iStock; S. 76–77 © Vector Artist – iStock; S. 83 © Anton Tokarev – iStock; S. 96 © miya – iStock; S. 99, 119, 152–153 © kameshkova – iStock; S. 104, 105 © SongSpeckels – iStock; S. 116 © Rainer Lesniewski – iStock; S. 126–127 © avelksndr – Adobe Stock; S. 133 © nisaul khoiriyah – iStock; S. 139 © BeatWalk – iStock; S. 162–163 © Handini_Atmodiwiryo – iStock; S. 174–175, 180–181, 234 © asmakar – iStock; S. 189 © Leontura – iStock; S. 193 © Stottelit – iStock; S. 204 © opico – iStock; S. 212–213 © liuzishan – iStock; S. 219 © ioanmasay – iStock; S. 222 © jutka5 – iStock; S. 230–231 © bsd555 – iStock; S. 243 © borsvelka – iStock;
Druck: Finidr, Tschechien
ISBN 978-3-99002-115-6

Auch als E-Book erhältlich: ISBN 978-3-99111-003-3 (epub)

Für Barbara,
Emma und Noemi
sowie für Anna und Judith

TAKE A BREAK

Inhalt

Vorwort

Das vorliegende Buch habe ich in der Zeit des „Corona-Shutdowns“ fertiggestellt, welcher für mich am 13. März 2020 begann, als die Medizinische Universität Wien ihre Beschäftigten anwies, bis auf Weiteres von zu Hause aus zu arbeiten. Die Präsenzlehre wurde beendet und der Unterricht fand nur noch online statt. Dieser Shutdown kam mir in gewisser Weise entgegen, da sich durch die Einschränkung der Lehre und die Absage von Terminen unerwartet Zeit für das Buch auftat, welche ich gerne in Anspruch nahm.

Eine der augenscheinlichsten Konsequenzen des Pausierens des öffentlichen Lebens war die Stille. Es waren keine Flugzeuge am Himmel, kaum Fahrzeuge auf der Straße, es gab keinen Baulärm, der öffentliche Verkehr war stark eingeschränkt und auch Menschen waren kaum zu sehen. An einem meiner Lieblingsplätze im Wienerwald hörte ich das Gurgeln eines nahegelegenen Bachs so eindringlich wie nie zuvor. Die Natur meldete sich in gewisser Weise zurück, wurde wieder hörbar, beanspruchte den Raum für sich. Es war die Stille eines verschneiten Weihnachtstages, an dem die Welt ruht – aber nicht zu Weihnachten, sondern im aufblühenden Frühjahr, und nicht nur einen Tag lang, sondern für viele Wochen.

Diese Zeit zeichnete sich durch eine Reduktion des Lebens auf die allernötigsten Tätigkeiten aus. In meinem Fall waren das neben dem Schreiben dieses Buches und der Hausarbeit das Zeit-Verbringen mit der Familie, das Verfolgen der Nachrichten sowie Essen und Schlafen. Alles andere – Restaurant- und Kaffeehausbesuche, Shoppingtouren, Kinoabende, Ausflüge, Reisen – ruhte, ohne mir wirklich zu fehlen. Der Gedanke, der sich aufdrängte, war: *Es kann auch weniger sein.* Es schien mir, dass uns dieses Weniger sogar neue Reichtümer bescherte, wie die durchdringende Stille und die damit einhergehende Beschaulichkeit. Trotz aller Angst, Trauer und Unsicherheit, die die Covid-19-Pandemie in Europa und der restlichen Welt auslöste, war die Zeit der Quarantäne für viele Menschen eine Chance, ein *anderes* Leben zu leben: ein Leben entbunden von der Möglichkeit und Notwendigkeit des Konsumierens. Da alle davon betroffen waren, war es weder ein heroischer individueller Akt des Verzichts noch eine persönliche Zwangslage, sondern ein verbindendes Gemeinschaftserleben, für das man sich nicht rechtfertigen musste. In diesem Sinne war der Konsumverzicht ungetrübt von Scham und daher unbeschwert.

Ohne es zu beabsichtigen, war dieses Zurückfahren des Lebens eine Vorwegnahme dessen, wovon das vorliegende Buch handelt: davon, zur Ruhe zu kommen und sich zu erholen, sowohl von den Anforderungen der oftmals fordernden Arbeit als auch von der in zunehmendem Maße anspornenden Freizeit, die uns weniger Möglichkeiten zur Entspannung lässt. Genau das jedoch scheinen wir zu brauchen, wie auch die neuerdings intensive wissenschaftliche Auseinandersetzung mit diesem Themenkreis nahelegt: eine gute, geruhsame Auszeit in einer von Arbeit, Freizeitangeboten und Digitalisierung überfüllten Welt – Erholung 4.0 eben.

Wien, im Mai 2020 — Gerhard Blasche

1 Einleitung

DER MENSCH 4.0

1.1 Veränderungen der Arbeitswelt und Freizeit

Wissenschaft ist ein Spiegel gesellschaftlicher Entwicklungen. Sie untersucht jene Fragen, die aktuell eine Bedeutung haben und einer Lösung bedürfen. Daher scheint die um die Jahrtausendwende aufkommende Beschäftigung mit dem Thema Erholung einem gesellschaftlichen Bedürfnis zu entsprechen. Nämlich der Frage, wie sich Arbeitende am besten von der Arbeit erholen, Stress abbauen und ihre Gesundheit erhalten können. Zwar hat man sich auch schon Anfang des 20. Jahrhunderts wissenschaftlich mit dem Thema Erholung beschäftigt, allerdings ging es damals vorwiegend um den Erhalt der Leistungsfähigkeit von Arbeiterinnen und Arbeitern in der Produktion durch den Einsatz von Arbeitspausen. Die damalige Arbeit war meist körperlich anstrengend und monoton. Ein Zeugnis aus dieser frühen Zeit ist das berührende, 1906 erschienene Buch „The Jungle" von Upton Sinclair. Es handelt von einem jungen litauischen Einwanderer, Jurgis Rudkus, der in den Schlachthöfen von Chicago eine Arbeit findet. Trotz seiner kräftigen Statur und seiner Tatkraft erschöpfen ihn die mehr als 12-stündigen Schichten an sechs Tagen der Woche zusehends. Die Arbeit ist extrem schwer, schmutzig, im Winter sehr kalt und im Sommer sehr heiß. Das Buch endet tragisch. Jurgis Rudkus' Gesundheit verschlechtert sich von Jahr zu Jahr, er verliert seine Arbeit, sein Haus und seine Familie und endet schließlich als Krimineller im Gefängnis.

Unsere heutigen Arbeitsbedingungen sind mit den damaligen nicht vergleichbar. Schmutz, Staub und körperliche Schwerarbeit gehören glücklicherweise weitgehend der Vergangenheit an, jedenfalls in den westlichen Industrienationen. Auch die Arbeitszeit hat sich seit damals deutlich verkürzt. Allerdings stehen wir vor neuen Herausforderungen. Die Arbeit ist heutzutage selten körperlich, aber umso häufiger geistig fordernd. Zeit- und Termindruck haben in den letzten 30 Jahren zugenommen. Auch sind viele Arbeitnehmerinnen und Arbeitnehmer durch die Arbeitsmenge überfordert, nachdem in den letzten Jahrzehnten Arbeitsplätze eingespart wurden. Die Arbeitsplatzsicherheit ist geringer. Zudem hat sich die Einstellung zur Arbeit grundlegend geändert. Hat man früher von Arbeitnehmerinnen und Arbeitnehmern Gehorsam und Pflichterfüllung erwartet, so sind es heute Selbstverantwortung und Eigeninitiative. Und letztlich hat es tiefgreifende technologische Veränderungen gegeben, die uns nach wie vor in ihrem Bann halten: die neuen Informations- und Kommunikationstechnologien, die es uns ermöglichen, immer und überall zu arbeiten und erreichbar zu sein. Durch die Automatisierung werden überdies Routinearbeiten vor allem in administrativen Berufen zunehmend verdrängt. Diese Veränderungen sind nicht ohne Folgen für unsere Gesundheit. War vor der Jahrtausendwende die führende Ursache für eine Invaliditäts- oder Berufsunfähigkeitspension eine Erkrankung des Stütz- und Bewegungsapparates, also meist Rücken- oder Gelenkschmerzen, sind es seit Beginn des Jahrtausends psychische Erkrankungen, vorwiegend Depressionen und Ängste. Diese Veränderung zeigt sich auch in unseren Krankenständen: Diese sind ebenfalls häufiger durch psychische Erkrankungen verursacht, was eine Verlängerung der Dauer einzelner Krankenstände zur Folge hat. Es ist dieser Wandel in der Arbeitswelt, der sich in der Erholungsforschung widerspiegelt, in dem Bestreben, den neuen gesundheitlichen Problemen entgegenzuwirken.

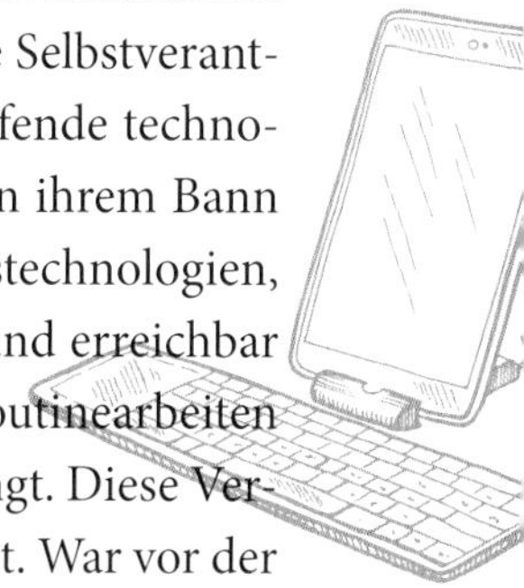

Viele der angeführten Veränderungen erhöhen nicht nur den Stresspegel, sie erschweren auch die Möglichkeiten der Erholung. Zeitdruck etwa treibt nicht nur Herzfrequenz, Blutdruck und Muskelspannung in die Höhe, sondern macht es uns auch schwerer, Arbeitspausen einzulegen und nach der Arbeit zur Ruhe zu kommen. Die Arbeit schwirrt dann noch länger in unserem Kopf herum. Ähnliches gilt für geistige Arbeit. Nur weil wir im Bürostuhl sitzen, heißt das noch lange nicht, dass unser Körper entspannt ist. Geistig fordernde Arbeit führt ebenso zu einer vermehrten Ausschüttung von Stresshormonen und zu einer erhöhten muskulären Anspannung, insbesondere im Nacken- und Schulterbereich, sowie zu einer Verminderung spontaner muskulärer

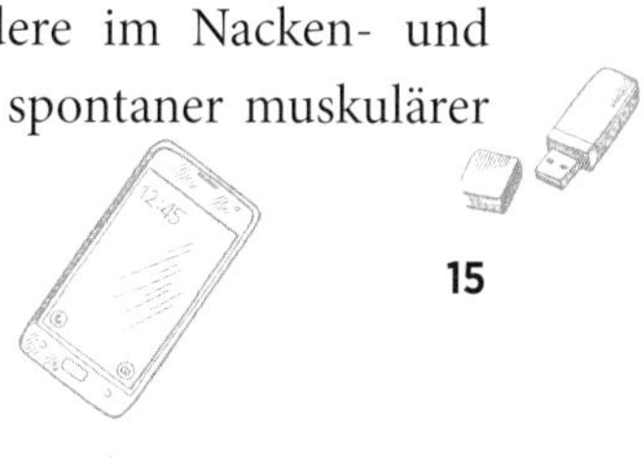

Mikropausen. Darüber hinaus beansprucht sie unsere Aufmerksamkeit zu hundert Prozent, für anderes haben wir dann kein Augenmerk mehr. Wir übersehen dadurch leichter trockene Augen, Verspannungen, Durst oder Müdigkeit und verlieren die Möglichkeit, entsprechend darauf zu reagieren. Geistige Arbeit macht es uns auch schwerer, nach der Arbeit abzuschalten, da unser Geist noch mit den Arbeitsaufgaben befasst ist wie ein mit Wasser getränkter Schwamm.
Weitreichende Folgen hat die veränderte *Einstellung* zur Arbeit. In den Achtzigerjahren des letzten Jahrhunderts gab es noch die sogenannte Ordinarienuniversität. Der Lehrstuhlinhaber, der Ordinarius, hatte das Sagen, die wissenschaftlichen Mitarbeiterinnen und Mitarbeiter seines Instituts arbeiteten ihm zu. Augenscheinlich war das bei den Vorlesungen. Der vortragende Ordinarius wurde von seinen Assistentinnen und Assistenten begleitet, die Experimente vorbereiteten, Patientinnen und Patienten zur Untersuchung brachten oder auch die Tafel löschten. Allerdings waren diese Mitarbeitenden oftmals selber habilitierte Dozentinnen und Dozenten. Dies änderte sich in Österreich mit dem sogenannten Universitätsorganisationsgesetz 1993. Ziel dieses Gesetzes war, den Universitäten als Ganzes, aber auch den einzelnen Wissenschaftlerinnen und Wissenschaftlern mehr Autonomie zu gewähren. Die davor ausgeprägte Hierarchie wurde abgeflacht, jede Wissenschaftlerin und jeder Wissenschaftler war danach weitgehend befugt, ihrer bzw. seiner eigenen Forschung nachzugehen. Diese Änderung in der Universität spiegelt den Wandel in der Arbeitswelt wider. War es früher der oder die Vorgesetzte, der oder die den Mitarbeitenden Arbeitsaufträge erteilte, so wuchs die Autonomie der Mehrheit der Arbeitenden in den letzten Jahrzehnten stetig. Heute wird nicht mehr Gehorsam von den Beschäftigten erwartet, sondern das eigenverantwortliche Verfolgen von Arbeitszielen. Diese geänderte Einstellung verschafft den Beschäftigten mehr Selbstständigkeit, gleichzeitig wird ihnen aber auch ein Großteil der Verantwortung übertragen, den davor die Vorgesetzten hatten. Alle wurden dadurch in gewisser Weise zu ihren eigenen Chefinnen und

Chefs, mit allen Rechten, aber auch mit den dazugehörenden Verpflichtungen. Das steigert die Arbeitszufriedenheit, die Leistungsbereitschaft und damit die Produktivität, führt aber gleichzeitig oftmals zu realer und stundenmäßiger Mehrarbeit und einer Vernachlässigung von Arbeitspausen und Erholung. Schließlich ist man selber für das Ergebnis verantwortlich. Tatsächlich führt jedenfalls in unseren Breiten eine Freigabe der Arbeitszeit etwa im Sinn von All-inklusive-Verträgen nicht zu einer Reduktion der Arbeitszeit, sondern, im Gegenteil zu deren Ausweitung. Man könnte sagen: Wenn wir mehr arbeiten dürfen, dann tun wir das auch, um unsere Arbeit zu erledigen. Was sagt uns das?

Eine weitere Veränderung betrifft die sogenannte Erwerbsquote, das heißt den Anteil der Bevölkerung, der einer Erwerbsarbeit nachgeht. Waren in Österreich 1994 79 % der 25–54-Jährigen erwerbstätig, so stieg dieser Wert auf 85 % im Jahr 2018, hauptsächlich aufgrund einer Zunahme der Erwerbstätigkeit von Frauen. Trotz einer parallel verlaufenden Zunahme von Teilzeitbeschäftigungen bedeutet eine Zunahme der Erwerbsquote, dass weniger Zeit für Haushalt und Kinderbetreuung zur Verfügung steht bzw. dass diese Verpflichtungen in der verbleibenden Zeit untergebracht werden müssen. Eine Folge hiervon ist die Verringerung der Freizeit.

Nicht zuletzt sind es aber auch die neuen Informations- und Kommunikationstechnologien, die die Arbeit intensivieren und Erholung erschweren. Um diese Veränderung noch einmal am Beispiel universitären Arbeitens zu illustrieren: Früher war die Literatursuche, also die Suche nach wissenschaftlichen Publikationen, ein schwieriges Unterfangen. Man stieß oft eher zufällig bei der Durchsicht von Büchern oder Zeitschriften auf geeignete Literatur. Wollte man dann eine bestimmte Publikation lesen, hieß es ab in die Bibliothek, zu den langen Regalen mit den vielen Zeitschriften, geordnet nach Jahrgang. Fand man den gewünschten Artikel, war der Gang zum Kopierer der nächste Schritt. Oftmals brauchten wir einen Halbtag für diese Suche, jedoch ohne Garantie, die wirklich bedeutsamen Quellen gefunden zu haben. Dies änderte sich im Juni 1997, als die ersten wissenschaftlichen Datenbanken über das Internet zugänglich gemacht wurden. Ab diesem Zeitpunkt hatten wir vom Schreibtisch aus Zugang zur gesamten verfügbaren Literatur, zu den Zitaten, Schlüsselwörtern und Kurzzusammenfassungen, die mittels Stichwörtern gesucht werden konnten. In den Folgejahren wurde es auch möglich, die Volltexte am Computer herunterzuladen, ohne die Bibliothek aufzusuchen. Dadurch verkürzte sich eine oftmals mehrtägige Literatursuche auf wenige Stunden und wurde darüber hinaus treffsicherer. Ähnliche Entwicklungen gab es überall in der Arbeitswelt. Prozesse wurden schneller und präziser, wodurch sich auch die Erwartung verändert hat: Wir erwarten jetzt diese gesteigerte Effizienz. Arbeitsprozesse sind optimiert und laufen „just in time" ab. Dadurch kommen Wartezeiten fast nicht mehr vor, jede Arbeitnehmerin und jeder Arbeitnehmer ist immer bestmöglich ausgelastet. Gleichzeitig gestatten uns diese Technologien, zeit- und ortsungebunden zu arbeiten. Seinem Beruf im Kaffeehaus nachzugehen klingt verlockend, ebenso das Arbeiten im Grünen. Tatsächlich aber wird die schützende Grenze zwischen Erwerbsarbeit und Freizeit verwischt. Wir arbeiten mittlerweile vielfach nicht nur am Abend, sondern auch am Wochenende und im Urlaub, was uns Zeit für Erholung nimmt. Aber auch allein der Gedanke, dass wir arbeiten *könnten,* nimmt uns Ruhe und erschwert den Müßiggang.

Neben den erwähnten Veränderungen der Arbeitswelt ist es auch zu einer weitreichenden gesellschaftlichen Veränderung gekommen: der Individualisierung. Individualismus bedeutet, dass das Wohlergehen, die Interessen und die Selbstverwirklichung der bzw. des Einzelnen im Vordergrund stehen. Tatsächlich erhielt der oder die Einzelne in den letzten Jahrzehnten immer mehr persönliche Rechte, gleichzeitig kam es zu einer immer stärkeren Betonung der Einzigartigkeit einer Person. Dadurch bleibt weniger Zeit für Familie, Freundinnen und Freunde, auch weniger Interesse an der aktiven Teilhabe an Vereinen und Verbänden, wie die stete Abnahme der Mitgliedschaften in Parteien und

Gewerkschaften dokumentiert. Diese Zunahme an individueller Freiheit geht mit einem größeren Auf-sich-allein-gestellt-Sein einher. Da nur ich weiß, was für mich gut ist, muss ich meine Lebensentscheidungen auch allein treffen, niemand kann mir letztlich dabei helfen. Die über Jahrhunderte erkämpfte persönliche Freiheit hat somit auch ihre Schattenseiten. Der oder die Einzelne ist nicht nur mit einer unübersehbaren Anzahl von Möglichkeiten konfrontiert, aus denen gewählt werden muss, er oder sie steht auch in Konkurrenz mit allen anderen, die womöglich bessere Entscheidungen getroffen haben. Mit ihnen gilt es mitzuhalten. Das fordert uns einiges ab. Nicht nur müssen wir uns überlegen, was für uns im Moment das Lohnendste ist, welche Aktivität die intensivste Erfahrung mit sich bringt, wir müssen uns gleichzeitig auch damit auseinandersetzen, was die Einzigartigkeit unserer Person in den Augen der anderen unterstreicht. Das hat Auswirkungen auf unser Freizeitverhalten. Die Freizeit muss außergewöhnliche Erlebnisse liefern, die uns nicht nur erfüllen, sondern auch eine erfolgreiche Außendarstellung ermöglichen. Das erfordert mitunter einiges an Planung und Einsatz. Der Spaziergang im Wald macht dem Mikroabenteuer Platz, die Sommerfrische im Grünen dem Tauchurlaub auf den Malediven, das Wandern in Österreich der Besteigung einer Gebirgskette in Usbekistan. Der sonntägliche Fernsehkrimi weicht der jederzeit verfügbaren Serie mit unzähligen Folgen, die am besten alle auf einmal geschaut werden. Das erklärt die stete Verkürzung des Schlafes über die letzten Jahrzehnte. Überdies begnügen wir uns immer öfter nicht mehr mit nur einem Medium, sondern konsumieren mehrere gleichzeitig, etwa indem wir ein Video ansehen und dabei Botschaften in sozialen Netzwerken lesen und verfassen („Medien-Multitasking"). Dies kann dazu führen, dass unsere Freizeit ob der vielen Dinge, die wir tun, an Beschaulichkeit und Müßiggang verliert.

Die Intensivierung der Arbeit macht uns nicht nur erholungsbedürftiger, sondern sie beeinträchtigt auch unsere *Erholungsfähigkeit* und beschränkt überdies unsere Möglichkeiten zur Erholung. Die Arbeit beinhaltet immer weniger natürliche Pausen, da es kaum mehr Zeiten mit weniger Arbeit gibt, wir fordern uns überdies selbst mehr, sind immer erreichbar und können aufgrund der geistigen Arbeit schlechter abschalten. Gleichzeitig bietet die Freizeit ein geringeres Maß an Möglichkeiten zur Regeneration. Doch weder Körper noch Geist sind für andauernde Spitzenleistung geschaffen. Im Vergleich zu früher fällt uns Erholung einfach nicht mehr in den Schoß. Das ist vermutlich der Grund, weshalb sich die Wissenschaft seit der Jahrtausendwende mit Erholung befasst.

1.2 Die Planung unserer Erholung als Antwort

Alfred Meier-Koll und Barbara Schardl, ein Psychologe und eine Psychologin der Universität Konstanz, reisten im März 1986 nach Zentralkolumbien, Südamerika, in ein kleines Dorf in der Nähe von Puerto Gaitan am Fluss Rio Meta. Ziel der Reise war die Untersuchung von Aktivität und Erholung bei den dort lebenden Ureinwohnerinnen und Ureinwohnern. Diese hatten weder Uhren noch Elektrizität, noch waren sie sonst wesentlich mit der westlich geprägten Zivilisation verbunden. Daher, so die Annahme, könnte man die Gestaltung von Ruhe und Erholung quasi in einem vorindustriellen Urzustand studieren. Alfred Meier-Koll beobachtete die Tagesaktivitäten der Männer, Barbara Schardl jene der Frauen und Kinder von Sonnenaufgang zu Sonnenuntergang, also circa von 6 bis 18 Uhr. Die Männer wurden etwa beim Pflanzen von Yuccapalmen beobachtet. Die Arbeit erforderte die Beseitigung des bestehenden Bewuchses mit Macheten, das Aufreißen des Bodens mit einem Stock und das Eingraben der Samen. Zusätzlich verbrachten die Männer Zeit mit sozialer Kommunikation, Rauchen, Essen und Rasten. Es zeigte sich, dass sie ihre Arbeit periodisch mit Phasen der Erholung abwechselten, nämlich jeweils in einem Zeitraum von circa 100 Minuten. Ähnliche Rhythmen zeigten auch die Frauen bei ihren Verrichtungen. Menschen in einer vorindustriellen Zeit wechselten somit regelmäßig, circa alle 1,5–2 Stunden, Arbeit mit Tätigkeiten, die der Erholung zuzuordnen sind, ab, unabhängig von den konkreten Verrichtungen. Dieser Wechsel von Arbeit und Erholung manifestiert sich somit spontan in Kulturen, die keine Zeiterfassung kennen, aber vor allem auch keinen Zeitdruck haben, und ist somit offensichtlich ein natürliches Bestreben des Menschen.

Dieses Selbstverständnis von Muße, dieses Gleichgewicht von Aktivität und Ruhe ist uns verloren gegangen. Die beschriebene Intensivierung der Arbeit und Freizeit ist vergleichbar mit einem anderen Phänomen, das aktuell eine nicht unerhebliche Gefahr für unsere Gesundheit darstellt: dem Überangebot von Nahrungsmitteln und dessen Folgen. Vor ein bis zwei Generationen gab es kaum Übergewicht, da es einfach nicht so viel und schon gar nicht so viel Gutes zu essen gab. Von Brot allein wird man nicht fett. Dies hat sich geändert. Hatte die Menschheit sonst stets mit Mangel zu kämpfen, sind wir heute mit einem Überfluss an Nahrungsmitteln konfrontiert. Es gibt alles Erdenkliche zu essen, von einer noch nie dagewesenen geschmacklichen und sinnlichen Raffinesse. Es ist schwer, sich diesen Verführungen zu entziehen. Eine Folge ist die fast schon weltweite Zunahme von Übergewicht. Als Reaktion sind wir genötigt, auf unsere Nahrungsaufnahme zu achten, uns bewusst zu ernähren und manchmal auch zu verzichten. Diese Sorge hatten frühere Generationen nicht. Die Nahrungszufuhr regelte sich quasi von selbst. Mal gab es mehr und Feineres zu essen, dann wieder nicht. Ein andauernder Überfluss mit den besagten Folgen war den früheren Generationen fremd.

So wie es heute einen Überfluss an Nahrungsmitteln gibt, gibt es auch einen Überfluss an herausfordernden beruflichen Tätigkeiten und spannenden Freizeiterlebnissen. Gleichzeitig macht es uns der steigende materielle Wohlstand schwerer auf Konsum zu verzichten, weshalb wir auch unsere Arbeitstätigkeit nicht so leicht einschränken können. Das Ergebnis dieser Intensivierung von Arbeit und Freizeit ist jedoch nicht

Übergewicht, sondern *Erschöpfung*. Während Übergewicht die Folge eines Übermaßes an Nahrungsaufnahme darstellt, ist Erschöpfung die Folge eines Übermaßes an Aktivität. Es gibt einfach zu viel zu essen und zu viel zu tun. Somit hat auch das Übermaß an Aktivität seine Schattenseiten, nicht nur der Überfluss an Nahrung. Allerdings lässt sich Erschöpfung leichter verbergen als Übergewicht, sowohl vor sich selbst als auch vor anderen. Erschöpfung hat jedoch ebenfalls nicht unwesentliche Folgen für unsere Gesundheit, wie wir noch sehen werden.

So wie unsere Nahrungsaufnahme im Idealfall durch ein Gefühl der Sättigung beendet wird, sollten wir unsere Arbeit spätestens beim Auftreten des Gefühls von Müdigkeit unterbrechen. Doch die ausgeklügelten Rezepte der Nahrungsmittelindustrie machen es uns schwer, auf unsere Sattheit zu reagieren. Genauso hindern uns Zeitdruck, Engagement und unsere gesteigerten Ansprüche daran, unsere Müdigkeit wahrzunehmen und entsprechend zu handeln. Statt die Nahrungsaufnahme oder die Arbeit zu beenden, machen wir weiter. Die Stimmen von Müdigkeit und Sättigung sind eben leise. Hier spielen die beschriebenen Veränderungen der Arbeitswelt eine Rolle. Wir sind beruflich stärker eingebunden, fühlen uns den Arbeitszielen in einem größeren Ausmaß verpflichtet, die Arbeit ist überdies mitunter spannender und jedenfalls durch die neuen Technologien verfügbarer. Auch sehnen wir uns nach beruflichem Erfolg. Das macht es schwer, sich der Arbeit zu entziehen. Gleiches gilt auch für die Freizeit. Filme, Serien und PC-Spiele ziehen uns dank der Medienpsychologie immer mehr in ihren Bann und machen – im wahrsten Sinn des Wortes – das Abschalten schwer.

Der Ausweg ist der bewusste Verzicht auf Aktivität, das bewusste Einplanen von Erholung. Da die natürlichen Rhythmen, die bei den kolumbianischen Ureinwohnerinnen und Ureinwohnern Aktivität und Ruhe regeln, bei uns nicht mehr ausreichen, bedarf es bewusster Erholungsaktivitäten, um Müdigkeit abzubauen und unsere Leistungsfähigkeit und Gesundheit aufrechtzuerhalten. Dazu gehören nicht nur regelmäßige Arbeitspausen, sondern auch die Freizeit am Tagesrand, ausreichen-

der und guter Schlaf, der Aufenthalt in der Natur, erfüllende Hobbys, körperliche Aktivität, Entspannung, Achtsamkeit und Urlaub. Erholung beinhaltet schließlich die körperliche und geistige Beendigung der Tätigkeit, sodass wir eine Zeitlang von den Anforderungen entbunden sind. Dies beendet die Ausschüttung von Stresshormonen und führt zur Erholung. Gleichzeitig beinhaltet Erholung die Befriedigung körperlicher und psychischer Bedürfnisse. Dazu gehören Nahrungsaufnahme und Schlaf genauso wie Sozialkontakte und Erfolgserleben. Es gilt, eine einseitige körperliche, aber vor allem auch psychische Belastung auszugleichen.
Erholung verdient ein ebenso großes Augenmerk wie gesunde Ernährung oder körperliche Aktivität, um unser Wohlbefinden, unsere Leistungsfähigkeit und letztlich auch unsere Gesundheit zu erhalten. Die gesteigerten Anforderungen erfordern bewusst gesetzte Erholungsaktivitäten. In diesem Sinn ist Erholung nicht Luxus, sondern bedeutsamer Teil unseres Gesundheitsverhaltens. Die Gründe, weshalb bewusste Aktivitäten zur Gesunderhaltung nötig sind, liegen letztlich in den Veränderungen unserer Lebensbedingungen im Vergleich zu jenen unserer Vorfahren. Der beschriebene Überfluss an ungesunden Nahrungsmitteln nötigt uns zu gesunder Ernährung, der weitgehende Wegfall von körperlicher Aktivität im normalen Lebensvollzug dazu, diese in der Freizeit nachzuholen. Allerdings kämen nur wenige von uns auf die Idee, ein Gesundheitsverhalten aus freien Stücken an den Tag zu legen. Nur wenige haben einen derart ausgeprägten Bewegungsdrang oder eine Abneigung gegen Süßes und Fettiges. Vielmehr braucht es hier Forschungsergebnisse, die uns aufzeigen, was gesund ist und was nicht. Zum Beispiel, dass der tägliche Verzehr von Obst und Gemüse das Risiko für einen Herzinfarkt halbiert, oder dass fehlende körperliche Aktivität das Herzinfarktrisiko verdoppelt. Erst auf Basis dieser Kenntnisse wissen wir, was gesund ist und was nicht, und können unser Verhalten entsprechend anpassen. Warum macht Arbeit müde? Weshalb ist Natur erholsam? Wie viel Zeit braucht es für Erholung? Wie kann Erholung

im Alltag umgesetzt werden? Allerdings sind diese Erkenntnisse allein zu schwach, um uns zu einem gesunden Verhalten zu motivieren. Es braucht darüber hinaus auch eine entsprechende *Kultur der Erholung,* sowohl in der Arbeit als auch im Alltag. Dazu dient das vorliegende Buch: erholungsrelevante Kenntnisse zu vermitteln, um letztlich zu einer neuen Kultur der Erholung beizutragen.

Das Buch befasst sich einerseits mit dem Themenkreis Arbeit und Ermüdung, andererseits mit Erholung und Erholungsförderung. Dabei wird auf den Prozess der Erholung, die Wirkung von Arbeitspausen, Feierabend, Schlaf, Freizeit und Urlaub sowie auf die Möglichkeiten von Personen und Gemeinschaften eingegangen, Erholung zu fördern. Das beinhaltet sowohl bestimmte Aktivitäten wie den Aufenthalt in der Natur, Bewegung oder Hobbys als auch die Planung von Erholungsmaßnahmen im Alltag. Daneben werden auch Themen wie Erholungskiller, betriebliche Erholungsmaßnahmen und die Grenzen unsere Selbstmanagementfähigkeiten behandelt. Das Buch wendet sich sowohl an Personen, die ihre Erholungsfähigkeit verbessern möchten, als auch an Menschen, die aus persönlichen oder beruflichen Gründen an der Thematik Arbeit, Ermüdung und Erholung interessiert sind. Alle Empfehlungen und Informationen beruhen auf aktuellen wissenschaftlichen Erkenntnissen.

2 Grundlagen verstehen

DER SINN VON ERHOLUNG

Dieses Kapitel beschäftigt sich mit der Frage, weshalb wir uns erholen sollten.

2.1 Die vielfältigen Gründe für Erholung

Die meisten Leserinnen und Leser haben wohl schon längere Strecken in ihrem Auto zurückgelegt. Die ersten ein bis zwei Stunden macht das Lenken des Kraftfahrzeuges meist Spaß, es ist schön, sich fortzubewegen, die Landschaft vorbeiziehen zu lassen, selbstbestimmt und anstrengungslos. Irgendwann, bei manchen früher, bei anderen später, kommt jedoch Müdigkeit auf, das Fahren wird anstrengender, die Konzentration nimmt ab. Spätestens dann ist es anzuraten, eine Pause zu machen, um sich zu erholen. Hätten wir ein autonom fahrendes Auto, bräuchte es diese Pause nicht. Das Kraftfahrzeug könnte noch weiterfahren, nur wir als Lenkerin oder Lenker nicht.

Der Mensch ist kein Dieselmotor. Der Dieselmotor läuft, solange Treibstoff (und Öl) zugeführt wird, der Mensch hingegen braucht immer wieder Pausen, um seine Leistungsfähigkeit und sein Wohlbefinden aufrechtzuerhalten. Weshalb ist das so? Es gibt hierfür mehrere Gründe. Ein offensichtlicher Grund sind unsere biologischen Rhythmen, allen voran der Schlaf-Wach-Rhythmus. Unser biologischer Bauplan sieht vor, dass wir in regelmäßigen Abständen (einmal innerhalb von 24 Stunden) schlafen müssen. Schlafen wir nicht, kommt es zu erheblichen Funktionseinschränkungen. Ein Dieselmotor braucht keinen Schlaf, eine Maschine kennt solche Aktivitäts- und Ruherhythmen nicht. Neben dem Schlaf-Wach-Rhythmus gibt es auch kürzere Aktivitätsrhythmen von etwa 100 Minuten Dauer (die „basic rest-activity cycles“), die im Verlauf eines Tages Aktivitäts- und Ruhezeiten nahelegen. Ein Dieselmotor brummt auch ungeachtet solcher Leistungsschwankungen. Der Mensch ist eben kein Dieselmotor.

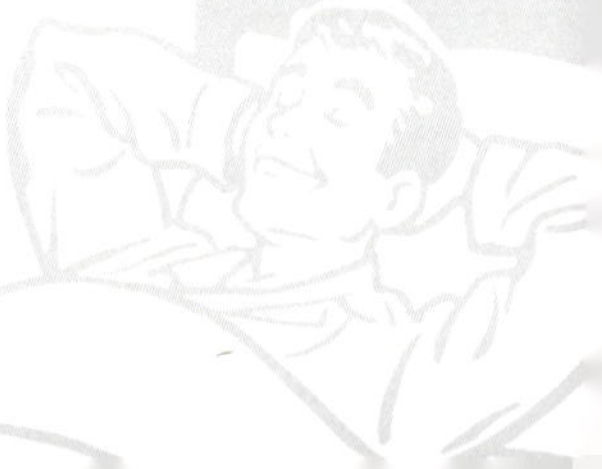

Ein zweiter Grund für die Notwendigkeit, Aktivitäten immer wieder durch Pausen zu unterbrechen, ist, dass die körperlichen Prozesse zur *Hervorrufung der Aktivität* und jene zur *Aufrechterhaltung der Aktivität* oftmals nicht zeitgleich ablaufen können. Im Kleinen zeigt sich dies etwa bei muskulärer Kraftanstrengung. Wir können zwar kurzfristig große Kräfte mobilisieren, etwa beim Halten oder Tragen eines schweren Gegenstandes, die Muskelkraft schwindet jedoch rasch aufgrund der anspannungsbedingten muskulären Mangeldurchblutung. Es braucht dann eine Pause, um die Durchblutung des Muskels wieder anzukurbeln und das Gewebe mit Nährstoffen zu versorgen, um so die Muskelkraft wiederherzustellen. Muskuläre Daueranspannung und die Bereitstellung von Nährstoffen können nicht gleichzeitig erfolgen, da die Gefäße beim Anspannen komprimiert werden. Zur Aufrechterhaltung bzw. Wiederherstellung der Muskelkraft muss sich der Muskel entspannen, die Aktivität muss unterbrochen werden. Im Großen kommen sich Nahrungsaufnahme und Verdauung mit anderen Aktivitäten in die Quere. Auch wenn man während des Radfahrens, Geschirrwaschens oder der PC-Arbeit essen *könnte,* ist es weder leicht noch angenehm und behindert die vorrangige Aktivität. Oder ist es Ihnen schon einmal gelungen, während des Autofahrens eine Suppe zu essen? Gleiches gilt für die Verdauung, die bei körperlicher und geistiger Anstrengung eingeschränkt wird und somit einer Ruhephase bedarf, um so richtig in Fahrt zu kommen. Umgekehrt ist man mit vollem Magen wenig erpicht darauf und fähig, sich körperlich oder geistig anzustrengen, da der Verdauungstrakt vorrangig durchblutet wird. Ein Dieselmotor hingegen „isst" und „verdaut" seinen Treibstoff zeitgleich während der Arbeit und muss hierfür nicht extra pausieren.
Ein dritter Grund für die Notwendigkeit, eine Aktivität immer wieder zu unterbrechen, ist die Weiterentwicklung bzw. der Aufbau von Fähigkeiten. Auf der körperlichen Ebene führt die Beanspruchung von Muskeln zu einer Muskelkräftigung. Allerdings wird der Muskel nicht unmittelbar während des Trainings kräftiger, sondern das Muskelwachstum er-

folgt in *Trainingspausen* oder während des Schlafes. Durch das Training „merkt" sich der Muskel lediglich, dass er gebraucht wurde und deshalb bei nächster Gelegenheit zulegen soll. Fehlen Trainingspausen, kann das Muskelwachstum nicht erfolgen und das Training wird ineffektiv, wenn nicht sogar erschöpfend. Auch auf der psychischen Ebene braucht es Pausen, um Fertigkeiten weiterzuentwickeln. Dies gilt etwa für den Erwerb von motorischen Fertigkeiten wie dem Spielen eines Musikinstrumentes. Wird das Üben von Pausen unterbrochen, lernen wir schneller als bei ununterbrochenem Üben. Ähnliches gilt für den Schlaf, der sogar zu einer Verbesserung der tags davor gelernten Fertigkeiten führt. Zwar lernen wir im Wachzustand, doch während des Schlafes wird das Gelernte überarbeitet, sodass wir es am nächsten Tag besser wiedergeben können als unmittelbar nach dem Lernen. Ohne den Vergleich überstrapazieren zu wollen, gibt es in diesem Fall überraschenderweise doch Parallelen zur maschinellen Welt. Etwa braucht es, um ein Computerprogramm leistungsfähiger zu machen oder weiterzuentwickeln, ein *Update*. Während eines Updates kann der Computer jedoch für nichts anderes verwendet werden, er „pausiert", bis das Update abgeschlossen ist.

Ruhephasen fördern jedoch nicht nur den Muskelaufbau und das Lernen, sie fördern auch die persönliche Weiterentwicklung durch Alltagserlebnisse. Ein Mensch braucht Pausen, um Erlebnisse zu verarbeiten und daraus zu lernen. Tatsächlich verwenden wir viel Zeit für diese automatische „Abarbeitung" von Alltagsgeschehnissen. „Herr Müller hat mich heute auf der Straße nicht gegrüßt. Was kann das bedeuten? Hat er sich über die laute Party am Vorabend geärgert?" „Ich bin letztens in der Maroltingergasse im Stau gestanden. Hätte ich lieber den Umweg über die Hüttelbergerstraße nehmen sollen?" Für solche Überlegungen braucht es Muße. Sind wir hingegen ständig mit neuen Inhalten konfrontiert, bleiben viele Fragen ungelöst und wir lernen nichts aus unseren Erfahrungen. Tatsächlich erfolgt diese Analyse von Alltagserfahrungen während der sogenannten „default mode network activity", jener Hirnaktivität, die in Phasen des vermeintlichen geistigen „Nichtstuns“ vonstattengeht. Eine vergleichbare Funktion hat der Austausch über zwischenmenschliche Erlebnisse auf der sozialen Ebene. Er hilft, diese einzuordnen und zu verstehen. Ohne private Mußestunden und sozialen Austausch würden viele Erfahrungen rätselhaft, unklar und mitunter sogar beängstigend bleiben und dadurch unsere Handlungsfähigkeit und unser Wohlbefinden beeinträchtigen. Diese Verarbeitung von Alltagserlebnissen erfolgt jedoch nicht nur in anforderungsarmen Zeiten während des Tages, sondern auch der Schlaf spielt eine Rolle, insbesondere das Träumen. Würde man das Träumen systematisch unterbinden, würde es sogar zu schweren psychischen Störungen kommen. Vergleichbare Phänomene gibt es beim ruhenden Computer nicht, wenn man von der Aktivität des Virenprogrammes oder der Prozedur zur Festplattenoptimierung in Phasen der Nicht-Nutzung absieht.

Die Umtriebigkeit des Geistes oder das „default mode network“

Unser Geist ist ein unruhiger Geselle. Jenen, die sich mit Meditation beschäftigen, ist das schon bekannt. Für die Wissenschaft war es jedoch eine Überraschung, als diese Umtriebigkeit quasi unbeabsichtigt beim Studium der Gehirnaktivität entdeckt wurde. Um zu erforschen, welche Regionen des Gehirns bei bestimmten Aufgaben oder Gefühlen aktiv sind, verglich man die Durchblutung einzelner Hirnregionen während einer Aufgabe mit der Durchblutung „in Ruhe“, also während die Versuchspersonen angewiesen wurden, „nichts Besonderes zu tun“. Dabei fand man heraus, dass während dieser „Ruhesituation“ das Gehirn nicht im Entferntesten inaktiv ist, sondern dass spezifische neuronale und damit gedankliche Prozesse ablaufen. Welche Prozesse sind das? Was machen wir im Geiste, wenn keine bestimmten Aufgaben zu erledigen sind und wir quasi „nichts zu tun haben“? In solchen Phasen beginnt unser Geist persönlich bedeutsame Erinnerungen abzurufen und durchzuspielen. Wir denken über unsere Handlungen nach, versuchen diese zu verstehen und bilden uns ein Urteil. War das, was ich gemacht habe, gut oder schlecht? Weshalb hat jemand anderer etwas Bestimmtes getan? Was kann ich daraus für die Zukunft ableiten? Wie soll ich mich bei nächster Gelegenheit verhalten? All diese Prozesse, diese Gedanken laufen automatisch ab, quasi als Leerlaufaktivität. Deshalb „default mode": der voreingestellte Modus der Gehirnaktivität. Dieser beinhaltet die Aktivierung jener Areale der Großhirnrinde, in der persönliche Erlebnisse verarbeitet und Vorstellungen über die Zukunft gebildet werden und die es uns ermöglichen, uns gedanklich in andere hineinzuversetzen. Der Geist, das Gehirn nutzt Zeiten, in denen sonst nichts zu tun ist, um aus vergangenen Erlebnissen für die Zukunft zu lernen. Deshalb kommt es nach der Arbeit zu Gedanken an die Arbeit, insbesondere wenn es um soziale Situationen geht. Unser Gehirn will diese verstehen, um nächstens besser gewappnet zu sein und klüger zu reagieren.

Die bisher angeführten Gründe für Erholung ergeben sich gewissermaßen aus der Unvereinbarkeit von Gebrauch und Instandhaltung. Während wir einen Teller waschen, können wir diesen nicht gleichzeitig zum Essen benützen. Ebenso müssen wir manchmal unsere Messer schleifen, die Kaffeemaschine entkalken, die Heizung warten und unsere Hosen waschen. Die Bank sperrt manchmal das Online-Banking, da die Software gewartet oder erneuert werden muss. In dieser Zeit sind Überweisungen nicht möglich, selbst der Kontostand lässt sich nicht abrufen. In diesem Sinn muss auch der Dieselmotor-Vergleich relativiert werden. Auch wenn ein Dieselmotor sehr lange ohne Unterbrechung laufen kann und keinen Schlaf kennt, muss er irgendwann gewartet werden, dann läuft auch hier nichts mehr. Auch wenn wir die besprochenen Prozesse zur Aufrechterhaltung oder Weiterentwicklung einer Fähigkeit nicht ohne Weiteres beobachten können, anders als zum Beispiel die Arbeit eines Putztrupps, finden sie trotzdem statt. Das Einzige, was wir tun müssen, ist, ihnen nicht im Weg zu stehen, sondern unsere Tätigkeit, unsere Arbeit ruhen zu lassen.

Ein vierter Grund, weshalb Maschinen anders als Menschen eine Aktivität fast unbegrenzt lang ausführen können, ist Neugierde und die Vielfältigkeit unserer Bedürfnisse. Die Evolution hat dafür gesorgt, dass Tier und Mensch Wesen sind, die ihre Umwelt immer wieder er-

kunden wollen und daher nicht die ganze Zeit mit nur einer Tätigkeit verbringen können. Diese Strategie hat sich im Laufe der Jahrmillionen bewährt. Wir erkunden unsere Umwelt, probieren neue Dinge aus und entwickeln uns dadurch fort. Gäbe es diese Neugierde nicht, würden Bienen immer wieder zum selben Strauch fliegen und der Mensch wäre noch immer in der afrikanischen Savanne zu Hause. Gleichzeitig sind wir Wesen, die vielfältige Bedürfnisse haben, die meist nicht mit dem Nachgehen nur einer Tätigkeit abgedeckt werden. Während ein Computer unbegrenzt lange und ohne zu ermüden Rechenaufgaben lösen kann, kommt es beim Menschen nach einer anfänglichen lernbedingten Leistungssteigerung zu einem langsamen Abfall des Outputs. Der Grund dafür ist, dass wir des Rechnens zunehmend überdrüssig werden. Nach anfänglicher Freude (ja, manche Menschen haben Spaß am Kopfrechnen) beginnt uns die Tätigkeit zu langweilen, es wird immer schwerer bei der Sache zu bleiben. Stattdessen gewinnen andere Aktivitäten an Attraktivität. Tatsächlich wäre es ungünstig, wenn wir uns den ganzen Tag nur mit Kopfrechnen beschäftigen würden, da wir dann Sozialkontakte und Nahrungsaufnahme vernachlässigen würden, ganz zu schweigen vom Bezahlen der Miete. Irgendwann würden wir in diesem Fall vermutlich einsam, hungrig und ohne Wohnung dastehen. Erholung hat in diesem Sinn nicht nur mit Ruhe oder Müßiggang zu tun, sondern auch mit Neugierde und der Notwendigkeit, unterschiedlichen körperlichen und seelischen Bedürfnissen gerecht zu werden. Auch hierüber werden wir im Verlauf des Buches noch mehr erfahren.
Ein fünfter Grund für Erholung ist Stress. Bei allen Aktivitäten, die eine gewisse Anstrengung erfordern, werden Stresshormone ausgeschüttet, die uns zu mehr Energie und einer größeren Wachheit verhelfen und damit unsere Leistungsfähigkeit erhöhen. Die Ausschüttung von Stresshormonen ist jedoch eine Art „Turbo"-Modus, auf welchen nicht dauerhaft zurückgegriffen werden sollte, da dabei jene Prozesse gehemmt werden, die der schon beschriebenen Aufrechterhaltung der Aktivität und letztlich auch unserer Gesundheit dienen. Daher braucht es im-

mer wieder anstrengungsarme Zeiten, um die Stresshormone quasi aus unserem Blut zu spülen. Erholung ist somit auch für unser Stressmanagement unverzichtbar.
Der sechste und offensichtlichste Grund für Pausen ist Ermüdung. Sie tritt in all den angeführten Situationen auf und drängt uns früher oder später dazu, die Tätigkeit ruhen zu lassen. Wir werden uns mit den vielfältigen Ursachen für Ermüdung in weiterer Folge eingehend beschäftigen. Was wir aber jetzt schon sagen können, ist, dass wir Pausen machen, um Müdigkeit abzubauen oder einem Fortschreiten der Müdigkeit entgegenzuwirken.

2.2 **Was ist Erholung?**

Wie wir gesehen haben, können wir einer Tätigkeit nicht ununterbrochen nachgehen, da dann etwas auf der Strecke bleibt. Der Muskel wie auch der Körper insgesamt hätten keine Nährstoffe mehr, Muskelwachstum könnte nicht erfolgen, das Lernen neuer Fertigkeiten sowie das Lernen aus Alltagserfahrung wären beeinträchtigt, Bedürfnisse nicht befriedigt, Neues nicht erfahren, ganz abgesehen von der sich auftürmenden Müdigkeit und dem nicht erfolgten Schlaf. Vielmehr braucht es diese Unterbrechungen, diese Pausen, um die Funktion des Körpers und Geistes aufrechtzuerhalten, indem sie wiederhergestellt oder sogar weiterentwickelt werden. All diese Funktionen sind letztlich dem Begriff Erholung zuzuordnen. Erholung ist also die *Unterbrechung einer Tätigkeit zur Aufrechterhaltung oder Wiederherstellung der Funktionsfähigkeit*. In diesem Sinn ist Erholung auch die Wiederherstellung der Ausgangslage, also jener körperlichen und psychischen Situation, die *vor* Beginn der Tätigkeit bestand. Die durch die Tätigkeit bedingte fortschreitende Abweichung von der Ausgangslage wird somit durch Erholung ausgeglichen.
Wir könnten Erholung auch als Wiederherstellung von Ressourcen verstehen. Hier sind nicht volkswirtschaftliche Ressourcen wie Kohle

oder Eisenerz gemeint, sondern alle körperlichen und geistigen *Mittel,* die nötig sind, um Anforderungen zu bewältigen bzw. Handlungen zu tätigen. Erholung ermöglicht es, diese Ressourcen wiederaufzubauen. Ressourcen können hierbei sowohl körperliche „Mittel" der Muskelaktivität sein, wie etwa Blutzucker, Sauerstoff und ein ausgewogenes chemisches Gleichgewicht, als auch psychische „Mittel" wie eine positive Selbstbewertung, Motivation oder Zeit zur Pflege von Freundschaften. Der Bestand dieser oder auch anderer Ressourcen nimmt während des Tätigseins ab, weil diese unmittelbar für die Ausführung der Aktivität nötig waren oder weil sie durch das Tätigsein nicht aufgebaut werden konnten. Als Beispiel soll uns eine Profitennisspielerin dienen, die ein wichtiges Match verliert. Sie braucht nicht nur Zeit, um sich von den körperlichen Strapazen des Spiels zu erholen, sondern auch, um den Verlust emotionell zu verarbeiten, das Spiel geistig zu reflektieren sowie letztlich die eigene Selbstachtung wiederherzustellen und aus allfälligen Spielfehlern zu lernen. Hätte sie keine Zeit zur Erholung, wäre sie vermutlich nicht in der Lage, ein weiteres Match zu spielen, geschweige denn zu gewinnen.

Wie wir noch sehen werden, gibt es ein Signal, das vor drohendem Ressourcenverlust warnt. Es ist das Gefühl der Müdigkeit. Müdigkeit signalisiert uns, dass wir bei Fortführung der gegenwärtigen Tätigkeit unsere Ressourcen über Gebühr strapazieren und besser eine Pause machen sollten. Wir können davon ausgehen, dass unsere Profitennisspielerin nach dem verlorenen Match müde ist, wenn nicht sogar erschöpft. Erholung können wir folglich als Mittel zum Abbau jener Müdigkeit verstehen, die sich während des Tätigseins aufgebaut hat. Mit dem Abbau der subjektiven Müdigkeit kommt es dabei nicht nur zu einer Wiederherstellung des psychischen Wohlbefindens, sondern auch zu einer Wiederherstellung der Leistungsfähigkeit. In diesem Sinn können wir sagen, dass Erholung jegliche Handlung umfasst, die Müdigkeit verringert.

Das Prinzip der Erholung

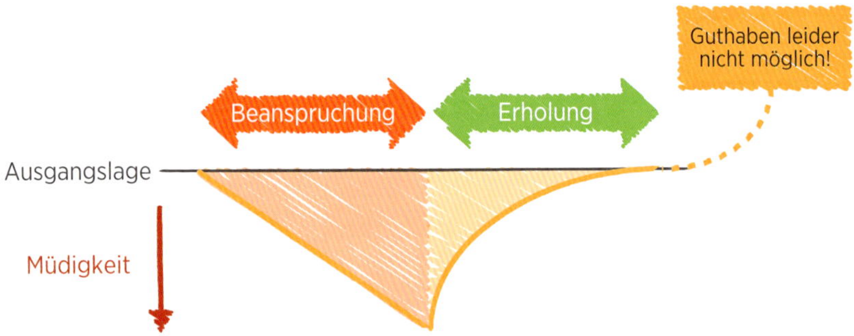

Abbildung 1

Das Prinzip der Erholung ist in Abbildung 1 dargestellt. Arbeit bzw. jede andere Beanspruchung führt zu einer Zunahme der Ermüdung und einer Abnahme der Leistungsfähigkeit. Erholung kehrt diese Veränderung wieder um, es kommt zu einer *Wiederherstellung* der Leistungsfähigkeit auf das Ausgangsniveau, also auf den Zustand vor Beginn der Beanspruchung. Was Erholung allerdings nicht bewirkt, ist eine *Steigerung* der Leistungsfähigkeit über das ursprüngliche Maß hinaus. In diesem Sinn ist Erholung eher das Zurückzahlen von Schulden als der Aufbau eines Vermögens. Ein Guthaben können wir durch Erholung nicht anlegen. Das ist wie beim Schlaf. Wir können zwar gut ausgeschlafen sein, „auf Vorrat" schlafen können wir jedoch nicht. Das bedeutet, dass wir uns immer wieder erholen müssen, um eine sich anhäufende Müdigkeit abzubauen. Es sind immer wieder Arbeitspausen und Wochenenden vonnöten, nicht nur eine lange Erholungsphase im Jahr oder gar noch seltenere Auszeiten. Vertagen wir unsere Pausen auf die Zeit nach der Arbeit, so leiden unsere Leistungsfähigkeit und unser Wohlbefinden deutlich mehr, als wenn wir während der Arbeit Pausen machen. Ebenso ist eine 5-Tage-Woche mit jeweils 8 Stunden Arbeit besser als eine 4-Tage-Woche mit einer entsprechend längeren Tagesarbeit, da dadurch pro Tag weniger Zeit zur Erholung verbleibt.

Aktivität und Erholung sind in vielfältiger Weise verzahnt. Zunächst bedingen sie einander wechselseitig. Nur wenn wir aktiv waren, werden wir müde und brauchen Erholung. Nach einer mehrstündigen Wanderung, nach einem intensiven, aber zufriedenstellenden Arbeitstag sind wir rechtschaffen müde und freuen uns auf einen ruhigen Abend und einen erholsamen Schlaf. Wenn wir hingegen den ganzen Tag im Bett verbracht haben, vielleicht weil wir krank waren, fehlt die Müdigkeit und ein weiteres Ruhen oder Schlafen fällt schwer. Umgekehrt können wir nur dann aktiv und leistungsfähig sein, wenn wir gut erholt sind. Wenn wir schlecht oder zu kurz geschlafen oder uns keine ausreichende Pause gegönnt haben, geht die Arbeit nur schleppend voran. Der Vergleich mit einem Pendel bietet sich hier an. Je mehr das Pendel in die eine Richtung ausschlägt, desto weiter schwingt es auch in die andere Richtung. Je intensiver die Aktivität war, desto eher freuen wir uns auf eine Auszeit. Je besser wir uns erholt haben, desto leistungsfähiger sind wir danach. Die Verzahnung von Aktivität und Erholung geht jedoch noch weiter. Nur die Kombination von Aktivität und Erholung führt zu einem Aufbau von Fähigkeiten. Wie wir gesehen haben, wird ein körperliches oder geistiges Training ohne Erholung kaum erfolgreich sein und letztlich zu Erschöpfung führen. Andererseits führt ein Ruhen ohne Aktivität sogar zu einem Abbau von Fertigkeiten. Schulkinder, die in den Sommerferien gar nichts Schulisches machen, schneiden im Herbst bei Intelligenztests schlechter ab als am Beginn der Ferien. Ebenso baut unsere Muskulatur ab, wenn wir uns nicht bewegen. Es ist quasi ein Naturgesetz, dass fast jede Fertigkeit, die nicht hin und wieder gebraucht wird, sich mit der Zeit verschlechtert. Zum Erhalt oder Aufbau von Fertigkeiten wie Muskelkraft, Intelligenz oder Geschicklichkeit ist somit beides vonnöten: Aktivität und Erholung.

Zusammenspiel von Aktivität und Erholung

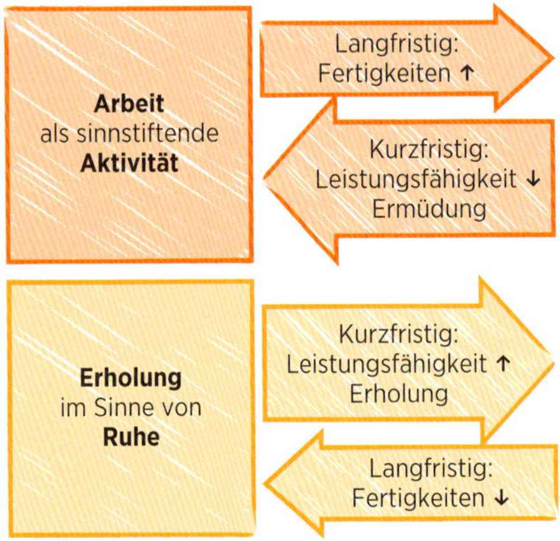
Arbeit
als sinnstiftende
Aktivität
Langfristig:
Fertigkeiten ↑
Kurzfristig:
Leistungsfähigkeit ↓
Ermüdung
Erholung
im Sinne von
Ruhe
Kurzfristig:
Leistungsfähigkeit ↑
Erholung
Langfristig:
Fertigkeiten ↓

Abbildung 2

Aus praktischer Sicht lassen sich bei der Erholung drei Phasen unterscheiden. Die *erste Phase* beinhaltet die Unterbrechung bzw. Beendigung der Tätigkeit. Erholung ist nur möglich, wenn wir die Tätigkeit, die die Ermüdung hervorgerufen hat, einmal gut sein lassen. Dadurch kommt es zu einer Entlastung, nicht nur durch den Wegfall der körperlichen und psychischen Anforderungen, die die Tätigkeit mit sich bringt, sondern auch durch den Wegfall der mit der Tätigkeit einhergehenden Verpflichtungen. Ein Callcenter-Mitarbeiter oder eine Callcenter-Mitarbeiterin muss dann etwa nicht nur keine Kundinnen- und Kundengespräche führen, sondern er oder sie muss auch keine annehmen und auf keine warten, und kann die Arbeit eine Zeitlang vergessen. Darin unterscheidet sich eine Erholungsphase von einem Bereitschaftsdienst, bei dem jederzeit Arbeit anfallen könnte, auch wenn vielfach nichts zu tun ist. Es genügt eben nicht nur, die Tätigkeit real zu beenden, es ist genauso nötig, sie auch *mental* in den Hintergrund treten zu lassen, denn auch eine mentale Weiterbeschäftigung würde es uns schwer machen, zur Ruhe zu kommen und anderen Bedürfnissen nachzugehen. Je besser dieses „Abschalten“ gelingt, desto besser klappt auch die Erholung. Wenn wir jedoch gedanklich noch in der Arbeit verharren, obwohl wir schon lange zu Hause sind, leiden Entspannung und Müdigkeitsabbau. Wie diese mentale Distanzierung von der Arbeit gelingt, werden wir im Verlauf des Buches noch genauer besprechen.

Die *zweite Phase* der Erholung beinhaltet die Befriedigung der vernachlässigten *körperlichen* Bedürfnisse. Dazu gehören das Bedürfnis nach Ruhe und Entspannung, nach Nahrungs- und Flüssigkeitsaufnahme sowie der Schlaf. In dieser Phase geht es somit darum, „zur Ruhe zu kommen“ und „Energie zu tanken“. Das beinhaltet unter anderem eine Verminderung der Ausschüttung von Stresshormonen durch anforderungsarme und entspannende Tätigkeiten sowie die Sorge um das leibliche Wohl.

Die *dritte Phase* der Erholung beinhaltet die Befriedigung der vernachlässigten *psychischen* Bedürfnisse. Dazu gehören das Bedürfnis nach Autonomie bzw. Selbstbestimmung, nach Erfolg und Kompetenz sowie nach Zugehörigkeit und Zweisamkeit. Diese psychischen Bedürfnisse können während der Arbeit oftmals nur ungenügend erfüllt werden. Andererseits geht deren Befriedigung mit einer Zunahme der Lebensfreude und des Elans einher. Selbstbestimmt zu handeln und eine Situation erfolgreich zu meistern sowie der entspannte Kontakt zu unseren Nächsten ist wohltuend und belebend, auch wenn es „nur“ die Zubereitung einer schmackhaften Suppe oder ein Spaziergang mit unserer Partnerin oder unserem Partner ist. Auch auf diese Phasen der Erholung und die Frage, wie wir unsere Erholungsfähigkeit verbessern können, werden wir im Verlauf des Buches eingehen.

2.3 Arbeit und Ermüdung

Arbeit gibt uns zwar nicht immer, aber meistens das Gefühl, etwas Nützliches zu tun. Wir sind stolz auf unsere Leistung oder zumindest mit dem Ergebnis zufrieden. Arbeit gibt dem Leben Sinn. Sie gibt dem Leben jedoch auch eine zeitliche Struktur. Wir wissen, was wir mit dem Tag anfangen sollen, und freuen uns auf den Feierabend oder das Wochenende. Arbeit zwingt uns darüber hinaus, etwas dazuzulernen, neue Fähigkeiten zu entwickeln und neue Menschen kennenzulernen. Kurz gesagt: Arbeit fördert uns. Das hat allerdings auch seinen Preis. Das Schaffen, das Aufstehen, das Leisten, das Lernen fordert uns, und zum Stolz und zur Lernerfahrung gesellen sich Müdigkeit und manchmal sogar Erschöpfung. Es kann sein, dass wir am Ende eines Arbeitstages noch sehr unternehmungslustig sind und aus diesem Grund dem Feierabend entgegenfiebern, es kann aber auch sein, dass wir nach einem langen Arbeitstag zu Hause auf der Couch liegen, mit schweren Gliedern und einem matten Geist.

Der Zusammenhang zwischen Arbeit und Ermüdung ist jedoch komplex. Arbeit, die uns Freude macht, uns mit kniffligen Problemen herausfordert, aber auch Erfolge beschert und bestätigt, macht nicht müde, sondern erweckt zunächst sogar psychische Energien. Wir fühlen uns durch die Herausforderungen motiviert und meistern sie fast mühelos. In solchen Momenten erleben wir uns vital und alles andere als müde. Die Müdigkeit kommt dann mitunter verzögert, nachdem die Arbeit verrichtet ist und die Begeisterung sich gelegt hat – beim Verlassen der Arbeitsstätte, auf dem Weg nach Hause oder beim Betreten der Wohnung. Dann mag es sein, dass wir auf dem Sofa liegen und mit brennenden Augen die Zimmerdecke anstarren, trotz oder vielleicht sogar wegen des erfolgreichen Tages. Umgekehrt gibt es natürlich auch Arbeit, die uns so gar keine Freude bereitet, wenige Herausforderungen bietet und aus langweiliger Routine und Unterforderung besteht. Hier schleicht sich schon während der Arbeit eine gewisse Müdigkeit ein, weil die Arbeit uns schlicht nicht erfüllt. In diesem Fall kann es sein, dass die Müdigkeit wie von Zauberhand verfliegt, wenn wir unseren Freizeitbeschäftigungen nachgehen. Zusammenfassend können wir daher sagen, dass fordernde Arbeit zunächst eher energetisiert, während monotone Arbeit ermüdet. Am Tagesrand kann sich das jedoch umkehren und der Grad der Ermüdung kann bei der fordernden Arbeit deutlich ausgeprägter sein.

Vielleicht sagen Sie sich jetzt: Halt, auch nach einer monotonen Arbeit ist man doch am Abend müde! Eine lange Autofahrt, die Arbeit am Fließband, das Sitzen in einer Vorlesung … Sie haben natürlich recht und es ist noch ein wenig komplizierter, als eben ausgeführt. Auch eine monotone Arbeit ermüdet, wenn ständig Konzentration erforderlich ist, wenn wir uns quasi immer wieder zwingen müssen, aufmerksam zu sein. Wenn wir ein Fahrzeug von zwei Tonnen mit 100 km/h, also 28 Metern pro Sekunde, eine Straße entlangbewegen, können wir es uns nicht leisten, etwas anderes zu machen, auch wenn uns danach wäre. Schon ein Augenblick Unaufmerksamkeit hätte gravierende Folgen. Tatsächlich ermüdet eine monotone Arbeit, die zwingend unsere Aufmerksamkeit erfordert, sogar doppelt: Erstens ermüdet die Monotonie, da sie zu wenig Anregung bietet, zweitens ermüdet unsere stete Anstrengung, trotz der Unterforderung bei der Sache zu bleiben.

Neben der bisher beschriebenen vorwiegend geistigen Arbeit ermüdet natürlich auch körperliche Arbeit. Nur ist hier der Sachverhalt einfacher. Ein Muskel, der über seine sogenannte „Dauerleistungsgrenze" beansprucht wird, ermüdet mit einer quasi naturwissenschaftlichen Gesetzmäßigkeit innerhalb einer berechenbaren Zeit, bis er völlig an Kraft verliert und quasi „nichts mehr geht" – so wie beim Tragen eines schweren Koffers oder beim Montieren einer Deckenlampe. Irgendwann können unsere Arme nicht mehr und wir brauchen eine Pause. Ähnliches gilt auch für Tätigkeiten, die den gesamten Körper beanspruchen, also körperliche Schwerstarbeit wie Graben oder Schaufeln. Es kommt zu einer Erschöpfung des Körpers und die Arbeit lässt sich trotz äußerster Anstrengung nicht mehr produktiv bewerkstelligen. Auch dann hilft nur eine Pause, eine Phase der Regeneration. In der Praxis kommt körperliche Schwerstarbeit jedoch in unseren Breiten nur noch selten vor. Daher steht in diesem Buch die Erholung von allgemeiner, vorwiegend geistiger Arbeit im Vordergrund.

Studie Patrouillenfahrten und Ermüdung

Dem Zusammenhang von Arbeit und Ermüdung wurde in einer Studie mit der 24-köpfigen Besatzung einer australischen Fregatte nachgegangen. Untersucht wurde sie während einer fünftägigen militärischen Trainingsfahrt und – nach einer Woche im Hafen – einer Routinefahrt. Während die Trainingsfahrt mit unterschiedlichsten Übungen gespickt war, wie dem Stoppen und Entern eines Fischerboots, einem Mann-über-Bord-Manöver, dem Ausbruch eines Feuers bis hin zu einer Schiffskollision, welche zu unerwarteten Zeiten während des Tages und der Nacht durchgespielt werden mussten, war die Patrouillenfahrt durch wenig aufregende Routine gekennzeichnet. Die Besatzung musste zwar ihre vierstündigen Schichten abarbeiten, hatte sonst jedoch frei und Zeit, aufs Meer zu schauen oder etwas anderes zu tun.
Bei der Routine-Patrouillenfahrt gab es einen u-förmigen Zusammenhang zwischen Anforderungen und Ermüdung. Wenn wenig zu tun war und sie nur auf ihrem Posten zu verharren hatten, ohne dass etwas Besonderes geschah, überkam die Besatzungsmitglieder eine gewisse Müdigkeit.

Arbeitsanforderungen und Ermüdung

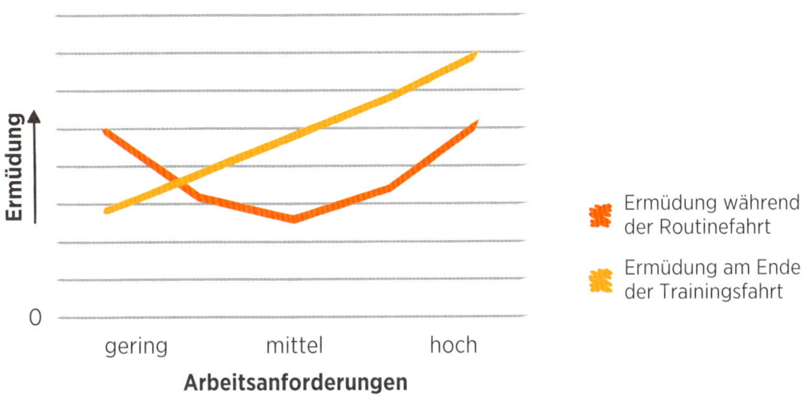

Abbildung 3

Wenn etwas mehr zu tun war, verflog mit der Monotonie auch die Müdigkeit und die Besatzung war wieder munter und ganz bei der Sache. Wenn die Arbeit anstrengend wurde, kam es erneut zu einem Anstieg der Müdigkeit. Bei der militärischen Trainingsfahrt gab es diesen u-förmigen Zusammenhang nicht, da Action angesagt war und es kaum Phasen der Unterforderung gab. Allerdings waren die Matrosen während der Trainingsfahrt in der Nacht müder, und die Tagesmüdigkeit nahm im Verlauf der Fahrt von Tag zu Tag zu, da es zu wenig Zeit für Erholung gab. Am Ende der Trainingsfahrt, als die Besatzung schon ein wenig ausgelaugt war, war der Zusammenhang zwischen Anforderungen und Ermüdung nicht (mehr) u-förmig, sondern linear: „Ruhige" Schichten waren nicht langweilig, sondern eine willkommene Entlastung, bei der sich die Müdigkeit in Grenzen hielt. Je fordernder die Schicht wurde, desto mehr nahm die Müdigkeit zu, ohne dass ein Mehr an „Action" die Müdigkeit (dazwischen) reduziert hätte. Wenn man müde ist, ist eine fordernde Arbeit immer anstrengender und damit ermüdender.

2.4 Was Arbeit anstrengend macht

"It is only in the modern world that the split between the important and the interesting has become extreme. All too often the modern human must exert effort to do the important while resisting distraction from the interesting."
(Steven Kaplan)

„Es ist nur in der modernen Welt so, dass die Trennung zwischen Wichtigem und Interessantem extrem geworden ist. Allzu oft muss der moderne Mensch Anstrengungen unternehmen, um das Wichtige zu tun, während er sich der Ablenkung vom Interessanten widersetzen muss."
(Übersetzung durch den Autor)

Wir haben im vorigen Abschnitt besprochen, dass anstrengende, fordernde Arbeit (oder eine andere Tätigkeit) mit der Zeit zu Ermüdung führt. Vielleicht tritt diese Ermüdung nicht sofort auf, sondern vermindert sich sogar vorübergehend durch unser Beschäftigt-Sein, irgendwann kommt jedoch bei jeder anstrengenden Tätigkeit Müdigkeit auf. Was aber macht eine Arbeit anstrengend? Wodurch unterscheidet sich eine anstrengende von einer weniger anstrengenden Tätigkeit? Auf geistige Arbeit bezogen ist es die Inanspruchnahme einer Gruppe von kognitiven Funktionen, die großteils im Stirnlappen der Großhirnrinde lokalisiert sind und zu den höheren geistigen Fähigkeiten gehören, den sogenannten „exekutiven Funktionen". Die exekutiven Funktionen umfassen drei Bereiche, wie in Abbildung 4 angeführt. Dazu gehören Selbstkontrolle, also unsere Fähigkeit, willentlich Handlungen zu steuern, das Arbeitsgedächtnis, also unsere Fähigkeit Informationen, Gedanken und Pläne gleichzeitig im Bewusstsein zu halten, und die sogenannte kognitive Flexibilität, also unsere Fähigkeit, Neues zu denken und Probleme zu lösen. Evolutionär gesehen sind diese Fähigkeiten etwas, das sich erst spät entwickelt hat und deshalb einen vergleichsweise kleinen Teil des Gehirns ausmacht. Diese Gehirnareale haben daher nur eine beschränkte Verarbeitungskapazität. Aufgrund dieser beschränkten Kapazität ist die Inanspruchnahme der exekutiven Funktionen mühsamer als „aus dem Bauch heraus" zu handeln.

Normalerweise wird unser Verhalten durch automatisch ablaufende Prozesse (Gewohnheiten) oder unbewusste emotionelle Vorgänge, also ein „Bauchgefühl", gesteuert. In diesem Fall denken wir nicht besonders viel nach, sondern rufen gespeicherte Programme ab (wie beim Autofahren) oder lassen uns von unserem Gefühl leiten (etwa während eines Gesprächs). Begegnen wir hingegen einem außergewöhnlichen Problem, für das es keine einfache Lösung gibt, oder müssen wir eine Aufgabe zielgerichtet erledigen, kommen die exekutiven Funktionen zum Zug. Sie werden somit nicht ständig in Anspruch genommen, sondern nur, wenn die Situation ihren Einsatz erfordert.

Die exekutiven Funktionen

Element	Funktion
Selbstkontrolle	• Planung und Kontrolle der eigenen Handlungen • Abwehr von Impulsen und „Versuchungen" • Aufmerksamkeitssteuerung
Arbeitsgedächtnis	• vorübergehende Speicherung und Verarbeitung von handlungsrelevanten Informationen, insbesondere • Ziele der Handlung (Was möchte ich tun?) • Arbeitsinhalte (Was muss ich wissen, um das zu tun?)
kognitive Flexibilität	• Finden neuer Lösungen • Perspektivenwechsel • logisches Denken

Abbildung 4

Das erste Element der exekutiven Funktionen ist *Selbstkontrolle*. Selbstkontrolle bedeutet, uns von unseren Plänen trotz verlockender Alternativen nicht abbringen zu lassen und somit „bei der Sache zu bleiben" und „sich selbst zu beherrschen". Selbstkontrolle hat hier im weitesten Sinn mit Willensstärke zu tun. Wie wir alle wissen, ist Selbstkontrolle mühsam. Leichter ist es, einer Versuchung nachzugeben und zum Beispiel doch noch ein Stück Schokolade zu essen. Allerdings ist Selbstkontrolle für die Verrichtung einer Arbeit unerlässlich. Wenn wir nur zur Arbeit kämen, wenn uns danach ist, und sie stets dann beenden würden, wenn sie mühsam wird, hätten wir unseren Arbeitsplatz wohl nicht sehr lange. Arbeit zeichnet sich dadurch aus, dass es nicht primär um unsere eigenen Vorlieben geht, sondern um das zu verwirklichende Ziel, den Arbeitsauftrag. Dafür werden wir bezahlt. Zweifellos müssen wir für eine Arbeit, die uns Freude bereitet und die sinnvoll ist, weniger Selbstkontrolle an den Tag legen, da wir sie ohnehin gerne tun und ihr auch fast (aber vermutlich nicht ganz) ohne Bezahlung nachgehen würden. Eine Tätigkeit, die uns wenig freut oder deren Sinn sich uns nicht erschließt, erfordert hingegen wesentlich mehr Selbstkontrolle. Aber auch eine schöne Arbeit, wie etwa die einer Chirurgin oder eines Chirurgen, erfordert Selbstkontrolle, da die Operation zu Ende geführt werden muss und die Chirurgin bzw. der Chirurg nicht mittendrin aufhören kann, um ihrer bzw. seiner Lieblingsmannschaft beim Fußballspiel zuzusehen.

Das zweite Element dieser exekutiven Funktionen ist das *Arbeitsgedächtnis*. Es dient der vorübergehenden Speicherung und Verarbeitung von Informationen. Ohne funktionsfähiges Arbeitsgedächtnis könnten wir keine zielgerichtete Tätigkeit ausführen, da wir unser Ziel ständig vergessen würden. Wir alle haben vermutlich schon die Erfahrung gemacht, dass wir in den Nebenraum gegangen sind, um etwas zu holen, aber, dort angekommen, nicht mehr wussten, was es war. Hier hat das Arbeitsgedächtnis versagt, unsere Absicht ist von einem Moment zum nächsten in Vergessenheit geraten. Obwohl solche Fehler vorkommen, beruht unsere Arbeit darin, Pläne „abzuarbeiten". Das erfordert nicht nur, dass wir uns diese Pläne merken, sondern auch, dass wir es uns merken, wenn wir einen Plan nicht erfüllen konnten (weil wir jemanden telefonisch nicht erreicht haben), um diesen später erneut aufzugreifen (die Person später noch einmal anzurufen). Das Arbeitsgedächtnis dient aber nicht nur der Vergegenwärtigung von Arbeitsaufgaben, sondern auch der Speicherung und Bearbeitung von Arbeitsinhalten. Jede und jeder, die oder der schon am PC gearbeitet hat, weiß, dass eine Arbeit umso mühsamer wird, je mehr Dokumente oder Programme zur Verrichtung der Arbeit benötigt werden und im Hintergrund geöffnet sind. Die Ursache hierfür ist die größere Beanspruchung des Arbeitsgedächtnisses, vor allem angesichts der Tatsache, dass dieses eine nach oben beschränkte Kapazität hat. PC-Arbeit wird hingegen leichter, wenn wir einen großen Bildschirm haben (oder mehrere Bildschirme), sodass die benötigten (und geöffneten) Dokumente immer sichtbar bleiben (und dadurch unser Gedächtnis entlastet wird). In der Zeit, bevor es PCs gab (also vor 1985), war diese Übersicht normal: Die Dokumente lagen als bedrucktes Papier auf dem Schreibtisch, wir hatten sie ständig im Blick, das verschonte unser Arbeitsgedächtnis.

Das dritte Element der exekutiven Funktionen ist die sogenannte *kognitive Flexibilität.* Kognitive Flexibilität hat viel mit Problemlösen zu tun. Gelingt es mir, den Sachverhalt aus einer anderen Perspektive zu sehen? Ist es mir möglich, einen neuen Lösungsweg für ein Problem zu finden? Habe ich kreative Ideen? Vielleicht könnten wir die kognitive Flexibilität am ehesten auch als „Denken“ oder „logisches Denken“ verstehen. Wenngleich es Spaß machen kann, durch Ausprobieren etwas Neues zu entdecken (auch wenn bis zu einem Erfolg meist viele erfolglose Versuche nötig sind), ist es in der Arbeit häufig so, dass wir Arbeitsprobleme durch die Neukombination unseres Wissens bewältigen. Nachdenken ist also erforderlich, eine Lösung fällt uns meist nicht in den Schoß. Wenngleich wir nicht ständig Probleme lösen müssen, da die Arbeit viel Routine beinhaltet, so ist in jedem Beruf immer wieder Problemlösung gefordert. Der LKW-Fahrer oder die LKW-Fahrerin muss sich überlegen, in welcher Reihenfolge er oder sie die Ware laden muss, um diese an den jeweiligen Lieferorten leicht wieder entladen zu können, die Krankenpflegeperson, wie sie eine alte Dame dazu motivieren kann, sich duschen zu lassen.

Das Ausmaß der Beanspruchung dieser exekutiven Funktionen erklärt somit, wie anstrengend eine geistige Arbeit ist. Eine Arbeit, welche erstens viel Selbstkontrolle erfordert, wie die eines Callcenter-Mitarbeiters oder einer Callcenter-Mitarbeiterin, der bzw. die trotz aggressiver Kundinnen und Kunden ruhig und freundlich bleiben muss, welche zweitens das Arbeitsgedächtnis stark beansprucht, wie die Arbeit eines Fluglotsen oder einer Fluglotsin, der bzw. die eine sich ständig ändernde Anzahl von Flugzeugen im Gedächtnis behalten muss, und welche drittens kognitive Flexibilität benötigt, wie die Arbeit eines Rechtsanwalts oder einer Rechtsanwältin, der oder die einen komplizierten Vertrag zu erstellen hat, ist anstrengender und ermüdet daher rascher als eine Routinearbeit. Umgekehrt sind es eben auch diese exekutiven Funktionen, die als Erstes von Ermüdung betroffen sind, wie wir im Folgenden noch sehen werden.

Natürlich ist es nicht nur der Arbeitsinhalt, der die Arbeit anstrengend macht, es sind auch die *Arbeitsbedingungen*. Zeitdruck, unklare Zuständigkeiten, mangelnde Unterstützung, fehlender Gestaltungsspielraum oder zwischenmenschliche Konflikte erschweren das Arbeiten, da sie Stress auslösen. Auf diese Faktoren wird in Kapitel 2.7 (S. 59) näher eingegangen.

!

Was Sie tun können, um die Arbeit weniger ermüdend zu gestalten:

→ Entlasten Sie Ihr Arbeitsgedächtnis dadurch, dass Sie Ihre Arbeitsunterlagen jederzeit sichtbar vor sich haben, entweder als Ausdruck, durch mehrere offene Fenster am Bildschirm oder durch mehrere Bildschirme. Ähnliches gilt auch für die Werkbank. So müssen Sie sich nur merken, wo etwas ist, aber nicht, was es beinhaltet. Im einfachsten Fall klicken Sie sich mit der Tastenkombination ALT-Tabulator (Windows) von einem Fenster zum nächsten.

Eine weitere Möglichkeit, das Gedächtnis zu entlasten, ist die Verwendung von einfach zu bedienenden Datenbanken oder Suchmaschinen.

- Entlasten Sie Ihr logisches Denken durch praktische Erprobung, ganz im Sinne des Mottos „Probieren geht über Studieren". Nutzen Sie hierzu die Rechenkapazität Ihres PCs. Ähnliches gilt für das Handwerk durch die Anfertigung und das Testen von Modellen.
- Zur Entlastung Ihrer Selbstkontrolle hilft die Unterstützung anderer Menschen, zum Beispiel durch wechselseitige Motivation oder Zielvereinbarungen („Als Nächstes machen wir das!"). Auch Freude an der Arbeit und deren Sinnhaftigkeit verringern das erforderliche Maß an Selbstkontrolle.

2.5 Das Rätsel Müdigkeit

Schon lange hat sich die Wissenschaft mit der Frage befasst, was Müdigkeit eigentlich ist. Trotz wiederholter Anläufe ist das bis heute nicht gänzlich geklärt, auch wenn man sich in den letzten Jahren wieder verstärkt mit dieser Frage befasst. Wie wir gesehen haben, werden wir müde, wenn wir lange einer fordernden Tätigkeit nachgehen. Müdigkeit tritt jedoch auch bei ganz anderen Gelegenheiten auf, etwa wenn wir zu wenig geschlafen haben, wenn uns ein Infekt plagt, aber auch wenn uns eine Tätigkeit so gar nicht interessiert. Müdigkeit kann manchmal von einem Moment auf den anderen verfliegen, sich jedoch auch hartnäckig über Tage, Wochen oder sogar Monate halten. Trotz langer Suche fand sich bis heute kein eindeutiges biologisches Substrat für Müdigkeit: weder die Herzfrequenz oder der Blutdruck noch der Blutzucker oder sonst irgendein körperlicher Parameter erlauben einen eindeutigen Rückschluss auf den Grad unserer Ermüdung. Was also ist Müdigkeit überhaupt?

Einigkeit besteht darüber, dass Müdigkeit mit einem verminderten Antrieb einhergeht, einer Abnahme der Konzentrationsfähigkeit und einem Widerwillen, die Arbeit fortzusetzen. Müdigkeit führt mit der Zeit auch zu einer Abnahme der Leistungsfähigkeit. Eine weitere Eigenschaft von Müdigkeit ist, dass sie durch Erholung wieder abgebaut werden kann. In anderen Worten sind wir, wenn wir müde sind, matt, leicht ablenkbar und würden lieber etwas anderes tun, was zur Folge hat, dass das, was wir tun, nicht mehr so gut gelingt. Müdigkeit ist allerdings nicht mit Schläfrigkeit gleichzusetzen, auch wenn es viele Überschneidungen gibt und es oft schwer zu unterscheiden ist, ob der bestehende Zustand der Ermattung durch fehlenden Schlaf oder durch große Anstrengung hervorgerufen wurde. Schläfrigkeit ist eine Form der Müdigkeit, welche durch Schlafmangel oder die biologische Uhr ausgelöst wird, während Müdigkeit im engeren Sinn Folge körperlicher oder geistiger Verausgabung ist.

Müdigkeit wurde lange Zeit (und wird bis in die Gegenwart) als Zustand betrachtet, der durch eine Erschöpfung bestimmter körperlicher Ressourcen entsteht. Durch die Anstrengung wird etwas verbraucht, dessen Fehlen dann Ermüdung hervorruft, so wie der Verbrauch von elektrischer Energie eine Batterie irgendwann erschöpft. Während bei einer Batterie allerdings klar ist, worin die „Erschöpfung" besteht (bei einem Lithium-Akkumulator ist es das Fehlen von Lithium-Ionen im Bereich der Anode), ist das beim Menschen weitgehend ungeklärt, trotz einer mehr als hundert Jahre andauernden Forschung. Dennoch wird fehlende Glukose als körperliches Substrat der Ermüdung immer wieder ins Spiel gebracht. Glukose (Blutzucker) ist einer der wichtigsten Energieträger einer Körperzelle, egal ob diese im Muskel oder im Gehirn angesiedelt ist. Bei Zuckermangel infolge von Fasten oder körperlicher Anstrengung kommt es zu einer messbaren Beeinträchtigung der geistigen Leistungsfähigkeit. Unsere Merkfähigkeit nimmt ab und unser Denken verlangsamt sich, vor allem, wenn es sich um schwierige Aufgaben handelt, auch neigen wir dazu, mehr Fehler zu machen. Umgekehrt führt die Zufuhr von Zucker, etwa in Form eines zuckerhaltigen Getränks, zu einer Abnahme des Gefühls der Müdigkeit und einer Verbes-

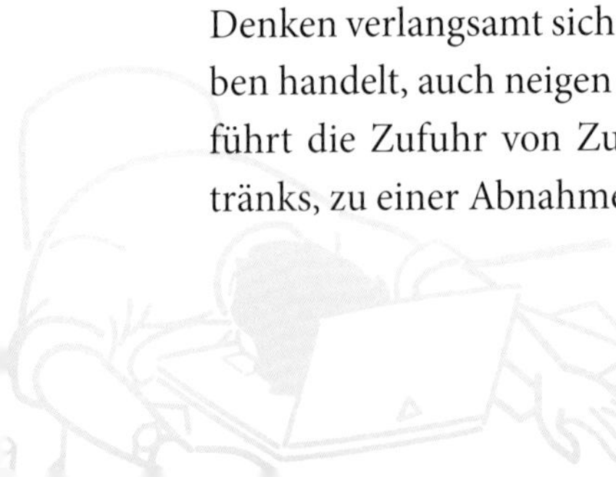

serung der kognitiven Leistungsfähigkeit, vor allem nach einer vorrangegangenen Belastung oder nach einer Fastenzeit. Ist Müdigkeit somit eine Folge von Zuckermangel? So einfach ist es leider nicht. Auch wenn eine fordernde geistige Aufgabe zu einem etwas größeren Glukoseverbrauch in genau jenen Hirnarealen führt, die an der Verarbeitung beteiligt sind, ist dieser lokal höhere Verbrauch dennoch viel zu klein, um den Zuckerhaushalt im Gehirn ernsthaft zu gefährden. Es sind (fast) immer ausreichend Nährstoffe vorhanden, der geringfügig größere Verbrauch kann die auftretende Müdigkeit nicht erklären. Auch dürfte der förderliche Effekt zuckerhaltiger Getränke auf unser Denken eher mit dem Belohnungscharakter von etwas Süßem als mit dem Wiederauffüllen des Zuckerspeichers zu tun haben (vor allem, da der Zuckerspeicher, wie schon gesagt, selten wirklich leer ist). Aus diesen und anderen Gründen bezweifeln die meisten Wissenschaftlerinnen und Wissenschaftler, dass Müdigkeit durch einen Mangel an Glukose erklärbar ist. Sie ist somit in den meisten Fällen nicht auf eine Erschöpfung der Glukosevorräte zurückzuführen. Was ist Müdigkeit aber dann?

Müdigkeit als Kosten-Nutzen-Abwägung

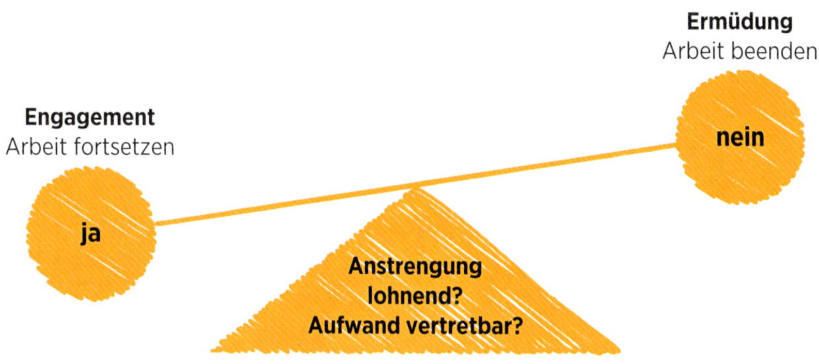

Abbildung 5

Eine alternative Erklärung, die in den letzten Jahren zunehmend Zuspruch erfährt, versteht Müdigkeit nicht als Folge einer erschöpften körperlichen Ressource, sondern als ein *Gefühl,* und zwar als das Gefühl „etwas satt zu haben". So wie jedem Gefühl liegt auch diesem eine unbewusste Bewertung der Ereignisse zugrunde. Müdigkeit – so die Überlegung – tritt dann auf, wenn das Fortsetzen der gegenwärtigen Tätigkeit als weniger lohnend gewertet wird als das Aufgreifen einer alternativen Handlung, vor allem, wenn die aktuelle Tätigkeit anstrengend und somit „kostspielig" ist. Müdigkeit ist somit das Ergebnis einer Kosten-Nutzen-Abwägung. Steht der Aufwand für die aktuelle Tätigkeit in einem vertretbaren Verhältnis zum zu erwartenden Nutzen der Handlung? Oder ist es zweckmäßiger, die Energie in etwas anderes zu investieren? Als Beispiel sei ein Löwe genannt, der in der Savanne einem Zebra nachjagt. Wenn er das Zebra schnell erwischt, hat sich die Mühe gelohnt, denn der Löwe hat dann ein ausgiebiges Mahl. Wenn sich hingegen die Jagd in die Länge zieht, da das Zebra flink ist und den Löwen immer wieder geschickt abschütteln kann, steht es ab einem gewissen Punkt nicht mehr dafür, die Jagd in der Hitze des Tages fortzusetzen, und der Löwe lässt davon ab. Eine andere Gelegenheit, ein anderes Tier ist vielleicht ein lohnenderes Ziel. Müdigkeit ist somit ein (unbewusstes) Regulativ, in gewisser Weise „sparsam" mit unseren Kräften und unserer Zeit umzugehen und nur in Aktivitäten zu investieren, die eine angemessene Belohnung nach sich ziehen. Die Belohnung kann sich dabei sowohl auf das *Ergebnis* der Handlung (Lob, Geld, berufliches Fortkommen, …) als auch auf *die Handlung selbst* beziehen (das Fahren in einer ansprechenden Landschaft, die immer wieder neue, unerwartete Ausblicke gewährt). Eine Arbeit, die anstrengend und nicht besonders interessant ist und zu keinem Ergebnis führt, wird somit schneller ermüden als eine Tätigkeit, die vielleicht ähnlich anstrengt, aber sinnvoll ist, uns befriedigt und am Ende des Tages einen Erfolg beschert. Wir können daher sagen: Je größer die Anstrengung und je geringer der Nutzen, desto ermüdender ist eine Handlung.

Müdigkeit eher als Gefühl zu werten statt als Folge eines biologischen Mangels passt gut in das generelle Bild von Gefühlen: Ärger, Trauer, Neid oder Freude haben auch kein einfaches biologisches Substrat, sind aber ebenso die Folge einer (unbewussten) Bewertung von Ereignissen und lenken unser Verhalten in eine bestimmte Richtung. Neid tritt zum Beispiel dann auf, wenn wir das Gefühl haben, dass andere über Gebühr bevorzugt werden, also auf Basis einer (unbewussten) Bewertung der sozialen (Un-)Ausgewogenheit von Belohnungen, und drängt uns dazu, diese Unausgewogenheit irgendwie zu korrigieren. Durch das Fehlen eines klaren biologischen Markers für Müdigkeit ist deren (objektive) Messung ein Problem. Auch wenn es hier schon die eine oder andere brauchbare Möglichkeit gibt (siehe Kasten) und es wünschenswert wäre, die Müdigkeit zum Beispiel einer LKW-Fahrerin oder eines LKW-Fahrers objektiv zu erfassen, ist es trotzdem nicht so einfach wie die Messung des Alkoholspiegels mit einem Alkomaten.

Müdigkeit messen

Schon seit über 100 Jahren versuchen Wissenschaftlerinnen und Wissenschaftler den Grad der Müdigkeit zu messen. Verschiedenstes wurde unter die Lupe genommen: die Pupillenweite, die Muskelspannung, die Herzfrequenz, die Herzfrequenzvariabilität, die Reaktionszeit und die Fehler- und Unfallhäufigkeit.
In den meisten dieser Kennwerte macht sich Müdigkeit irgendwie bemerkbar, allerdings nicht immer in der gleichen Weise. Etwa schlägt das Herz manchmal langsamer, wenn wir müde sind, manchmal jedoch auch schneller. Ebenso erhöht sich manchmal die Muskelspannung in dem Ausmaß, in dem die Müdigkeit zunimmt, in anderen Fällen nimmt der Muskeltonus ab. Eine einfache, eindeutige Messgröße für Müdigkeit blieb der Wissenschaft damit bisher verwehrt. Nicht einmal die Reaktionszeit ist ein zuverlässiger Indikator für Müdigkeit. Meist reagieren wir bei Müdigkeit zwar langsamer, manchmal aber überraschenderweise auch schneller. Lediglich die Fehler- und Unfallhäufigkeit spiegelt das Ausmaß an Ermüdung relativ zuverlässig wider. Das Risiko, einen Fehler zu machen oder einen Unfall zu verursachen, ist umso größer, je müder jemand ist. Allerdings

würde man gerne wissen, wie müde jemand ist, *bevor* ein Fehler oder ein Unfall passiert. Insofern sind diese Kennwerte in der Praxis nur eingeschränkt hilfreich. In letzter Zeit hat man auch die elektrischen Hirnströme und die regionale Hirndurchblutung genauer untersucht. Hier zeigt sich, dass Müdigkeit mit einer Verlangsamung der Hirnaktivität einhergeht. In genaueren Untersuchungen konnte man sogar feststellen, dass jene Hirnareale, die durch eine geistige Aufgabe beansprucht wurden, in jenem Ausmaß weniger durchblutet werden, in dem die Leistungsfähigkeit müdigkeitsbedingt abnimmt. Müdigkeit geht somit mit einer Verringerung der kortikalen Aktivität einher, ein müdes Hirn wird langsamer und schaltet einen Gang zurück. Eine weitere vielversprechende Möglichkeit ist die Variabilität der Pupillenweite. Diese verändert sich bei Müdigkeit in einem Rhythmus von einmal pro Sekunde oder langsamer. Je größer die Müdigkeit, desto mehr „zittert" unsere Pupille, was sich zum Beispiel über eine Kamera feststellen lässt. In klar umschriebenen Situationen, wie beim Autofahren, lässt sich das Ausmaß der Müdigkeit auch am Verhalten ablesen. Eine müde Autofahrerin oder ein müder Autofahrer fährt zum Beispiel häufiger über die Begrenzungslinie und hat größere Schwierigkeiten, den Abstand zum vorausfahrenden Kraftfahrzeug konstant zu halten. Wir sind dann quasi weniger genau, da wir immer wieder kurz abwesend sind.

2.6 Ermüdung und Leistungsfähigkeit

Wie wir gesehen haben, führt Arbeit oder jede andere fordernde Tätigkeit früher oder später zu einer gewissen Ermüdung. Diese Ermüdung zeigt sich zunächst in einer Zunahme der subjektiven Müdigkeit, also dem Erleben von Mattigkeit, einer geistigen Abwesenheit und einem gewissen Widerwillen, sich weiter anzustrengen. Zusätzlich kann Ermüdung aber auch zu einer Abnahme der Leistungsfähigkeit führen und dadurch zum Beispiel zu einer Häufung von Ungenauigkeiten, Fehlern oder Unfällen. Wir reagieren zunehmend langsamer auf unerwartete Ereignisse. Auch bei Überwachungsaufgaben nimmt die

Wahrscheinlichkeit, ein kritisches Ereignis zu erkennen, mit der Dauer der Tätigkeit ab. Unfallstatistiken in Betrieben zeigen überdies, dass die Wahrscheinlichkeit eines Unfalls sich zwar bis zur achten Arbeitsstunde nicht wesentlich verändert, ab der neunten Arbeitsstunde jedoch deutlich zu steigen beginnt.

Eine der ersten Folgen von Müdigkeit ist, dass sie unsere Aufmerksamkeit beeinträchtigt. Wenn wir müde sind, neigen wir dazu, immer häufiger kurz „abwesend" zu sein. Ereignisse, die in einem solchen Moment auftreten, nehmen wir dann entweder gar nicht oder verzögert wahr. Im Zweiten Weltkrieg zeigte sich dieses Problem erstmals beim britischen Bedienungspersonal der ersten Radargeräte. Die Männer, die am Radarschirm nach feindlichen U-Booten Ausschau hielten, neigten schon nach relativer kurzer Zeit dazu, den verdächtigen Punkt am Radarschirm, der womöglich ein feindliches U-Boot darstellte, zu übersehen. Ebenso übersieht ein müder Zugführer oder eine müde Zugführerin das Haltesignal, und ein müder Autofahrer oder eine müde Autofahrerin reagiert verspätet auf das auf die Straße laufende Kind. Wenngleich zwischen diesen kurzen Abwesenheiten alles wieder „beim Alten" ist, können diese „Aussetzer" bei bestimmten Tätigkeiten ein großes Problem darstellen.

Bei fortschreitender Müdigkeit leiden, wie schon angedeutet, überdies unsere exekutiven Funktionen. Dies zeigt sich zum Beispiel in einer Schwächung unserer Selbstkontrolle. Nach einem langen Arbeitstag fällt es schwerer, sich aufzuraffen, um Sport zu treiben. Wir neigen dann dazu, unserem „inneren Schweinehund" eher nachzugeben und vor dem Fernseher sitzen zu bleiben. Auch gelingt es weniger gut, Versuchungen zu widerstehen. Wir genehmigen uns eher ein zweites (oder drittes) Bier oder noch eine Tafel Schokolade. In einer Studie zeigte sich, dass müde Krankenpflegepersonen es eher vernachlässigen, ihre Hände vor einem Patientenkontakt zu desinfizieren, als jene, die frisch in den Dienst kommen. Müdigkeit macht uns eben auch ein wenig nachlässig. Sie beeinträchtigt aber ebenso die schon erwähnte kognitive Flexibilität, also unsere Fähigkeit, neue, ungewohnte Lösungswege zu beschreiten. Wenn wir müde sind, lösen wir Probleme eher auf altbekanntem Weg, weil neue Überlegungen anzustellen zu anstrengend erscheint. Wie wir noch sehen werden, bewirkt Erholung das Gegenteil. Nach einem Urlaub ist unsere kognitive Flexibilität erhöht, es fällt uns leichter, ungewohnte Lösungen zu finden oder neue Wege zu beschreiten.

Am deutlichsten zeigt sich die beschriebene Beeinträchtigung unserer Leistungsfähigkeit bei Aufgaben, die eine konstante Aufmerksamkeit erfordern, wie das Lenken eines Fahrzeugs oder die erwähnten Überwachungsaufgaben. Solche Tätigkeiten zeichnen sich dadurch aus, dass sie nicht besonders abwechslungsreich sind, aber trotzdem unserer Aufmerksamkeit bedürfen, da eine geistige Abwesenheit gravierende Folgen haben könnte. Zur erfolgreichen Durchführung dieser Tätigkeiten braucht es somit eine gute Portion jener höheren geistigen Funktion, die wir im vorigen Kapitel besprochen haben, nämlich Selbstkontrolle. Diese ist gefordert, weil wir aufgrund der fehlenden Abwechslung sonst geneigt wären, uns mit etwas anderem, Interessanterem zu beschäftigen. Diese Neigung müssen wir jedoch beharrlich abwehren. Aufgaben, die dauerhaft unsere Aufmerksamkeit erfordern, ohne diese durch entsprechende Anreize zu „binden", zwingen uns somit, unsere Konzentration durch Willensanstrengung bei der Sache zu halten. Es ist aber genau diese Willensanstrengung, die uns ermüdet. Die Zunahme der erlebten Müdigkeit geht bei solchen Tätigkeiten Hand in Hand mit einer Abnahme der Konzentrationsfähigkeit. Eine lange Autofahrt macht somit nicht nur müde, sondern erhöht auch von Minute zu Minute das Unfallrisiko.

Es gibt jedoch auch Situationen, in denen zunehmende Müdigkeit nicht unmittelbar mit einer Abnahme der Leistungsbeeinträchtigung einhergeht. Hierzu gehören zum Beispiel akademische Prüfungen. Obwohl sie geistig sehr fordernd sind, kommt es trotz Müdigkeitszuwachs meist zu keiner Leistungseinschränkung. Die Prüflinge schaffen es für gewöhnlich gleich gut, die ersten und die letzten Fragen zu beantworten, auch wenn die Prüfung mehrere Stunden andauert. Das heißt nicht, dass Prüfungen nicht ermüden, vor allem auch aufgrund der wochenlangen, intensiven Vorbereitungszeit. Bei der Prüfung gelingt es jedoch meistens trotzdem, die erforderliche Leistung zu erbringen.

Wovon hängt es nun ab, ob Müdigkeit mit einer Leistungsminderung einhergeht oder nicht? Hier spielt die persönliche *Bewertung* der Aufgabe eine Rolle. Eine Tätigkeit, die uns wichtig ist, sei es, weil wir sie gerne ausführen oder weil Fehler fatal wären, wird uns veranlassen, trotz Ermüdung bei der Sache zu bleiben, auch wenn dies mit größerer Anstrengung verbunden ist. Diese Anstrengungssteigerung ist jedoch nicht „kostenneutral", sondern geht mit einer vermehrten Ausschüttung von Stresshormonen einher. Erst diese Stresshormone versetzen uns in die Lage, die notwendige Leistung aufrechtzuerhalten. Müdigkeit kann somit als „Störfaktor" angesehen werden, dessen Bewältigung eine Stressreaktion erforderlich macht. In anderen Worten können wir trotz Müdigkeit unsere Leistungsfähigkeit eine Zeitlang durch eine Mehranstrengung aufrechterhalten, wenn uns die Tätigkeit wichtig erscheint. Betrachten wir die Aufgabe jedoch als nicht so bedeutsam, dann gehen wir den entgegengesetzten Weg, wir *vermindern* unsere Anstrengung. Dadurch kommt es zu den beschriebenen ermüdungsbedingten Leistungseinbrüchen. Diese unterschiedliche Reaktion auf Müdigkeit erklärt auch die widersprüchlichen körperlichen Befunde bei Ermüdung. Je nach Anstrengung kommt es eben zu einer *Steigerung* oder *Verminderung* der Herzfrequenz oder der Reaktionszeit.

Diese Zusammenhänge lassen sich auch an der Veränderung der Ermüdung im Tagesverlauf ablesen. Typischerweise verringert sich die Müdigkeit am Anfang eines Arbeitstages zunächst ein wenig, um ab Mitte des Vormittags wieder anzusteigen. Die Arbeit regt uns zunächst an, sodass eine allfällige morgendliche Schläfrigkeit verfliegt, führt jedoch dann wieder zu einer schrittweisen Zunahme der Ermüdung, jedenfalls im Durchschnitt aller Arbeitnehmerinnen und Arbeitnehmer. Anders ist es bei Arbeitsunfällen. Deren Häufigkeit verändert sich zunächst, abgesehen von einer leichten Erhöhung am späten Vormittag, im Verlauf eines normalen Arbeitstages kaum. Allerdings kommt es bei längeren Arbeitsschichten ab der zehnten Arbeitsstunde zu einem sprunghaften Anstieg des Unfallrisikos. Es ist naheliegend anzunehmen, dass die ungleichen Verläufe von subjektiver Müdigkeit und Unfallrisiko auf unsere Fähigkeit zurückzuführen sind, die Müdigkeit eine Zeitlang durch Anstrengungssteigerung auszugleichen. Ab einer gewissen Arbeitsdauer gelingt dies jedoch nicht mehr im erforderlichen Ausmaß und die Müdigkeit schlägt sich in einer Leistungsbeeinträchtigung nieder, messbar unter anderem an einer Unfallhäufung. Gleichzeitig kommt es im Verlauf fordernder Arbeitstage auch zu einer Zunahme von Arbeitsfehlern, wie einschlägige Studien dokumentieren.

Die Stressreaktion

Stress ist ein über die Jahrmillionen bewährtes Muster des Organismus, auf bedrohliche Situationen zu reagieren. Ist Gefahr im Verzug, wird eine Art körperlicher Notfallplan aktiviert, welcher die körperliche und geistige Leistungsfähigkeit des Organismus steigert. Die Stresshormone Adrenalin und Kortisol werden ausgeschüttet, die das Herz-Kreislauf-System innerhalb von wenigen Sekunden ankurbeln sowie vermehrt Nährstoffe bereitstellen, um Muskelkraft und Ausdauer zu maximieren. Geistig werden wir hellwach, Konzentration und Sinneswahrnehmung werden optimiert und unsere Aufmerksamkeit auf die Bedrohung gerichtet. Alle körperlichen und psychischen Vorgänge, die zur Bewältigung der Bedrohung unwesentlich sind, werden zurückgefahren. Dazu gehören unter anderem Verdauung und Sexualität, auf psychischer Ebene Schmerz- und Müdigkeitserleben, Zweifel und Kreativität. Der Organismus greift auf bewährte, gut gelernte Verhaltensmuster zurück, für die Erprobung neuer Verhaltensmuster ist in einer Stresssituation keine Zeit. Der wissenschaftliche Begriff für Stress ist *Allostase,* was so viel heißt wie „Stabilität durch Veränderung“ und sich von dem sonst waltenden biologischen Prinzip der Homöostase unterscheidet, welches „Stabilität durch Konstanz“ bedeutet. In Stresssituationen weicht der Organismus somit von dem sonst herrschenden inneren Gleichgewicht ab, das sich unter anderem in einem Gleichbleiben von Blutdruck, Blutzucker und Herzfrequenz äußert, und kurbelt diese Funktionen an, um das Überleben zu sichern. So wie Notfallpläne nur für den Notfall gedacht sind, ist die Stressreaktion nur für Bedrohungssituationen vorgesehen und nicht als Dauerlösung. Mit der Zeit kommt es nämlich durch die Abweichung von den körperlichen und psychischen Idealwerten zu einer Schädigung des Organismus. Auf Dauer ist ein zu hoher Blutdruck oder ein zu hoher Blutzuckerspiegel ungesund. Wohlgemerkt ist die Schädigung des Organismus nicht eine Folge der äußeren Gefahr, die die Stressreaktion hervorruft, sondern der Stressreaktion selbst, also des erhöhten Pegels an Stresshormonen. Das macht immer wiederkehrenden oder andauernden Stress zu einer Gefahr für die Gesundheit. Hin und wieder auftretender Stress ist hingegen kein Problem, sondern hält in gewisser Weise sogar körperlich und geistig fit.

2.7 Müdigkeit und Gesundheit

Müdigkeit verringert langfristig nicht nur unsere Leistungsfähigkeit, sondern kann auch unsere Gesundheit beeinträchtigen. Zunächst ist Müdigkeit, wie wir gesehen haben, einfach eine Art Emotion, die, wie es die Funktion jeder Emotion ist, ein bestimmtes Verhaltensmuster auslöst. So wie Angst uns umsichtiger und vorsichtiger macht oder Freude uns geselliger und neugieriger, drängt uns Müdigkeit dazu, die ermüdende Tätigkeit zu beenden und einer weniger fordernden, lohnenderen Aktivität nachzugehen. Keine Emotion kann kurzfristig unsere Gesundheit gefährden. Ganz im Gegenteil, Emotionen sind bewährte, im Verlauf der Evolution erworbene Muster, die unsere Lebensinteressen und damit unsere Gesundheit fördern oder bewahren. Problematisch wird es erst dann, wenn unser Umgang mit unseren Emotionen von Vermeidung geprägt ist, etwa indem wir sie ignorieren oder überspielen. In jedem Fall ist Müdigkeit ein Warnsignal, dass etwas nicht stimmt und wir die aktuelle Situation ändern sollten. Wir können in diesem

Fall entweder der Müdigkeit Rechnung tragen, die Arbeit beenden und uns erholen oder, wie wir im vorigen Kapitel besprochen haben, unsere Leistungsfähigkeit durch die Steigerung unserer Anstrengung trotz Müdigkeit aufrechterhalten. Im ersteren Fall reagieren wir im Sinne der Emotion und können Ermüdung wieder abbauen. Im zweiten Fall kann es mit der Zeit, wenn wir das Gefühl der Müdigkeit über Wochen, Monate oder Jahre verdrängen, zu einer Beeinträchtigung der Gesundheit kommen. Tatsächlich gibt es eine Reihe von Studien, die zeigen, dass ein hohes Ausmaß an Ermüdung nach der Arbeit die Wahrscheinlichkeit für Herz-Kreislauf-Erkrankungen und psychosomatische Erkrankungen erhöht. Ähnliches gilt auch für das Ausmaß der Ermüdung am Sonntagabend. Personen, die sich zu diesem Zeitpunkt unvollständig erholt fühlen, haben ebenso ein erhöhtes Risiko für Herz-Kreislauf-Erkrankungen.

Ein Grund für den Zusammenhang von Ermüdung und Erkrankungen ist Stress. Das Ausmaß der arbeitsbedingten Ermüdung spiegelt letztlich das Ausmaß von Arbeitsstress wider. Arbeitsstress ist dabei nicht nur das Ergebnis der schon beschriebenen Anforderungen der Tätigkeit, sondern hängt auch mit den Arbeitsbedingungen insgesamt zusammen. Dazu gehören Faktoren wie Zeitdruck, die Häufigkeit von Unterbrechungen, das Arbeitspensum und das Ausmaß der Verantwortung ebenso wie unser beruflicher Gestaltungsspielraum, die Anerkennung, die man für die Arbeit erhält, und die Unterstützung, die man von Kolleginnen, Kollegen und Vorgesetzten erfährt. Fehlt Gestaltungsspielraum, Anerkennung und Unterstützung, erzeugt das genauso Stress wie ein übergroßes Arbeitspensum. Zum Teil ist es sogar so, dass ein größerer Gestaltungsspielraum und ein Mehr an Anerkennung uns dazu befähigen, nicht nur ein größeres Arbeitspensum zu bewältigen, sondern ein solches sogar anzustreben, da die Arbeit Freude macht und bestätigt. Mangelnde Anerkennung, wenig Gestaltungsspielraum und hohe Anforderungen lösen hingegen Stress aus und führen in weiterer Folge zu Ermüdung.

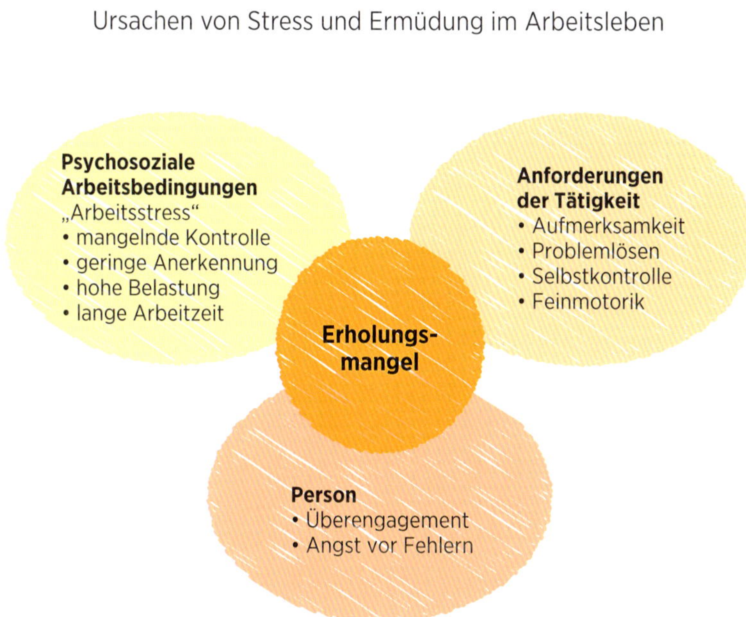
Ursachen von Stress und Ermüdung im Arbeitsleben
Psychosoziale Arbeitsbedingungen
„Arbeitsstress“
• mangelnde Kontrolle
• geringe Anerkennung
• hohe Belastung
• lange Arbeitzeit
Anforderungen der Tätigkeit
• Aufmerksamkeit
• Problemlösen
• Selbstkontrolle
• Feinmotorik
Erholungs-mangel
Person
• Überengagement
• Angst vor Fehlern

Abbildung 6

Weshalb macht Stress nun müde? Wie wir gesehen haben, macht akuter, im gegenwärtigen Augenblick auftretender Stress nicht müde, sondern bewirkt durch die Ausschüttung der Stresshormone das genaue Gegenteil, er macht uns hellwach. Aber genau die Vorgänge, die uns aktivieren, uns konzentriert und leistungsfähig machen, sind jene, die langfristig für Ermüdung sorgen, da sie körperliche Energie kosten. Ein höherer Blutdruck kostet ebenso ein Mehr an Energie wie die gesteigerte Bereitstellung von Nährstoffen und der in Vorbereitung auf rasche Bewegung gesteigerte Muskeltonus. Ebenso führt Stress auf der psychischen Ebene neben einer Steigerung der Aufmerksamkeit und Konzentration zu einem Ausblenden aller für die Bewältigung der momentanen Bedrohung nicht wesentlichen Bedürfnisse wie jenen nach Nahrungsaufnahme, Ruhe oder Exploration. Je länger der Stress andauert, desto mehr körperliche Energie wird verbraucht und desto mehr gerät der Organismus durch die fehlende Erholung aus dem Gleichgewicht. Obwohl Stress kurzfristig seine Berechtigung hat, da er uns hilft, schwierige Situationen zu meistern, ist er langfristig alles andere als günstig. Je länger eine Stressreaktion andauert, desto eher übersteigen die Kosten den Nutzen. Die Folge ist eine körperliche und geistige Erschöpfung. Insofern ist Ermüdung eine Folge von Stress, die jedoch nicht am Höhepunkt der Stressreaktion, sondern erst bei deren Abklingen auftritt.

Die Müdigkeit, die in Zeiten von größerem Stress auftritt, soll uns dazu bringen, eine Ruhepause einzulegen und uns zu erholen. Manche Menschen haben jedoch Sorge, dass die Ermüdung durch Ruhepausen sogar weiter zunimmt, anstatt abzunehmen, und vermeiden daher Auszeiten. Oftmals lässt auch die Arbeit keine Erholung zu, sei es, dass wir zu wenig Zeit dafür haben oder dass es uns schwerfällt abzuschalten. Was auch immer der Grund dafür ist, unzureichende Erholung führt dazu, dass sich Müdigkeit summiert. Wir alle kennen Arbeitstage, an denen wir erschöpft nach Hause kommen und kaum Energie für das Nötigste haben, geschweige denn, mit Partnerinnen und Partnern oder Kindern Zeit zu verbringen oder eigenen Interessen nachzugehen. Es ist naheliegend, dass wir an solchen Tagen die Ermüdung nicht zur Gänze abbauen können. Die Folge ist, dass wir am nächsten Tag etwas weniger ausgeruht aufstehen und das Tagwerk schon müde beginnen. Wenngleich wir unsere Arbeit erledigen können, fällt dies schwerer, wir müssen uns etwas mehr anstrengen und sind am Abend des zweiten Tages müder als am Tag davor. Mehrere solche Tage führen zu einem steten Müdigkeitszuwachs, welcher weder am Tagesrand noch während des Nachtschlafes abgetragen werden kann. Die meisten von uns kennen solche Wochen, in denen die Arbeitstage viel zu lang und intensiv sind und Erholung und Schlaf zu kurz kommen. Mit einigem Glück gelingt es dann am Wochenende, die aufgestaute Ermüdung abzubauen. Manchmal jedoch reicht auch das nicht aus. In solchen Fällen nehmen wir die Müdigkeit in die folgende Woche mit, eine Müdigkeit, die sich dann,

zunächst oft unbemerkt, über Monate hinweg summiert. Wir schieben quasi einen immer größeren Berg an Erschöpfung vor uns her.
Dieser Berg an aufgetürmter Erschöpfung löst einen Teufelskreis aus. Die Müdigkeit erfordert einerseits eine größere Anstrengung zur Leistungserbringung, was mit einer steigenden Stressreaktion einhergeht, andererseits erschwert sie unsere Erholung. Dieser zweite Teil wurde jüngst in der Fachliteratur als „Erholungsparadoxon" beschrieben. Stress macht es uns schwerer, abzuschalten und zur Ruhe zu kommen sowie wirksame Erholungsaktivitäten zu ergreifen. In anderen Worten fällt es uns just dann am schwersten, uns zu erholen, wenn wir Erholung am dringendsten bräuchten. Wir alle kennen das. Nach einem anstrengenden Tag im Büro ist es mitunter nicht ganz leicht, sich zum Sport aufzuraffen. Stattdessen bleiben wir vor dem PC oder Fernseher sitzen. Dieser Tcufelskreis trägt das Seine dazu bei, dass Ermüdung mit der Zeit auch die körperliche Gesundheit beeinträchtigt. Davon, wie wir diesem Teufelskreis entkommen, handelt dieses Buch.
In diesem Zusammenhang spielen auch zwei jüngere Veränderungen in der Arbeitswelt eine Rolle: die erneute Ausweitung der Arbeitszeit und die Entgrenzung der Arbeit. Es ist wissenschaftlich mittlerweile gut belegt, dass eine Wochenarbeitszeit von durchschnittlich zweiundfünfzig Stunden oder mehr zu einer erhöhten Gesundheitsgefährdung beiträgt. Gesichert ist, dass sie das Risiko für Herzinfarkt und Schlaganfall genauso erhöht wie das Risiko für Depressionen und Angststörungen sowie psychosomatische Beschwerden. Ein offensichtlicher Grund hierfür ist, dass eine lange Wochenarbeitszeit die Zeit für Erholung und Schlaf beschränkt. Wenn wir mehr als zehn Stunden am Tag arbeiten, bleibt kaum Freizeit, da die verbleibende Zeit für Hausarbeit, Körperpflege und Schlaf aufgeht. Fehlt jedoch Freizeit, ist es mit dem Erholen schlecht bestellt. Gleiches gilt für die Entgrenzung der Arbeit. Konnte man früher die Arbeit vergessen, sobald man durch das Fabriktor schritt oder das Bürogebäude verließ, fallen diese klaren Grenzen zwischen Arbeit und Freizeit zunehmend weg. Durch Internet und Smartphone sind wir

jederzeit und überall erreichbar. Es ist mittlerweile schon fast üblich, am Abend noch die E-Mails zu checken, um für den nächsten Tag vorbereitet zu sein. Auch das beeinträchtigt die Erholung und erschwert den Ermüdungsabbau. Dazu kommt, dass langes Arbeiten und eine ständige Erreichbarkeit auch den Schlaf beeinträchtigen. Lange Tagesarbeit geht mit einer Verkürzung des Schlafes einher, da sich die Tagesverrichtungen sonst nicht ausgehen würden, die ständige Erreichbarkeit erschwert das Abschalten und damit die Schlafqualität. Ein- und Durchschlafstörungen sind die Folge.

Gelingt es nicht, die aufgetürmte Müdigkeit abzubauen, kann es mit der Zeit zu überdauernder Erschöpfung und *Burn-out* kommen. Burn-out ist ein Stadium fortgeschrittener Erschöpfung infolge hoher Arbeitsbelastung und unzureichender Erholung. Neben der emotionalen Erschöpfung stellt sich auch eine freudlose Versachlichung der Arbeit ein, die Tätigkeit verliert an Glanz, es wird zunehmend schwerer, die eigene Leistung wertzuschätzen, die Sinnhaftigkeit geht verloren. Gleichzeitig haben Betroffene auch das Gefühl, nicht mehr effektiv arbeiten zu können, fühlen sich jedoch trotzdem verpflichtet, irgendwie weiterzumachen. Es gilt dann nur noch, den Tag so gut wie möglich über die Runden zu bringen. Burn-out mündet im Endstadium in eine Erschöpfungsdepression, die von Schlafstörungen, psychosomatischen Beschwerden, Energielosigkeit, einem weitgehenden Verlust an Lebensfreude, ausgeprägten Zweifeln an den eigenen Fähigkeiten, Ängsten und einer äußerst begrenzten Belastbarkeit charakterisiert ist. Ist dieses Stadium erreicht, ist an Arbeit nicht mehr zu denken, die Betroffenen sind weder belastbar noch leistungsfähig. Oftmals gelingt es dann nicht einmal mehr, in der Früh aus dem Bett zu steigen oder die Wohnung zu verlassen. Die Folge sind oft monatelange Krankenstände.

Bei der Entwicklung eines Burn-outs spielt neben (über-)fordernden Arbeitsbedingungen auch die eigene Arbeitshaltung eine Rolle. Ist diese durch Versagensängste bestimmt, kann es zu einem verzweifelten Versuch kommen, die Arbeit noch irgendwie zu bewältigen, sowohl um vor anderen als auch vor sich selbst das Gesicht zu wahren. Wir opfern uns dann für die Arbeit auf, nehmen sie mit nach Hause, arbeiten auch am Wochenende und in der Nacht, während wir andere Lebensbereiche vernachlässigen. Zeit für Hobbys, Freundinnen, Freunde und Familie haben wir kaum mehr, Erholung erleben wir als Luxus, den man zu einem späteren Zeitpunkt nachholen kann. Burn-out beinhaltet somit nicht nur eine negative Einstellung zur Arbeit, sondern auch eine negative Einstellung zur Erholung. Wir haben das Gefühl, das Äußerste geben zu müssen, aber selbst das ist nicht genug. Es ist mehr als nachvollziehbar, dass Erholung unter diesen Umständen zu kurz kommt.

Zusammenfassend lässt sich sagen, dass fordernde Tätigkeiten und ungünstige Arbeitsbedingungen verstärkt zu Ermüdung beitragen. Gelingt es nicht, diese Ermüdung durch Erholung auszugleichen, summiert sie sich über die Zeit. Um Leistung zu erbringen, ist dann eine immer größere Anstrengung erforderlich. Damit geht jedoch eine verstärkte Stressreaktion einher, die unsere Gesundheit gefährdet. Folgen sind psychosomatische Beschwerden, Herz-Kreislauf-Erkrankungen, Depressionen, Ängste und Burn-out. Im weiteren Verlauf des Buches werden wir erörtern, wie wir eine solche Entwicklung abwenden können.

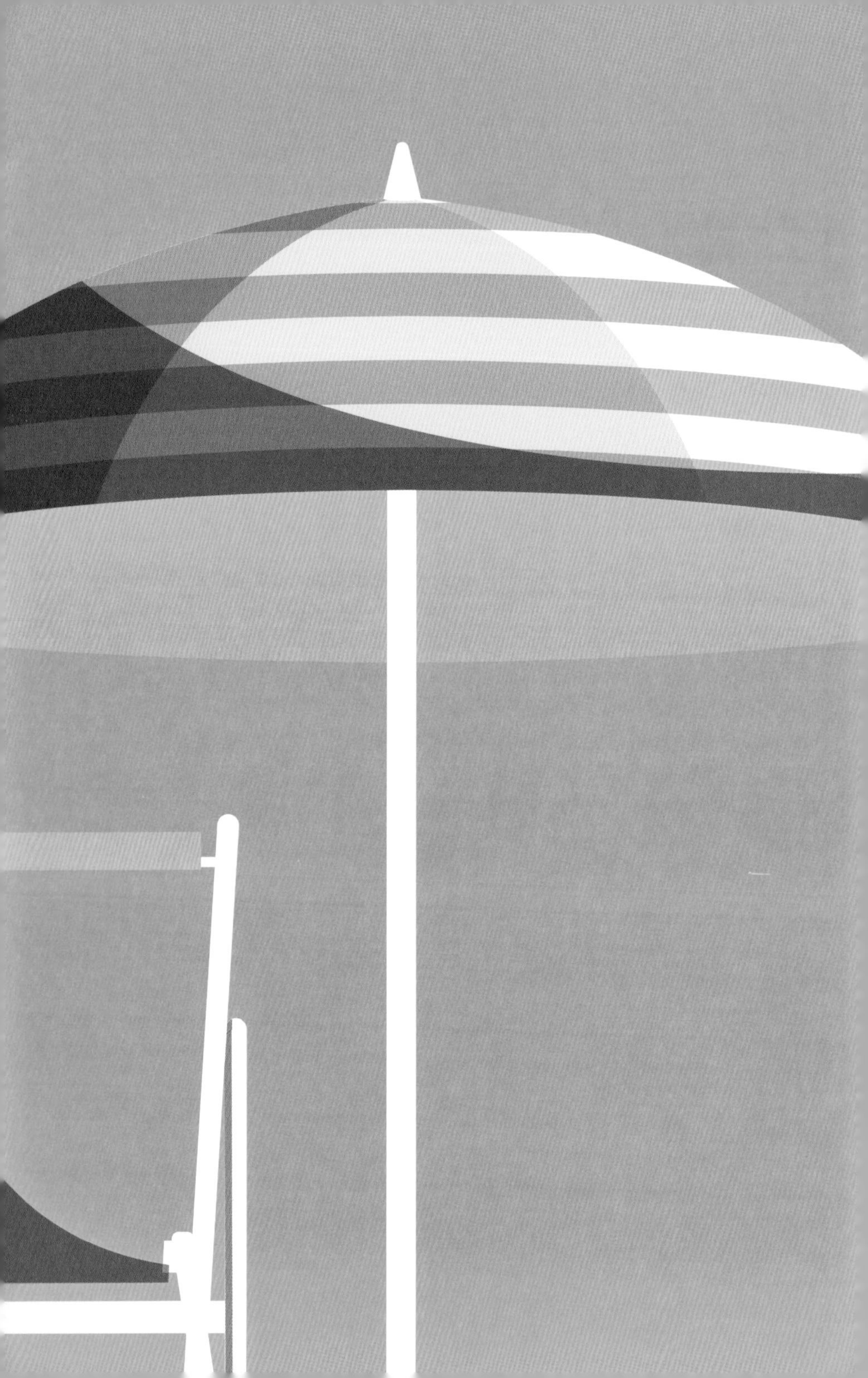

3 Gleichgewicht finden

VORAUSSETZUNGEN FÜR ERHOLUNG

Erholung führt zur Wiederherstellung des Wohlbefindens und der Leistungsfähigkeit nach einer Phase der Verausgabung. Die Ermüdung, die sich während der Beanspruchung ansammelt, wird dabei abgebaut. Der Erholungsvorgang ist dabei zunächst *autonom,* er geschieht von selbst. Wir müssen diesen Wiederherstellungsprozess lediglich ermöglichen oder ihm, besser gesagt, nicht im Wege stehen. Was sind nun die Voraussetzungen für Erholung? Welche Weichen müssen wir stellen, was müssen wir tun, damit wir den Erholungsprozess unterstützen? Was macht Erholung aus?
Grundsätzlich umfasst Erholung drei verschiedene Ebenen, wie schon in Kapitel 2.2 (S. 34) ausgeführt. Diese sind in Abbildung 7 zusammengefasst.

Ebenen der Erholung

Ebene	Funktion	Voraussetzungen
Arbeit beenden	Entlastung	• Verantwortung abgeben • mentale Distanzierung von der Arbeit („Abschalten“)
Regeneration	Befriedigung körperlicher Bedürfnisse	• psychophysiologische Entspannung • Schlaf
Freizeit	Befriedigung psychologischer Bedürfnisse	• Selbstbestimmung (Freizeit) • bewältigbare Herausforderungen und Erfolg (Hobbys) • Zugehörigkeit (Sozialkontakte) • Freude

Abbildung 7

Erstens müssen wir die Tätigkeit, die uns ermüdet, beenden bzw. unterbrechen. Genau das ist die Bedeutung des Begriffes „Pause“, nämlich „die zeitlich begrenzte Unterbrechung eines Vorgangs“. Im Falle einer körperlichen Tätigkeit ist das relativ einfach: Wir legen das Werkzeug beiseite und setzen uns unter einen Baum. Erholung gelingt aber erst, wenn wir gleichzeitig auch die Verantwortung ablegen, wenn wir das Werkzeug mit gutem Gewissen aus der Hand geben können. Im Falle geistiger Arbeit ist das jedoch ein wenig schwieriger: Gedanken lassen sich nicht so leicht beiseitelegen wie ein Werkzeug. Doch Erholung erfordert eben auch, die Arbeit *gedanklich* hinter sich zu lassen. Erst dadurch gelingt es, innerlich zur Ruhe zu kommen.

Zweitens müssen jenen *körperlichen* Bedürfnissen nachgehen, deren Befriedigung während der Arbeit nicht möglich war. Das umfasst insbesondere die körperliche und psychische Entspannung sowie den Schlaf. Das Ziel ist nicht nur die Aufrechterhaltung bzw. Wiederherstellung der körperlichen Funktionsfähigkeit, sondern auch das Beenden der körperlichen Stressreaktion. Letzteres führt unter anderem zu einer Verringerung der Herzfrequenz, des Blutdrucks und der Muskelspannung sowie zu einer Ankurbelung der Verdauung. Alles in allem unterstützt das die körperliche Regeneration.

Erholung endet jedoch nicht mit einem entspannten Faulenzen und einem erquickenden Schlaf. Erfolgreiche Erholung bedarf *drittens* auch der aktiven Befriedigung unserer *psychischen* Bedürfnisse, um unsere Lebenslust und Tatkraft wiederherzustellen. Zu diesen Bedürfnissen gehören Selbstbestimmung, Erfolg und soziale Verbundenheit. Es gilt, einer Aktivität nachzugehen, die wir autonom gestalten und erfolgreich meistern können. Diese Selbstbestimmung ist ein Merkmal der Freizeit, also jener Zeit des Tages, über die wir frei verfügen. Zusätzlich gilt es, Zeit mit vertrauten Menschen zu verbringen, um uns anderen zugehörig zu fühlen.

Diese drei Ebenen bedeuten allerdings weder, dass Erholung nur in dieser Abfolge gelingt, noch dass es immer all dieser Schritte bedarf, damit wir uns erholen, auch wenn Erholung *immer* die Beendigung der Arbeit voraussetzt. Was es zur Erholung braucht, hängt vielmehr sowohl von der Erholungsepisode als auch von den jeweiligen Gegebenheiten ab.

Wir müssen nicht in jeder Arbeitspause essen, noch müssen wir immer rasten, bevor wir laufen gehen oder unsere Freundinnen und Freunde treffen. Trotzdem ist es so, dass jeder dieser Faktoren zur Erholung beiträgt, wenngleich nicht immer im selben Ausmaß. Im Folgenden werden wir auf diese Punkte eingehen. Zusätzlich werden wir zwei weitere Aspekte beleuchten, die für Erholung bedeutsam sind: einerseits die Zeit, die Erholung erfordert, andererseits die Wahl der Erholungsaktivitäten in Hinblick auf die Art der Belastung.

3.1 Arbeit beenden und Verantwortung abgeben

Die israelische Arbeitspsychologin Dalia Etzion veröffentlichte 1998 eine provokante Studie. Untersucht wurde die Wirkung der jährlichen Reservistenübung des israelischen Militärs auf Stress- und Burn-out-Erleben. Das Provokante an der Studie war die zugrunde liegende Annahme, dass die Übung nicht etwa Stress und Burn-out steigern, sondern diese, ganz im Gegenteil, vermindern würde. Genau das war auch der Fall. Die Männer, die eingezogen wurden, waren nach der zweiwöchigen Übung tatsächlich weniger gestresst und müde als ihre Arbeitskollegen, die in dieser Zeit normal weitergearbeitet hatten. Die Erwerbsarbeit durch einen Militärdienst zu unterbrechen war somit erholsam. Wie kann das sein? Die Studienteilnehmer berichteten, dass die Übung eine Möglichkeit war, dem Druck von Arbeit und Familie zu entkommen. Zudem verhalf die tägliche Routine während der Übung dazu, nach der Rückkehr mit den alltäglichen Anforderungen besser umgehen zu können. Die Reservistenübung war somit eine Möglichkeit, dem Arbeitsalltag und der damit einhergehenden Verantwortung zu entfliehen, und trug deswegen zur Erholung bei. Ähnliche Effekte haben wir bei der Kur beobachtet. Auch die Kur führt zu einer Verbesserung des Wohlbefindens und einer Verminderung der Ermüdung. Obwohl die Behandlungen im Rahmen der Kur sicherlich auch einen gewichtigen

Beitrag leisten, so ist es wie beim Militärdienst die quasi *vorgeschriebene* Unterbrechung der Arbeit, die Erholung ermöglicht. Wir sind dadurch von den Arbeitspflichten offiziell entbunden, im Fall der Kur sogar auf ärztliche Anordnung.

Ähnliches gilt, wie wir noch sehen werden, für alle Erholungsepisoden, von der Arbeitspause bis zum Urlaub. Immer kommt es in diesen Phasen der Arbeitsunterbrechung zu Erholung, zu einer Verminderung der Ermüdung. Das gilt jedoch nicht nur für Erwerbsarbeit, sondern für jede fordernde Tätigkeit. Es ist egal, ob Studentinnen und Studenten sich eine Vorlesungspause, Eltern sich eine Pause von der Kinderbetreuung oder pflegende Angehörige sich eine Auszeit von der Pflege nehmen: In jedem Fall schafft diese Unterbrechung der Belastung die Möglichkeit für Erholung. Der Grund ist der Wegfall der mit der Tätigkeit einhergehenden Beanspruchungen. Die Augen müssen dann nicht mehr den Bildschirm fokussieren, die Hände nicht das Werkzeug halten und die Ohren sind nicht dem Lärm der Werkshalle ausgesetzt. Aufmerksamkeit, Gedächtnis und Selbstkontrolle sind entlastet. Mit dem Wegfall der Anstrengung kommt auch das Stresssystem zur Ruhe. Herzfrequenz, Blutdruck und Stresshormone sinken ab, es erfolgt eine körperliche Entspannung. Dies ermöglicht, jene in Kapitel 2.2 (S. 34) beschriebenen Prozesse in Gang zu setzen, die letztlich den Ermüdungsabbau hervorrufen.

Beenden der Arbeit heißt aber nicht notwendigerweise, gar nichts mehr zu tun. Vielmehr geht es darum, jene Funktionen, die beansprucht wurden, zu entlasten. Hingegen können vorher nicht beanspruchte Funktionen eingesetzt werden, quasi zum Ausgleich. Von einer sitzenden Tätigkeit erholen wir uns mitunter gut durch körperliche Aktivität, von geistiger Arbeit zum Beispiel durch Musikhören, von körperlicher Schwerarbeit durch eine Rast im Sitzen und von der Kinder- oder Angehörigenbetreuung durch einen Spaziergang im Grünen. Trotzdem braucht es eine Verminderung der Gesamtbelastung und eine Beendigung der Verpflichtung. Erst wenn wir wissen, dass unsere Dienste nicht mehr benötigt werden, dass wir von der Verpflichtung entbunden sind, kommt es zu Erholung.

Bei Personen in Rufbereitschaft, die zwar im Moment nicht arbeiten, aber jederzeit wieder zur Arbeit einberufen werden können, ist diese Voraussetzung nicht erfüllt. Obwohl die Beschäftigten während einer Rufbereitschaft frei haben und oftmals zu Hause sind, sind sie währenddessen trotzdem weiterhin in gewisser Weise für ihre Arbeit verantwortlich. Sie müssen jederzeit mit einem Anruf rechnen und damit, die Arbeit wieder aufnehmen zu müssen. Tatsächlich ist die Freistellung von der Arbeit bei aufrechter Verantwortung nur die halbe Miete. Die Beschäftigten können ihre Freizeit nur sehr eingeschränkt zur Erholung nutzen, schlafen schlechter und sind am nächsten Tag erschöpfter als jene, die wirklich frei haben. Der Unterschied liegt in der fehlenden Kontrolle über die Situation. Da jederzeit ohne Vorankündigung ein Notfall eintreten kann, können sich die Beschäftigten nichts Besonderes vornehmen, sich auch nicht wirklich fallen lassen, da ihre Verfügbarkeit durch andere bestimmt wird. Eine Voraussetzung für Erholung ist jedoch, wie wir gesehen haben, die Verantwortung abgeben zu können, zu wissen, dass wir unbehelligt sind, dass niemand etwas von uns fordern kann. Erst dies ermöglicht es uns, wirklich zur Ruhe zu kommen. Dieser Zustand ist mit dem psychologischen Begriff der *Regression* verwandt. Regression beschreibt die Rückkehr in ein früheres, kindliches Entwicklungsstadium, welches typischerweise mit weniger Verantwortung einhergeht. Diese verringerte Verantwortung macht uns unbeschwerter und erlaubt Entspannung, Spiel und Muße. Für Kinder ist dieser Zustand für eine gesunde seelische Entwicklung unabdingbar. Aber auch Eltern erleben dieses Gefühl der Erleichterung, wenn der Haushalt in Ordnung gebracht wurde und der Nachwuchs im Bett ist und schläft. Dann können Mutter und Vater tief durchatmen und innerlich ein wenig nachgeben.

Um ein Individuum von der Verantwortung zu entbinden und dadurch Erholung zu ermöglichen, bedarf es einer bestimmten Rollenaufteilung: Jemand anderer muss in dieser Zeit die Verantwortung übernehmen. Zu einer solchen Rollenaufteilung kommt es in ganz unterschiedlichen

Bereichen. Bei den Erdmännchen achtet etwa ein Tier auf mögliche Gefahren, damit die anderen sich in Ruhe der Nahrungsaufnahme widmen können. Beim Militär wechselt sich die Belegschaft eines Zeltes im Winter darin ab, Feuerwache zu halten und den Ofen mit Brennstoff zu versorgen, damit die Kameradinnen und Kameraden getrost schlafen können. In der buddhistischen Meditationstradition gibt es den Torhüter, der außerhalb des Meditationsraums sitzt und darüber wacht, dass niemand die Meditierenden im Inneren stört. In der Arbeitswelt sind es die Kolleginnen und Kollegen, die uns während unseres Urlaubs oder Krankenstandes vertreten und uns dadurch eine unbehelligte Erholung ermöglichen.

Neuere Entwicklungen in der Arbeitswelt erschweren jedoch diese Art der „Freistellung". Das ist nicht nur der oftmals fehlenden Urlaubs- oder Krankenstandsvertretung geschuldet, sondern vor allem den neuen Kommunikationstechnologien. Diese schaffen eine ständige Erreichbarkeit, sodass ein Rückzug erschwert wird. Es ist dann so, als ob alle gemeinsam am Dorfplatz versammelt wären. Vor der Ära des Internets und der Smartphones waren Arbeitnehmerinnen und Arbeitnehmer nach Verlassen der Arbeitsstätte so gut wie nicht erreichbar. Ein Anruf zu Hause war unüblich und wurde, wenn überhaupt, nur in Ausnahmefällen getätigt. War man unterwegs, war an eine Kontaktaufnahme nicht zu denken. Die neuen Technologien haben den Vorteil, dass wir immer und überall arbeiten können. Auch sind unsere Partnerinnen und Partner, Kinder, Freundinnen und Freunde nur einen Tastendruck entfernt. Allerdings gilt das auch für uns selbst. Wir sind dann nicht nur für Familie und Freundeskreis erreichbar, sondern auch für unsere Kolleginnen, Kollegen und Vorgesetzten. Es ist ein wenig so, als ob unsere Wohnungstür immer offen stünde. Jederzeit kann jemand unangekündigt eintreten. Das erschwert das Fallenlassen und versetzt uns quasi in einen nicht enden wollenden Bereitschaftsdienst. Um diesem Problem zu begegnen, haben einige große Unternehmen damit begonnen, die Weiterleitung von Firmen-E-Mails ab einem gewissen Zeitpunkt des

Tages zu unterbinden. Jedenfalls braucht es entsprechende betriebliche Vereinbarungen, um die Erreichbarkeit der Mitarbeitenden zu begrenzen, sodass deren Erholung nicht beeinträchtigt wird.

Wie die Verwendung von Smartphones Erholung beeinträchtigt

In einer niederländischen Studie aus dem Jahr 2014 wurden 40 Arbeitnehmerinnen und Arbeitnehmer mit und 40 ohne dienstliche Smartphones jeweils am Abend von sechs Arbeitstagen zu ihrem Erholungserleben befragt. Es zeigte sich, dass die Smartphone-Benutzerinnen und -Benutzer sich nach der Arbeit weniger entspannen konnten, aber auch weniger Hobbys nachgingen als jene, die keine Smartphones hatten. Dies war insbesondere der Fall, wenn der Arbeitsdruck hoch war. Die Verwendung von Smartphones, insbesondere zum Lesen und Verschicken von E-Mails, stört somit unsere Erholung.

In einer belgischen Studie wurde bei erwerbstätigen Eltern untersucht, wie sich die Verwendung des PCs am Abend auf die Ermüdung auswirkt. Es zeigte sich, dass jene Eltern, die häufig am Abend am Computer arbeiteten, müder waren als jene, die das seltener taten, insbesondere wenn die Arbeitsanforderungen hoch waren und die Erreichbarkeit vonseiten der Firma erwartet wurde. Nur bei jenen, die gerne zu Hause arbeiteten und keinen Druck verspürten, beeinträchtigte das Arbeiten am PC die Erholung nicht.

Die arbeitsmäßige Verwendung von Informations- und Telekommunikationstechnologien beeinträchtigt somit die Erholung, vor allem bei jenen, die einen hohen Arbeitsdruck verspüren und sich genötigt fühlen, zu Hause weiterzuarbeiten. Bei denjenigen, die gerne und ohne Druck zu Hause arbeiten bzw. denen es gelingt, die Verwendung deutlich zu begrenzen, zeigt sich diese Beeinträchtigung jedoch nicht.

- Wenn Sie sich erholen wollen, lassen Sie die Arbeit ruhen.
- Schalten Sie, wenn das irgendwie möglich ist, Ihr Mobiltelefon ab oder lautlos und begrenzen Sie sich dadurch Ihre Erreichbarkeit.

- → Bestimmen Sie selber den Zeitraum Ihrer Erreichbarkeit und teilen Sie diesen Ihren Arbeitskolleginnen und -kollegen mit.
- → Wenn irgendwie möglich, lassen Sie sich vertreten und übergeben Sie damit die Verantwortung für die Zeit Ihrer Erholung an jemand anderen.

3.2 Abschalten – Mentale Distanzierung von der Arbeit

Neben der realen Beendigung der Arbeit liegt eine weitere wesentliche Voraussetzung für Erholung in unserem Geist: nämlich die Arbeit auch gedanklich zu beenden. Es ist relativ leicht, das Werkzeug hinzulegen, den Computer abzuschalten oder das Büro zu verlassen. Viel schwieriger ist es allerdings, unsere Gedanken von der Arbeit abzuziehen oder „die Probleme in der Arbeit zu lassen". Aber genau das ist wesentlich, damit Erholung gelingt. Tatsächlich ist es nämlich fast egal, ob wir real arbeiten oder nur an die Arbeit denken. Beides löst eine Stressreaktion aus, mit den entsprechenden körperlichen und psychischen Begleiterscheinungen. Nicht nur schlägt das Herz dann schneller, wir erleben auch dieselben positiven oder negativen Gefühle wie während der Arbeit. Die gedankliche Weiterbeschäftigung mit der Arbeit erschwert es uns darüber hinaus, uns der Freizeit zuzuwenden, geschweige denn, diese zu genießen. Die Geschehnisse des Augenblicks ziehen unbemerkt an uns vorüber, während wir in einer Gedankenblase gefangen sind. Dadurch gelingt es auch nicht, Dinge zu tun, die uns guttäten, sei es einfach aus dem Fenster zu schauen oder mit unseren Kindern zu spielen. Wir könnten sagen: Durch das Denken an die Arbeit versäumen wir die schönen Seiten des Lebens. Das erschwert unsere Erholung.
Tatsächlich zeigt eine Vielzahl von Studien, dass das Ausmaß der mentalen Distanzierung von der Arbeit, also wie gut wir abschalten können, mit Gesundheit und Wohlbefinden einhergeht. Etwa sind Personen, denen es leichter fällt, die Arbeit geistig hinter sich zu lassen, am Abend

wie auch am nächsten Morgen besser gestimmt und weniger erschöpft. Auch das Einschlafen gelingt dann besser. Längerfristig wirkt sich die Fähigkeit, abschalten zu können, positiv auf die Gesundheit aus. Arbeitnehmerinnen und Arbeitnehmer, die sich mental gut von der Arbeit distanzieren können, haben weniger psychosomatische Beschwerden als jene, die das nicht so gut können, insbesondere wenn sie einer hohen Arbeitsbelastung ausgesetzt sind. Sich gedanklich rasch von der Arbeit zu lösen verhindert somit die durch Arbeitsstress bedingte Entwicklung psychosomatischer Beschwerden.

Unser Geist hat die einzigartige Fähigkeit, sich Dinge vorzustellen, die gerade nicht da sind oder sogar nie da waren. Im Geist können wir uns eine ganz neue Welt entwerfen. Dies ist der Grund, weshalb die Menschheit all die Kunst und Technik erschaffen hat, die es gibt. Gleichzeitig hat diese Fähigkeit auch Schattenseiten, da allein die Vorstellung, einem lieben Menschen würde ein Unglück widerfahren, große Angst auslösen kann, oder die Erinnerung an ein vergangenes Ungemach uns augenblicklich bedrückt. Jedenfalls liegt eine gewisse Umtriebigkeit in der Natur unseres Geistes, wodurch es oft schwerfällt, nicht an das zu denken, was uns eben beschäftigt hat, insbesondere dann, wenn es belastend oder berührend war. Wir können somit unseren Geist als mächtiges und hilfreiches Instrument betrachten, vergleichbar mit dem Feuer, welches gut reguliert werden muss, wollen wir uns nicht selber schaden.

Es ist jedoch nicht so, dass alle arbeitsbezogenen Gedanken in der Freizeit ungünstig sein müssen. Es spricht nichts dagegen, sich über Probleme Gedanken zu machen, oft kommen wir dadurch auf neue Ideen oder gewinnen neue Erkenntnisse. Wir Menschen neigen allerdings dazu, zu viel und zu lange nachzudenken, ohne zu einem Ergebnis zu kommen. Dann ist es so wie bei einer schadhaften Schallplatte: Sie springt immer wieder in dieselbe Spur zurück und kommt nicht vom Fleck, man bekommt immer die gleichen Takte zu hören. Diese Art gedanklicher Wiederholung nennt man Grübeln: ein Wiederkäuen derselben Themen, ohne dass man einen merklichen Erkenntnisgewinn erzielt. Arbeitsstress macht

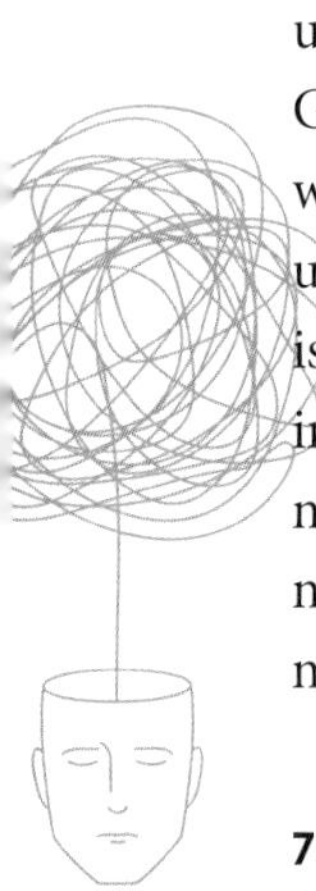

diese Art der gedanklichen Weiterbeschäftigung wahrscheinlicher. Hohe Arbeitsintensität (z.B. Zeitdruck), ein langer Arbeitstag, belastende Arbeitsereignisse und zwischenmenschliche Konflikte erschweren das Abschalten, lassen unsere gedankliche Schallplatte hängenbleiben. Dies hat mehrere Gründe. Erstens wirkt Stress und das damit einhergehende Aufgewühlt-Sein einem geistigen Zur-Ruhe-Kommen entgegen, wir sind aufgekratzt. Zweitens geht Stress mit negativen Gefühlen wie Angst, Ärger, Schamgefühl oder Selbstzweifel einher, die von uns eine Lösung fordern, was eine längere gedankliche Beschäftigung nach sich zieht. Vor allem zwischenmenschliche Konflikte gehen unter die Haut, sei es die Kränkung unserer Person oder ein eigenes Fehlverhalten, für das wir uns schämen. Das setzt uns zu und trägt zum Grübeln bei.

In anderen Worten bedeutetet das, dass nicht der Stein, der ins Wasser geworfen wird, den größten Schaden verursacht, sondern die Wellen, die auf den Steinwurf folgen. Während die Wellen sich von selber wieder legen, neigt unser Geist dazu, den Gedanken immer neue Nahrung zu verschaffen, wie ein Sturm, sodass diese nicht so schnell zur Ruhe kommen. Einmal angestoßen, kann der Geist lange in Unruhe verharren, wenn es nicht gelingt, von dem Ereignis abzurücken. Welche Faktoren beeinflussen nun diese Fähigkeit? Neben Arbeitsstress spielen dabei auch Eigenschaften der Person eine Rolle. Personen, die emotional stabil sind, das heißt, die in sich ruhen und nicht so schnell aus der Fassung geraten, fällt das leichter. Auch Achtsamkeit hat einen Einfluss. Achtsameren Personen gelingt es trotz hoher Arbeitsanforderungen rascher abzuschalten als weniger achtsamen Personen. Auf diese Themen werden wir im Verlauf des Buches noch eingehen.

Was können wir also tun, um die gedankliche Weiterbeschäftigung abklingen zu lassen? Einige der Möglichkeiten sind in Abbildung 8 zusammengefasst. Hierzu gehören das Beenden der Tätigkeit, das Abgeben von Verantwortung, Ablenkung und Achtsamkeit. Auf die Bedeutung, die Verantwortung abzugeben und die Erreichbarkeit einzuschränken, sind wir im vorigen Kapitel eingegangen. Dies erleichtert das Abschalten, da wir die Arbeit nicht im Hinterkopf haben und auch nicht durch arbeitsbezogene Botschaften gestört werden können.

Was das Abschalten unterstützt

Abschließen der Tätigkeit	• Erledigung der Aufgabe • wenn nicht möglich: To-do-Liste
Abgeben der Verantwortung	• vertreten lassen • Erreichbarkeit einschränken (Mobiltelefon ausschalten etc.)
Ablenkung	*durch* • Ortswechsel • Medienkonsum (Lesen, Fernsehen, Internet etc.) • Naturerleben • körperliche Aktivität • Hobbys
Achtsamkeit und Entspannung	• sich bewusst den Eindrücken des gegenwärtigen Augenblicks zuwenden (spüren, hören etc.) • Entspannungsübung • Achtsamkeitsmeditation

Abbildung 8

Etwas Einfaches, auf das wir achten können, betrifft die Tätigkeit selbst. Abschalten gelingt dann besser, wenn wir eine Aufgabe erledigt haben. Halbfertige Dinge neigen hingegen dazu, uns unruhig zu machen. Dieser Sachverhalt wurde erstmals von Bluma Zeigarnik, einer litauischen Psychologin, untersucht. Sie bemerkte, dass unerledigte Handlungen, also Aufgaben, deren Erledigung durch eine Unterbrechung unterbunden wurde, eher im Gedächtnis verharren als Handlungen, die sinnvoll beendet werden können. Laut Zeigarnik ist der Grund dafür ein „Quasibedürfnis", die unerledigte Handlung abzuschließen. Wenn dieses Bedürfnis nicht befriedigt werden kann, kommt es zu innerer Spannung und

Unruhe („Zeigarnik-Effekt"). Für die Praxis bedeutet das, dass es am besten ist, die Arbeit dann zu beenden, wenn wir eine Aufgabe abgeschlossen haben. Wenn das aus zeitlichen oder anderen Gründen nicht möglich ist, hilft es auch, sich die unerledigten Aufgaben zu notieren. Durch das schriftliche Festhalten ist die Gefahr des Vergessens geringer, wodurch es leichter wird, unsere Aufmerksamkeit anderen Dingen zuzuwenden.
Eine dritte Maßnahme zur Erleichterung des „Abschaltens" ist etwas, das wir alle kennen: *Ablenkung*. Ablenken bedeutet, die Aufmerksamkeit anderen Inhalten zuzuwenden, also zum Beispiel die Zeitung zu lesen oder einem Hobby nachzugehen. Ist unsere Aufmerksamkeit mit neuen Inhalten beschäftigt, treten die anderen Gedanken in den Hintergrund. Wenn wir einen interessanten Zeitungsartikel lesen, vergessen wir währenddessen unsere Arbeit. Der Grund ist die beschränkte Kapazität unserer Aufmerksamkeit. Die Aufmerksamkeit, vergleichbar mit einem Computerbildschirm, kann nur wenige Inhalte gleichzeitig beherbergen, eben das, was auf den Bildschirm passt. Alle anderen Sinneseindrücke und Gedanken sind ausgeblendet und damit außerhalb unseres Bewusstseins, genauso wie alle anderen Inhalte der Computerfestplatte zwar vorhanden, aber im Moment nicht sichtbar sind. Man spricht vom „Flaschenhals" der Aufmerksamkeit. Wir können uns die Aufmerksamkeit als Lichtkegel einer Taschenlampe in einem dunklen Raum vorstellen. Nur das, was der Lichtkegel erhellt, wird bewusst, alles andere bleibt im Dunkel, außerhalb des Bewusstseins. Ablenkung bedeutet, den Lichtkegel anderswohin zu werfen. Diese Möglichkeit ist für Erholung von Vorteil. Gedanken, die sonst eine Stressreaktion auslösen würden, können so in den Hintergrund treten. Natürlich gibt es auch Situationen, in denen wir diese beschränkte Kapazität der Aufmerksamkeit beklagen, etwa dann, wenn wir gleichzeitig mehrere oder anspruchsvolle Aufgaben durchführen müssen. Aber manchmal ist es eben gut, nicht immer alles im Bewusstsein zu halten.
Grundsätzlich ist jede Aktivität ablenkend, insbesondere wenn sie interessant, spannend oder vergnüglich ist. Interessantes und Begehrens-

wertes bindet unsere Aufmerksamkeit einfach in einem stärkeren Maß. Ein gutes Buch, ein spannendes Video, ein lustiges Spiel hält uns bei der Stange und lenkt uns ab. Auch natürliche Reize, Bäume, Sträucher und Wasser, binden unsere Aufmerksamkeit aufgrund ihrer Anmut und Schönheit und beruhigen darüber hinaus die Gedankenaktivität. Ablenkend sind auch „aktive" Beschäftigungen wie Sport und Hobbys. Hier bedarf es unserer Aufmerksamkeit, um die Tätigkeit auszuführen, gleichzeitig an etwas anderes zu denken ist daher schwer. Auf die Besonderheiten und Vorzüge dieser Aktivitäten zur Erholungsförderung werden wir in Kapitel 5 (S. 159) noch ausführlich eingehen.

Wie erwähnt, ist unser Geist umtriebig und hält sich oftmals mit Dingen auf, die uns nicht guttun. Neben Ablenkung gibt es jedoch noch eine weitere Möglichkeit, mit dieser Eigenschaft des Geistes umzugehen: *Achtsamkeit*. Achtsamkeit ist die bewusste Hinwendung der Aufmerksamkeit auf die Eindrücke des gegenwärtigen Augenblicks. Wir besinnen uns auf die Geräusche, die uns umgeben, auf unsere Körperempfindungen oder auf andere Sinneseindrücke, wie das, was wir gerade schmecken oder sehen. Diese Eindrücke beurteilen wir nicht, sondern nehmen eine freundliche, nicht wertende Haltung ein. In der Folge kommt es zu einer Beruhigung der geistigen Aktivität, welche das mentale Loslassen unterstützt. Mit diesem Thema werden wir uns in Kapitel 5.6 (S. 191) weiter befassen.

!

- Gedanklich zur Ruhe zu kommen ist eine wesentliche Voraussetzung für Erholung.
- Bevor Sie sich eine Auszeit nehmen bzw. die Arbeit beenden, trachten Sie danach, die Aufgaben abzuschließen.
- Ein Ortswechsel hilft, die Probleme der Arbeit hinter sich zu lassen.
- Beschäftigen Sie sich bewusst mit anderen Dingen, das hilft abzuschalten.

- Lassen Sie den (Arbeits-)Tag noch einmal gedanklich Revue passieren, schreiben Sie sich die wichtigsten Dinge auf und vertagen Sie alle weiteren Überlegungen auf den nächsten Arbeitstag.
- In die Natur zu gehen und/oder Sport zu machen hilft, den Geist zur Ruhe kommen zu lassen.

3.3 Stressabbau und Entspannung

Die entspannende Wirkung von Thermalbädern

Sicherlich waren Sie schon einmal in einem Thermalbad. Im Wasser empfinden wir eine angenehme Schwerelosigkeit, unsere Bewegungen werden mühelos und bedächtig, die Wärme durchströmt unseren Körper und der von Rauschen erfüllte Raum wirkt beruhigend und entrückend. Wenn Sonnenstrahlen auf das Wasser treffen und unser Blick durch große Fenster über eine weite Landschaft streicht, kann es sein, dass wir alles Beschwerliche vergessen und uns eine erquickende Ruhe befällt. Schon die Menschen im Altertum wussten diese Qualitäten des Thermalbads zu schätzen, wovon die vielen Überreste entsprechender Badeeinrichtungen zeugen. Tatsächlich ist Baden im warmen Wasser ein sehr wirksames Instrument zur Entspannung. Der Auftrieb des Wassers führt zu einer Reduktion des Körpergewichts, wodurch sich unsere Muskeln messbar entspannen, da das Wasser deren stützende Funktion übernimmt. Die Wärme führt zu einer Weitstellung unserer Gefäße, wodurch sich der Blutdruck absenkt. Zusätzlich entlastet die Schwerelosigkeit unser Herz-Kreislauf-System, was zu einer weiteren Reduktion des Blutdrucks führt und den Herzschlag verlangsamt. Auch die Ausschüttung der Stresshormone Noradrenalin und Kortisol wird vermindert. Messungen haben zusätzlich auch eine Veränderung der hirnelektrischen Aktivität in Richtung Entspannung ergeben. Baden im warmen Wasser ist somit erwiesenermaßen ein überaus entspannendes Unterfangen.

Die hier beschriebene Entspannung ist mit Stressabbau gleichzusetzen. Während Stress unter Energieaufwand und somit hohen Kosten den Körper in einen aktiven, leistungsfähigen Zustand versetzt, bewirkt Entspannung das Gegenteil. Unsere Aktivität und Leistungsfähigkeit nimmt ab, damit jedoch auch der körperliche Aufwand zur Bereitstellung der nötigen Energie. Entspannung bewirkt etwa eine Entlastung der Muskulatur und der Gelenke, ein Zurückfahren der Aktivität des Herz-Kreislauf-Systems, eine Verlangsamung der Atmung und eine Verringerung des Stoffwechsels, um nur einige Veränderungen anzuführen. Gleichzeitig ermöglicht Entspannung die Ingangsetzung von Prozessen der körperlichen Instandhaltung und Wiederherstellung. Dazu gehören unter anderem die Ankurbelung der Verdauung, die Speicherung von Nährstoffen in der Leber sowie die Ausschüttung von Hormonen zur Förderung von Zellwachstum und Stärkung des Immunsystems.

Viele dieser Prozesse werden dabei von einem eigenen Nervensystem geregelt, dem sogenannten parasympathischen Nervensystem. Es ist der natürliche Gegenspieler des Sympathikus, der für die Auslösung der Stressreaktionen zuständig ist. Der Parasympathikus – und damit die körperliche Erholung – wird bei Stress blockiert, bei Entspannung jedoch aktiviert. Eine größere Aktivität des Parasympathikus fördert überdies unsere Erholung nach belastenden Ereignissen. Seine Aktivität lässt sich anhand des EKGs, der elektrischen Herzaktivität, durch die Bestimmung der sogenannten Herzfrequenzvariabilität beobachten. Bei Entspannung kommt es zu ausgeprägten rhythmischen Veränderungen im Körper, insbesondere beim Herzschlag. Wir könnten sagen: Wenn wir entspannt sind, beginnt unser Körper in vielfältigen Harmonien zu schwingen. Diese Schwingungen sind Wegbereiter der Erholung.

Vergleichbares gilt auch für die psychische Ebene. Während Stress uns wachsam macht und anspornt, sodass wir aktiv, zielgerichtet und wirksam handeln können, führt Entspannung zu Gelassenheit, Zufriedenheit und einem Gefühl des Losgelöst-Seins. Es besteht dann keine Notwendigkeit, sich anderen gegenüber zu behaupten oder sich vor jemandem oder etwas zu schützen. In dieser Hinsicht ermöglicht Entspannung ein Gefühl von Vertrauen und Offenheit. Es entspricht der

Empfindung eines Kindes, das sich der wohlwollenden Obsorge der Eltern bewusst ist, der Empfindung von Unbefangenheit und Ruhe. Dieser Wegfall der Verpflichtung und das Gefühl, dass es gut ist, wie es ist, ist eine wesentliche Voraussetzung für Erholung. Dies erleichtert in weiterer Folge auch, sich den kleinen Dingen des Augenblicks zuzuwenden und diese zu würdigen.

Natürlich ist das Baden im warmen Wasser nur *eine* Form der Entspannung. Daneben gibt es eine Fülle anderer Möglichkeiten, um Stress abzubauen, wie Lesen, Musikhören, Spazierengehen, Gartenarbeit, Yoga, Meditation oder Entspannungsübungen. Auf einige dieser Aktivitäten gehen wir in Kapitel 5.1 (S. 160) näher ein. Unabhängig von der konkreten Aktivität braucht es jedoch auch ein *Gefühl* von Sicherheit und Sorglosigkeit, um sich entspannen zu können. Angst, Unsicherheit und Verpflichtungen erschweren hingegen den Abbau von Stress. Unsere Umgebung hat somit einen großen Einfluss darauf, ob wir uns entspannen können. Dazu kommt, dass wir auch die *Absicht* hegen müssen, zur Ruhe zu kommen. Musikhören oder auf dem Massagetisch zu liegen, während wir gedanklich bereits die nächsten Aufgaben des Tages planen, wird nur wenig zur Entspannung beitragen. Zur Entspannung ist es vielmehr erforderlich, dass wir uns auf die aktuelle Situation einlassen. Das bedeutet, sich beim Musikhören auf die Musik oder bei der Massage auf die körperlichen Empfindungen zu besinnen. Je besser das gelingt, desto besser klappt die Entspannung. Der Grund dafür ist, dass wir unsere gedankliche Aktivität in den Hintergrund treten lassen und damit unseren Geist für die Erlebnisse des gegenwärtigen Augenblicks freimachen. Insofern gehen Entspannung und Abschalten Hand in Hand.

Erholung setzt Entspannung voraus. Der Stressabbau schafft die nötigen Bedingungen, damit es zu Erholung kommen kann, Entspannung ist quasi der *Nährboden* für Erholung. Die mit dem Wegfall von Stress einhergehende körperliche Entlastung ermöglicht jene körperlichen Prozesse, die zu einem Ermüdungsabbau beitragen. Auf der psychischen Ebene erleichtert uns eine entspannte Grundhaltung, auf unsere Bedürfnisse einzugehen und dadurch unsere seelische Ausgeglichenheit wiederherzustellen. Entspannung vermittelt uns überdies das bestätigende Gefühl des Ganz-Seins. Für die Erholungspraxis bedeutet das, dass wir zu Beginn eines Erholungsprozesses Ruhe anstreben sollten, um den Stresspegel zu senken.

!

- Planen Sie unmittelbar nach Ihrer Arbeit eine Phase der Entspannung ein.
- Lesen Sie Zeitung, hören Sie Musik oder machen Sie einen Spaziergang.
- Entspannungsübungen oder Meditation sind wirksame Möglichkeiten des Stressabbaus.
- Moderate körperliche Aktivität ist entspannend.
- Auch während einer Arbeitspause fördert Entspannung die Erholung.

3.4 Bedürfnissen nachgehen

Wir Menschen haben – gemeinsam mit allen anderen Lebewesen – eine Reihe von Bedürfnissen, deren Befriedigung unser Überleben sichert. Über Bedürfnisse wird die Aufrechterhaltung lebenswichtiger Zustände gesteuert. Bei einer Abweichung vom für das optimale Funktionieren des Organismus günstigen Zustandsbereich kommt es zu spezifischen Empfindungen oder Spannungszuständen, die uns drängen, das entsprechende Bedürfnis zu befriedigen und dadurch den optimalen Funktionszustand wiederherzustellen. Das klingt womöglich komplizierter, als es ist. Gehen wir von einer Zimmerpflanze aus. Sie bedarf einer bestimmten Feuchtigkeit im Bereich ihrer Wurzeln, um optimal zu gedeihen. Gießen wir sie zu selten, dann ist die Topferde zu trocken und die Pflanze vertrocknet. Gießen wir zu viel, ist die Erde zu feucht und die Pflanze verfault. Eine allzu große Abweichung vom optimalen Feuchtegrad bedroht somit die Lebensfähigkeit der Pflanze. Im Unter-

schied zu Tieren können Pflanzen nur sehr eingeschränkt auf eine Abweichung vom optimalen Zustandsbereich reagieren. Sie sind darauf angewiesen, dass die zum Leben erforderlichen Umweltbedingungen quasi von selbst, durch die Natur, hergestellt werden.
Tiere – und wir Menschen – haben diesbezüglich mehr Möglichkeiten. Eine Abweichung vom inneren Idealzustand führt bei uns zu einem entsprechenden Verhalten, um das optimale Funktionieren wiederherzustellen. Ein dehydriertes Tier, das heißt, ein Tier, dessen inter- und extrazelluläre Flüssigkeitsmenge zu gering ist, wird eine Wasserstelle suchen, um zu trinken. Das Bedürfnis nach Flüssigkeitszufuhr ist damit befriedigt. Wir Menschen nennen das mit einem Flüssigkeitsmangel einhergehende subjektive Empfinden Durst. Dieser Durst zwingt uns zu trinken. Trinken wir nicht und kommt es zu einem weiteren Flüssigkeitsverlust durch Atmung, Schweiß- und Harnbildung, verschärft sich das Durstempfinden, bis es uns vollkommen beherrscht. Dadurch stellt unser Organismus sicher, dass wir letztlich doch trinken und damit das erforderliche Flüssigkeitsvolumen im Körper wiederherstellen. Ähnliches gilt für Nahrungsaufnahme und Schlaf – auch hier werden wir durch Empfindungen (Hunger, Schläfrigkeit) zur Befriedigung der anstehenden Bedürfnisse gedrängt – und für das Verlangen nach moderaten Umgebungsbedingungen oder körperliche Unversehrtheit. Zu große Hitze oder Kälte oder eine drohende Verletzung lösen Unbehagen oder sogar Schmerz aus, was uns zu einem entsprechenden Vermeidungsverhalten motiviert. Allerdings wird hierbei das Verhalten nicht durch ein spezifisches Bedürfnis wie Hunger oder Durst ausgelöst, sondern durch eine allgemeine Missempfindung.
Neben diesen körperlichen Bedürfnissen, deren Ursache durch Messungen objektivierbar ist, gibt es auch psychische Bedürfnisse, die jedoch schwerer fassbar sind und daher lange Zeit von der Forschung, aber auch von der Allgemeinheit „übersehen“ wurden. Eines ist das Bedürfnis nach Zugehörigkeit, Zuwendung und Liebe. Die wissenschaftlichen Erkenntnisse hierzu gehen zurück auf Studien aus den 1950er-

Jahren mit jungen Rhesusäffchen. Diese Äffchen wurden von ihrer Mutter getrennt und erhielten stattdessen zwei „Ersatzmütter". Diese bestanden aus einem Drahtgestell mit einem rhesusaffenartigen Kopf. Eines der Drahtgestelle enthielt ein Saugfläschchen, das andere war mit einem Frottiertuch bespannt. Zur Überraschung der Forschenden wählten die Rhesusäffchen nicht die „Mutter" mit dem Saugfläschchen, sondern jene mit Stoff, um sich daran festzuklammern. Körperkontakt mit der vermeintlichen Mutter war den Äffchen wichtiger als Nahrung. Durch eine Unzahl von Studien ist mittlerweile gut belegt, dass Säuglinge, die keine emotionale Zuwendung erfahren, auch wenn sie korrekt genährt und gebettet werden, deutliche Entwicklungsrückstände aufweisen und als Erwachsene anfälliger für psychische und andere Erkrankungen sind.

Aber nicht nur Kleinkinder brauchen andere Menschen, Ähnliches gilt auch für Erwachsene. Die Anwesenheit vertrauter Menschen hebt unsere Stimmung und macht uns fröhlich, Einsamkeit hingegen drückt die Stimmung und fördert Ängstlichkeit und Niedergeschlagenheit. Das Vorhandensein vertrauter Menschen hat auch Auswirkungen auf unsere Gesundheit. Einsame Menschen und Menschen ohne stützenden Bekanntenkreis oder Familie neigen zu Depressionen und erhöhtem Blutdruck, haben ein schlechteres Immunsystem und leben kürzer. Haben wir hingegen nahestehende Personen, die uns lieben und unterstützen, fördert das zum Beispiel die Genesung im Krankheitsfall, Spitalsaufenthalte sind dann verkürzt. Zusammensein hilft auch bei Stress. Bei der Anwesenheit einer vertrauten Person reagieren Menschen im Labor auf Stressreize weniger stark, als wenn sie dem Stress allein ausgesetzt sind. Umgekehrt sind Situationen, die zu einem sozialen Ausschluss führen könnten, bei denen etwa die Gefahr besteht, dass wir uns vor anderen blamieren, deutlich beängstigender als Situationen, bei denen ein Gesichtsverlust unwahrscheinlich ist. In Summe ist der Wunsch, von anderen anerkannt, geschätzt und geliebt zu werden, ein tief verwurzeltes Bedürfnis. Vergleichbar mit Hunger oder Durst ist es hier die Einsamkeit, die uns anzeigt, dass wir den grünen Bereich verlassen haben und dem Bedürfnis nach Zugehörigkeit nicht ausreichend nachkommen.

Für die Erholung wichtige psychologische Bedürfnisse

Bedürfnis	**Beschreibung**
Selbstbestimmung	Bedürfnis, den eigenen Vorstellungen und Wünschen gemäß zu handeln
Kompetenz und Erfolg	Bedürfnis, die Erfahrung zu machen, etwas meistern zu können
Zugehörigkeit	Bedürfnis, mit anderen auf einer zwischenmenschlichen Ebene verbunden zu sein

Abbildung 9

Wir bedürfen jedoch nicht nur anderer Menschen, um uns wohlzufühlen, zum Wohlfühlen gehört auch, selbstbestimmt handeln und eine gewisse Kontrolle über unsere Lebenswelt ausüben zu können. Menschen sind, wie vermutlich die meisten anderen Geschöpfe, freiheitsliebende Wesen. Esel werden bockig, wenn ihnen etwas gegen den Strich geht. Auch wir Menschen lassen uns nicht gerne bevormunden, sondern brauchen das Gefühl, Herr oder Frau im eigenen Haus zu sein. Diese Freiheit, Dinge zu gestalten, motiviert uns und macht unser Handeln bedeutsam. Wie wir im ersten Kapitel gesehen haben, arbeiten wir deshalb auch mehr, wenn wir eigenständig sind. Selbstbestimmung vermittelt ein Gefühl von Stärke, da wir keine Kompromisse machen müssen. Schließlich ist es die *eigene* Absicht, die wir verfolgen, sind es unsere *eigenen* Ideen und Vorstellungen. Die Bedeutung dieses Bedürfnisses sieht man auch darin, mit welcher Vehemenz wir bereit sind, unsere Selbstbestimmung gegen eine Einschränkung zu verteidigen. Wir werden ärgerlich und wehren uns, wenn uns jemand unsere Freiheit zu nehmen droht, wenn uns jemand einschränken oder bevormunden will. Wir alle kennen das Unbehagen, wenn uns andere im Straßenverkehr den Vorrang nehmen oder unsere Fahrt behindern. Der Fachbegriff hierfür ist das gut untersuchte Phänomen der *Reaktanz,* das Sich-zur-Wehr-Setzen bei Freiheitsbedrohung. Auch Kinder trachten schon danach, ihre Freiheit zu bewahren. Sie werden trotzig, wenn ihre Eltern ihnen etwas vorschreiben wollen, insbesondere in den sogenannten Trotzphasen, in denen das Durchsetzen der eigenen Vorstellungen geübt wird. Das Bedürfnis nach Selbstbestimmung überschneidet sich dabei mit dem Bedürfnis nach Kontrolle, allerdings gibt es auch Unterschiede. Während Selbstbestimmung mit dem eigenen Wollen zu tun hat, hat Kontrolle mit der grundsätzlichen Frage zu tun, ob wir eine Situation beeinflussen können oder nicht, unabhängig davon, ob das mit unserer Absicht verbunden ist. Während uns Selbstbestimmung motiviert und stärkt, vermittelt uns Kontrolle Sicherheit, da wir das Geschehen steuern können und ihm nicht ausgeliefert sind. Kontrolle verringert daher unsere Angst und damit Stress.

Ein drittes Bedürfnis, dessen Befriedigung zur Erholung beiträgt, ist jenes nach Erfolg. Selbstbestimmt zu handeln ist gut, aber letztlich wollen wir auch erfolgreich sein, um uns wohlzufühlen. Weshalb jedoch brauchen wir Erfolgserlebnisse? Warum streben wir danach, etwas zu meistern? Weshalb stellen sich Menschen einem Wettkampf, versuchen einen Berggipfel zu erklimmen oder auch nur den besten Parkplatz zu finden? Was bezwecken wir mit diesen Anstrengungen? Eine Maschine hat dieses Bedürfnis nicht, noch äußert sie sich zu einem Misserfolg. Beim Falsch-Abbiegen kommentiert unser Navigationsgerät nicht unseren Fehler, sondern berechnet eine neue Route, auch wenn wir uns selber vielleicht ein wenig schämen. Anders als einer Maschine ist es uns wichtig, Dinge richtig zu machen, bedürfen wir der Bestätigung durch Erfolge. Wir wollen erleben, dass wir etwas *können.* Wenn uns etwas gelingt, stärkt das unser Selbstwertgefühl, wir sind stolz, mit uns selbst zufrieden und fühlen uns ein wenig wertvoller. Gleichzeitig vermittelt Erfolg auch Zuversicht und stärkt unser Gefühl der Kompetenz, wir fühlen uns *fähig*. In der wissenschaftlichen Psychologie wird dieses Gefühl „Selbstwirksamkeitserwartung“ genannt, was nichts anderes ist als das Ausmaß unserer Überzeugung *wirksam* zu sein und schwierige Situationen meistern zu können. Ist diese Überzeugung gering ausgeprägt, fehlt uns Zuversicht, dann zögern wir, trauen wir es uns nicht zu. Im Extremfall entwickelt sich ein Syndrom, das gelernte Hilflosigkeit genannt wird und einc Ursache für Depressionen ist. Gelernte Hilflosigkeit ist das Ergebnis wiederholter Misserfolgserlebnisse. Der oder die Betroffene entwickelt dabei das Gefühl, *nichts* zu können, was in eine Selbstaufgabe mündet, komplette Resignation ist die Folge. Diese Selbstaufgabe ist jedoch nicht vornehmlich durch die Misserfolge bedingt, sondern durch die damit einhergehende Selbstwertminderung. Wir haben dann nicht nur das Gefühl, nichts zu können, sondern auch, nichts wert zu sein. Umgekehrt führt Erfolg zu einer Selbstwerterhöhung. Wir erlcben uns dann nicht nur als fähigen, sondern auch als wertvollen Menschen. Hinter dem Bedürfnis nach Erfolg steht somit das Bedürfnis, ein wertvoller Mensch zu sein, sich selbst achten zu können. Die mit Erfolg einhergehende Bestätigung macht uns zufrieden und stolz und stärkt uns psychologisch, sie macht uns *resilient*. Mit Erfolg ist Freude verbunden, Erfolg motiviert uns.

Was haben diese Bedürfnisse nun mit Erholung zu tun? Wie wir gesehen haben, umfasst Erholung nicht nur den Abbau der Ermüdung, sondern insgesamt die Wiederherstellung des Wohlbefindens. Eine Arbeit, die mühsam ist, ermöglicht Erfolgserlebnisse nicht in ausreichendem Umfang. Das macht uns müde, aber auch verzagt. Eine Arbeit, die fremdbestimmt ist oder nicht den eigenen Vorstellungen und Werten entspricht, verletzt das Bedürfnis nach Eigenständigkeit. Unbehagen und Ärger können die Folge sein. In der Arbeit ist meist auch weniger Zeit für die Pflege von Sozialkontakten, vor allem zu unseren Nächsten, schließlich gilt es zu arbeiten. Auch hier kommt ein Bedürfnis zu kurz, nämlich jenes nach Zugehörigkeit und Liebe. Erholung erfordert in diesen Fällen, den vernachlässigten Bedürfnissen nachzugehen, um unser

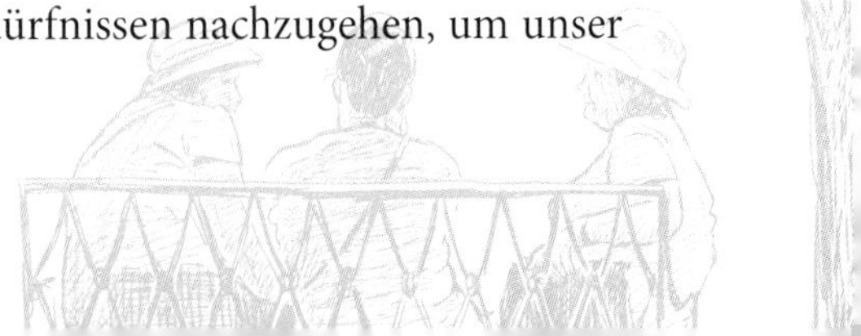

Wohlbefinden wiederherzustellen. Tatsächlich zeigen Studien, dass die Befriedigung der Bedürfnisse nach Autonomie, Kompetenz und Zugehörigkeit in der Freizeit unsere Stimmung verbessert und uns zu neuem Elan verhilft. In der Freizeit sind wir eben frei, unseren Vorstellungen und Neigungen nachzugehen. Manchmal kann es in der Arbeit auch dazu kommen, dass wir nicht nur durch Misserfolge, sondern durch zwischenmenschliche Konflikte oder mangelnde Anerkennung eine Beeinträchtigung unseres Selbstwertes erfahren. Wir fühlen uns dann verunsichert und wertlos. In solchen Fällen braucht es zur Wiederherstellung unseres Selbstwertes den Kontakt zu wohlwollenden Menschen. Wir „tanken" in gewisser Weise Anerkennung und Liebe, um das beschädigte Selbst wiederherzustellen. Die Befriedigung des Bedürfnisses nach Zugehörigkeit hat somit auch einen heilsamen Einfluss auf unsere Selbstachtung.

Zur Erholung gehört somit nicht nur, dem Bedürfnis nach Entlastung und Ruhe nachzukommen, sondern auch den anderen Bedürfnissen Augenmerk zu schenken, die eng mit einem gesunden Seelenleben verknüpft sind: Selbstbestimmung, Erfolg und Zugehörigkeit. Das kann durch einen netten Abend mit der Partnerin oder dem Partner erfolgen, durch ein Treffen mit Freundinnen und Freunden, das Nachgehen von Hobbys, einen Waldlauf, das Kochen des perfekten Frühstückeis oder durch Fallschirmspringen, wenn Letzteres der Bedürfnislage entspricht. Erholung umfasst somit nicht nur Ruhe, sondern auch zwischenmenschlichen Kontakt, Abenteuer, Herausforderungen und Spaß, weil diese Aktivitäten Freude bereiten und unser Energieniveau heben. Natürlich ist die Ausgestaltung der Erholungsaktivitäten sehr individuell, abhängig von der Bedürfnislage und den persönlichen Vorlieben. Nicht jede und jeder muss paragleiten, Gewichte heben oder im Chor singen. Aber es eint uns alle, diese psychologischen Kernbedürfnisse zu haben und entsprechende Wege, ihnen nachzukommen. Je besser das gelingt, desto besser gelingt auch die Erholung. In Kapitel 5 (S. 159) werden wir einige Erholungsaktivitäten besprechen, darunter auch Hobbys.

- Gestalten Sie Ihre Freizeitaktivitäten Ihren aktuellen Bedürfnissen entsprechend, das fördert Erholung am besten.
- Die Befriedigung psychologischer Bedürfnisse verbessert unser Wohlbefinden und ist daher Bestandteil der Erholung.
- Achten Sie auf Ihr Bedürfnis nach Selbstbestimmung und Zugehörigkeit, wenn Sie Stress abbauen und sich entspannen wollen.
- Erfolgserlebnisse in der Freizeit machen stolz, vertreiben Müdigkeit und heben unser subjektives Energieniveau.
- Kränkungen und mangelnde Anerkennung in der Arbeit vermindern unseren Selbstwert. Gleichen Sie dieses Defizit durch den Umgang mit wohlwollenden Menschen aus, das stellt Ihr Wohlbefinden wieder her.
- Die Art und Weise, die eignen psychischen Bedürfnisse zu befriedigen, ist individuell, es gibt nicht einen richtigen Weg, sondern unzählige.

3.5 Zeit nehmen

Studie über die lohnendste Arbeitspause

Der Arbeitspsychologe Otto Graf ging 1922 in umfangreichen Untersuchungen der Frage nach, wie lange die „lohnendste" Arbeitspause sei. Er ließ seine Versuchspersonen zwei Stunden lang Rechenhefte bearbeiten, wobei sie nach jeweils 80 Minuten eine Pause machen sollten. Dabei untersuchte er die Wirkung von Pausen unterschiedlicher Dauer auf die Anzahl der gelösten Aufgaben.
Die Ergebnisse zeigten, dass die Versuchspersonen die meisten Additionen bei einer Pausendauer von 6 Minuten schafften, trotz des Wegfalls der Arbeitszeit. Wenn sie hingegen kürzere oder längere Pausen machten, war ihre Leistung geringer. Eine Pause zu machen war in jedem Fall besser als keine Pause zu machen, außer die Pause betrug mehr als 12 Minuten. In diesem Fall konnte der Pausennutzen den Verlust an Arbeitszeit nicht mehr ausgleichen. Diese schon fast 100 Jahre alte Untersuchung war der erste Versuch, die optimale Dauer für eine Erholungsepisode festzustellen. Wenn eine Erholungsphase zu kurz ist, ist

der Ermüdungsabbau unvollständig und der oder die Betreffende beginnt die nächstfolgende Arbeit mit einem Erholungsdefizit, die Leistungsfähigkeit ist daher nicht in vollem Ausmaß wiederhergestellt. Irgendwann ist jedoch der Ermüdungsabbau abgeschlossen, eine zeitliche Ausweitung der Erholung führt dann zu keiner weiteren Verbesserung mehr. Insofern ist es berechtigt, sich zu fragen, wie lange eine Erholungsphase sein muss, um eine vollständige Erholung zu erzielen. Wir können uns natürlich mehr Auszeit nehmen, diese trägt jedoch nichts mehr zur Erholung bei. Mehr als die Müdigkeit vollständig abbauen können wir schließlich nicht.

Wie lange brauchen wir nun, um uns zu erholen? Wie lang muss eine Erholungsphase mindestens sein? Das lässt sich leider nicht allgemein beantworten, da der Zeitbedarf für eine vollständige Erholung vom Ausmaß der arbeitsbedingten Ermüdung abhängt. Je größer die Ermüdung, desto mehr Zeit ist erforderlich, um sich zu erholen. Da die Ermüdung wiederum mit der Arbeitszeit und der Arbeitsbelastung zunimmt, erfordert eine längere und/oder forderndere Arbeitsphase eine entsprechend längere Erholungsphase. Allerdings ist der Zusammenhang zwischen Ermüdung und Erholung nicht gleichmäßig. Jemand, der doppelt so müde ist, braucht nicht doppelt so viel Zeit, um sich zu erholen, sondern eine etwas geringere als die doppelte Zeitspanne. Das hat zur Folge, dass kleine Unterschiede im Ausmaß der Ermüdung keine wesentliche Auswirkung auf die Erholungsdauer haben. Der Grund hierfür ist, dass der Ermüdungsabbau während der Erholung nicht linear erfolgt, sondern exponentiell. Zu Beginn einer Erholungsphase nimmt die Ermüdung am stärksten ab, im weiteren Verlauf wird das Ausmaß des Ermüdungsabbaus zunehmend geringer. Für die Praxis bedeutet das, dass häufigere kürzere Erholungsphasen günstiger sind als seltene lange, da erstens bei einer frühzeitig genommenen Auszeit die Müdigkeit noch nicht so groß ist und man zweitens mit einer kurzen Erholungsphase die Ermüdung bereits spürbar abbauen kann.

Den Zusammenhang zwischen Ermüdung und Erholungsdauer haben meine Kollegen und ich in einer Studie mit Studentinnen und Studenten untersucht, die für eine große Prüfung lernten. In der mehrwöchigen Prüfungsvorbereitungsphase hatte das Lernen Vorrang, Freizeitaktivitäten und Schlaf waren notgedrungen eingeschränkt. Dies führte zu einer deutlichen Zunahme der Ermüdung bis zum Prüfungstag. Nach der Prüfung brauchten die Studentinnen und Studenten dann im Schnitt sechs lernfreie Tage, bis die Müdigkeit wieder das Vorprüfungsniveau erreicht hatte. Die Erholungsdauer war dabei vom Ausmaß der Ermüdung abhängig. Studentinnen und Studenten, deren Müdigkeit in der Prüfungsvorbereitungszeit besonders stark zugenommen hatte, brauchten zwei bis drei Tage länger, um sich zu erholen, als jene, deren Müdigkeit weniger ausgeprägt war. Diese Zeitspanne von durchschnittlich sechs bzw. maximal acht Tagen ist als Obergrenze der Erholungsdauer nach einer mehrwöchigen, ununterbrochenen Arbeitsbelastung aufzufassen, jedenfalls für gesunde, junge Erwachsene. Wir können daher sagen: Eine längere Phase intensiven Arbeitens bedarf im Extremfall einer guten Woche Auszeit, um die angehäufte Ermüdung und das Schlafdefizit wieder abzubauen.
Um diesen Zusammenhang auch in der Arbeitswelt zu prüfen, haben meine Kollegen und ich in einer anderen Studie Altenpflegepersonen untersucht, die zwei aufeinanderfolgende 12-Stunden-Tagschichten hatten, von 7 Uhr morgens bis 7 Uhr abends. Anschließend hatten sie drei arbeitsfreie Tage. Die Pflegepersonen waren am Ende ihres zweiten Arbeitstages fast dreieinhalbmal so müde wie nach einem arbeitsfreien Tag. In den freien Tagen kam es jedoch zu einem steten Abbau der Müdigkeit, wobei die Pflegerinnen und Pfleger in Summe tatsächlich diese drei freien Tage brauchten, um sich vollständig zu erholen. Das heißt, dass selbst bei kürzeren, aber fordernden Arbeitsepisoden eine Erholungsdauer erforderlich sein kann, die über das zeitliche Ausmaß eines Wochenendes hinausgeht.

Ermüdung bei und Erholung von zwei 12-Stunden-Tagschichten bei Altenpflegepersonen

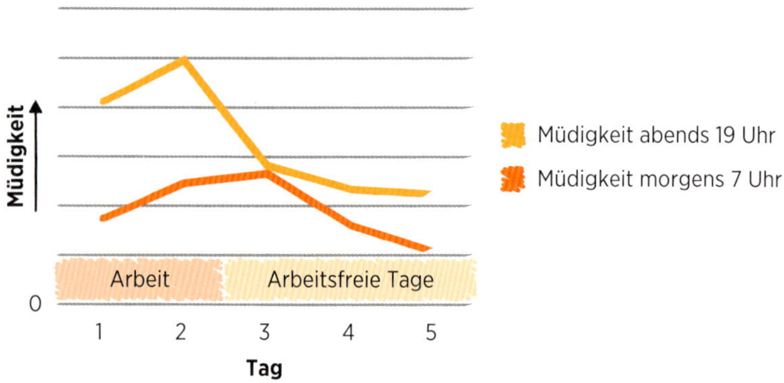

Abbildung 10

Die Studie mit den Altenpflegepersonen hat jedoch noch eine andere bedeutsame Erkenntnis zutage gefördert. Die Müdigkeit nahm vom ersten zum zweiten Arbeitstag zu. Daraus lässt sich folgern, dass ein 12-Stunden-Arbeitstag nicht ausreichend Zeit lässt, um sich zu erholen. Die Müdigkeit wird in der Zeit zwischen den beiden Arbeitsblöcken, also am Abend und während des Nachtschlafs, nicht vollständig abgebaut, sondern quasi in den zweiten Arbeitstag mitgenommen. Da eine solche Zunahme der Ermüdung von einem Arbeitstag zum nächsten bei normalen 8-Stunden-Tagen nicht zu beobachten ist, deutet das darauf hin, dass die Zeit für Erholung nach 8 Stunden Arbeit meist ausreicht, nach 12 Stunden jedoch nicht. Aus Zeitverwendungsbefragungen wissen wir, dass an einem normalen Arbeitstag im Durchschnitt etwa dreieinhalb Stunden Freizeit zur Verfügung stehen, die wir zur Erholung nutzen können. An einem 12-Stunden-Arbeitstag sind es jedoch nur noch knappe zwei Stunden. Die erforderliche Zeitspanne für Erholung am Tagesrand liegt somit zwischen diesen beiden Werten, vermutlich jedoch näher bei drei Stunden. Zusätzlich kommt es bei langen

Arbeitstagen zu einer Verkürzung des Schlafes, was sich ebenfalls auf die Ermüdungszunahme auswirkt. Wenn wir lange arbeiten müssen, opfern wir quasi Schlaf zugunsten von Freizeit, um wenigstens einem Teil unserer Bedürfnisse nachgehen zu können, vor allem jenem nach Selbstbestimmung. Wir brauchen am Tagesrand einfach noch ein wenig *Freizeit*. Insofern ist in jedem Fall ausreichend Erholung am Tagesrand erforderlich, schon allein, um den Schlaf nicht zu gefährden.

Für den Abbau der Ermüdung brauchen wir jedoch nicht nur die reale, quasi „physikalische" Zeit, sondern auch das Gefühl, *ausreichend* Zeit zu haben. Vor nicht allzu langer Zeit wurde der Alltag der allermeisten Menschen nicht von der Uhrzeit, sondern von der sogenannten *Ereigniszeit* bestimmt. Hierbei bestimmt die Dauer eines Ereignisses und nicht eine objektiv gemessene Zeit den Zeitverlauf. Dadurch entfällt jeglicher Zeitdruck, da die Dinge jene Zeit beanspruchen, die sie eben brauchen. Dies ist für Erholung günstiger, da die Zeit dann psychologisch keine Rolle spielt, z. B. wenn wir nach der Arbeit nach Hause kommen und einen nicht verplanten Abend vor uns haben, oder an einem Freitagabend, wenn der Montag noch in weiter Ferne liegt. Unbewusst gelingt es so unserem Geist, das Zeiterleben zu unseren Gunsten zu verzerren, wodurch es uns möglich wird, den Augenblick unbeschwert zu genießen und dadurch die nötige Muße zu erleben.

Umgekehrt erschwert Zeitdruck es uns zur Ruhe zu kommen, da ein vorgegebener Zeitumfang Stress erzeugt. Die meisten von uns haben vermutlich diese Erfahrung schon gemacht: In Nächten, in denen es spät geworden ist und wir am nächsten Tag früh aufstehen müssen, fällt das Einschlafen schwer, da wir die verbleibende Nachtzeit gut auszunützen wollen und uns daher einen raschen Eintritt des Schlafes wünschen. Leider bewirkt dieser Zeitdruck das Gegenteil und der Schalfeintritt verzögert sich. Insofern gilt, dass Erholung am besten gelingt, wenn wir nicht an die Zeit denken müssen. Aus diesem Grund lässt sich Erholung zeitlich nur in beschränktem Maß optimieren. Kenntnis darüber, wie viel Zeit wir *mindestens* für Erholung benötigen, ist jedoch essenziell,

um jedem Menschen die nötige Zeitspanne für Erholung einzuräumen, unter anderem durch gesetzliche Bestimmungen.
Neben dem zeitlichen Umfang spielt auch die *Tageszeit* eine wesentliche Rolle für die Erholung. Dies hat zwei Gründe: unsere biologische Uhr und unsere soziale Umgebung. Unsere biologische Uhr gibt vor, wann es Zeit ist, aktiv zu sein, und wann, sich zu erholen. In der Nacht ist die Uhr auf Schlafen eingestellt. In dieser Phase wach zu sein oder gar zu arbeiten ist wesentlich kräfteraubender als am Tag, da es unserem Schlaf-Wach-Rhythmus zuwiderläuft. Die nächtliche Erholung ist somit biologisch bedingt. Insofern tun wir gut daran, diesem Rhythmus so weit wie möglich nachzugeben und dann zu schlafen, wenn es unser Körper verlangt. Genetisch veranlagte Morgenmenschen werden dabei den Wunsch haben, früher zu Bett zu gehen, Abendmenschen entsprechend später. Neben diesem sogenannten Zirkadianrhythmus gibt es jedoch auch einen schneller ablaufenden biologischen Rhythmus, der unser Müdigkeitsempfinden und unsere Leistungsfähigkeit während des Tages beeinflusst, den sogenannten „basic rest-activity cycle" (BRAC). Diesen Rhythmus haben wir schon in Kapitel 1.2 (S. 20) bei den kolumbianischen Ureinwohnerinnen und Ureinwohnern kennengelernt. Er hat eine Periode von circa 100 Minuten und zeigt sich bei diesen von der Uhrzeit unbehelligten Menschen in einem entsprechenden Wechsel von Aktivität und Erholung. In unserem Arbeitsalltag dagegen überdecken wir diesen Rhythmus meist durch den Konsum von Kaffee oder Energydrinks, nur während der Nacht macht er sich im Wechsel von Tief- und Traumschlaf bemerkbar. Jedoch würde auch uns eine dem BRAC-Rhythmus entsprechende zeitliche Planung der Erholung guttun, das heißt spätestens nach einem Zeitraum von circa 100 Minuten eine Ruhepause einzulegen. Hier ist es so wie mit dem Zirkadianrhythmus: Je mehr wir dem Bedürfnis nach Ruhe oder Schlaf nachgeben, desto wacher und leistungsfähiger sind wir in der nächstfolgenden Aktivitätsphase. Dies gilt sowohl für den Tages- als auch für den kürzeren BRAC-Rhythmus.

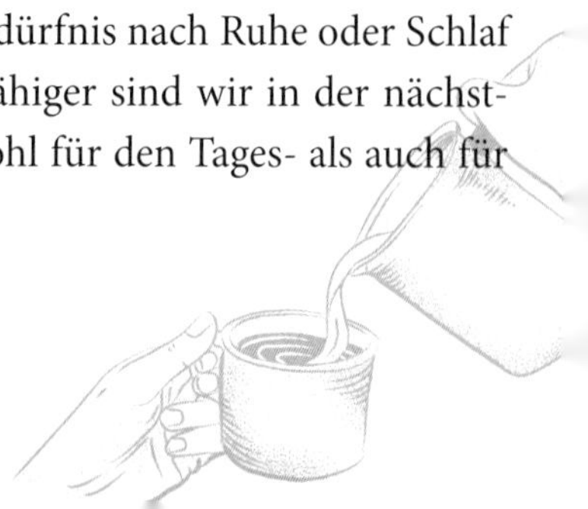

Der zweite Grund für den Einfluss der Tageszeit sind die *sozialen* Rhythmen. Auch unser Sozialleben unterliegt einem periodischen Wechsel. Während die meisten Menschen untertags und unter der Woche einer Arbeit oder Ausbildung nachgehen, haben sie am Abend und am Wochenende in der Regel Freizeit. Diese gemeinsame Freizeit ist eine Quelle der Erholung, da wir Menschen in dieser Zeit dem Bedürfnis nach Zugehörigkeit und Gemeinschaft nachkommen können. Stimmen die sozialen Rhythmen nicht überein, beeinträchtigt das unsere Erholung.

!

- → Circa 10 % der Arbeitszeit sollten Pausenzeit sein.
- → Planen Sie jeden Tag drei Stunden Freizeit ein. Das klingt nach viel, Sie brauchen es jedoch!
- → Wenn Sie mehrere Wochen jeweils über 50 Stunden gearbeitet haben, brauchen Sie ein verlängertes Wochenende von drei oder mehr Tagen, um wieder auf gleich zu kommen.
- → Legen Sie zur Erholung Ihre Uhr weg, Erholung braucht die Zeit, die sie braucht.
- → Nutzen Sie den Rhythmus Ihrer biologischen Uhren, um Ihre Erholungsphasen zu timen. Je besser es gelingt, in Phasen der Ruhe auch wirklich zu ruhen, desto leistungsfähiger sind wir in den nachfolgenden Aktivitätsphasen.

3.6 Etwas anderes machen

Wie wir besprochen haben, braucht es für den Abbau der Ermüdung und die Wiederherstellung der Leistungsfähigkeit und des Wohlbefindens mehrere Schritte. Die Arbeit oder auch jede andere Tätigkeit, die uns beansprucht und ermüdet, muss beendet werden. Ohne diesen Schritt kann keine Erholung erfolgen. Zweitens müssen wir die Arbeit auch geistig hinter uns lassen, um auch dem Kopf eine Pause zu gönnen.

Hier hilft es, die Aufgabe abzuschließen, von einer allfälligen Verantwortung entbunden zu werden und einer anderen Tätigkeit nachzugehen. Praktischerweise sollte drittens diese andere Tätigkeit zugleich die Möglichkeit bieten, jenen Bedürfnissen nachzukommen, die während der Arbeit nicht hinreichend befriedigt werden konnten. Im Idealfall erfolgt diese Erholungsphase ohne Zeitdruck, ohne Uhrzeit, zeitvergessen und ohne Stress.

Zusammenfassend könnten wir sagen: Um uns zu erholen, sollten wir etwas *anderes* machen. Es ist ermüdend, wenn wir dieselbe Tätigkeit ohne Unterbrechung fortführen, erholsam ist hingegen die Veränderung der Tätigkeit, die Abwechslung. Es gilt: Je mehr sich die neue Tätigkeit von der alten abhebt und zu ihr in Kontrast steht, desto eher fördert das die Erholung. Der Grund hierfür ist, dass jede zielgerichtete Aktivität notgedrungen nur manche unsere Fähigkeiten nutzt, andere dagegen in dieser Zeit brachliegen. Diese intensive Nutzung von Ressourcen führt zu deren Erschöpfung. Nutzen wir hingegen andere Ressourcen, kommt es zur Erholung. Ein Tätigkeitswechsel entlastet somit durch die Veränderung dessen, was beansprucht wird. Im einfachsten Fall heißt das, dass Erholung von geistiger Arbeit am besten durch körperliche Aktivität erfolgt, bei vorwiegend körperlicher Arbeit durch geistige Anregung. Das führt einerseits zu einer Entlastung der jeweils dann nicht mehr beanspruchten Funktion, andererseits zur Nutzung einer davor vernachlässigten Ressource. Am Ende hätten wir nicht nur die Beanspruchung ausgeglichen, sondern auch mehr von unseren Fähigkeiten verwendet, was einen Ausgleich schafft und dadurch unser Wohlbefinden steigert.

Dabei ist allerdings zu bedenken, dass die Wahl einer anderen Tätigkeit nicht notwendigerweise alle vorher genutzten Fähigkeiten entlastet, da sich Tätigkeiten in der Beanspruchung von Fertigkeiten überschneiden. Zum Beispiel werden bei körperlicher Aktivität im Gegensatz zur geistigen Arbeit geistige Fähigkeiten kaum beansprucht, Selbstkontrolle ist jedoch in beiden Fällen erforderlich. Wollen wir unsere Selbstkontrollfähigkeit entlasten, braucht es eine Tätigkeit, die wenige Anforderungen an uns stellt, wie etwa Fernsehen oder Musikhören. Der deutsche Sportpsychologe Hennig Allmer hat versucht, für unterschiedliche Formen der Arbeitsbelastung das entsprechende Erholungspendant zu finden, das einen Ausgleich ermöglicht. Bei Ermüdung durch geistige Überforderung wäre das „Energie tanken", etwa in Form von körperlicher Aktivität. Bei geistiger Unterforderung durch einen monotonen Arbeitsplatz wäre es am erholsamsten, „etwas Anregendes zu machen", also etwas, das uns herausfordert und dabei unser Bedürfnis nach Erfolg und Kompetenz befriedigt, zum Beispiel im Klettergarten zu klettern. Nach einer emotionalen Belastung, wie sie etwa bei Krankenpflegepersonen oder Callcenter-Mitarbeiterinnen und -Mitarbeitern vorkommt, wäre „zur Ruhe kommen" durch entspannende Tätigkeiten angezeigt, bei emotionaler Unterforderung hingegen „etwas Sinnvolles tun", um nicht erfüllte Ansprüche und Bedürfnisse nachzuholen, wie etwa die Mithilfe in einer gemeinnützigen Organisation.

In einigen Studien konnte der Wert eines Tätigkeitswechsels für die Erholung bestätigt werden. In einer Studie wurden Flugbegleiterinnen und Flugbegleiter, die nach einem Flug den Abend in Gesellschaft verbrachten, mit jenen verglichen, die in der Freizeit wenige soziale Kontakte hatten. Im letzteren Fall war die Stimmung vor dem Schlafengehen besser. Offenbar brauchen Personen, die in ihrer Arbeit viel mit anderen Menschen zu tun haben, Zeit für sich allein, um sich zu erholen. Ähnliches gilt auch für Menschen mit Kreativberufen. Wenn diese auch am Wochenende kreativen Tätigkeiten nachgingen, waren sie am Montag weniger erholt, als wenn sie sich mit anderen Dingen wie Sport oder Gartenarbeit beschäftigten. Es bestätigt sich somit, dass es erholsamer ist, wenn wir in der Freizeit andere Fähigkeiten beanspruchen als in der Arbeit.

Ein weiterer Grund, weshalb ein Wechsel der Tätigkeiten Ermüdung reduziert, ist die Unterbrechung der Monotonie. Sind wir mit immer gleichen Reizen konfrontiert, kommt es zu einem Verlust des Neuheitswertes, was es zunehmend schwer macht, unsere Aufmerksamkeit

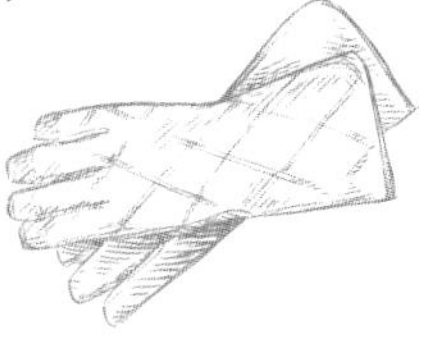

bei der Sache zu halten. Es stellt sich ein Gefühl der Sättigung und des Überdrusses ein. Die Tätigkeit zu wechseln regt jedoch an, da Neues imstande ist, unsere Aufmerksamkeit wieder vermehrt zu fesseln. Das entspricht einem weiteren Grundbedürfnis von Säugetieren im Allgemeinen und uns Menschen im Besonderen: dem Bedürfnis nach Exploration, nach der Erkundung von Unbekanntem. Dieses Bedürfnis nennen wir wenig charmant „Neugier". Tatsächlich zeigen Studien zu geistiger Arbeit, dass der Grad der Neuartigkeit von Inhalten bzw. Tätigkeiten, das heißt, das Ausmaß, in dem sich eine Aufgabe von der vorherigen unterscheidet, unsere Leistungsfähigkeit positiv beeinflusst. Je größer die Abwechslung, desto eher sind wir bei der Sache und schaffen dadurch mehr. Allerdings zeigt sich in anderen Studien, dass die Müdigkeit nur dann abnimmt, wenn die neue Tätigkeit weniger fordernd ist als die alte. Daher dürfte beides eine Rolle spielen: Abwechslung, aber auch Entlastung.

Bei einer fordernden geistigen Tätigkeit steht somit Entspannung im Vordergrund, bei einer Tätigkeit, die viel Selbstkontrolle erfordert, eine anstrengungsarme Aktivität, um uns jeweils bestmöglich zu erholen. Ähnliches gilt auch für Menschen in Berufen, die durch ein hohes Ausmaß an sozialer Kommunikation geprägt sind, wie etwa Flugbegleiterinnen und Flugbegleiter, Lehrende oder Psychotherapeutinnen und -therapeuten. In diesem Fall wäre der Ausgleich, sich zurückziehen zu können und etwas allein zu tun, sei es ein Buch zu lesen oder einen Spaziergang im Wald zu machen. Ganz allgemein könnten wir sagen: Abwechslung regt an und tut gut. Aus der Sicht des Autors steht jedoch in jedem Fall die *Entlastung* der in der Arbeit beanspruchten Funktionen im Vordergrund. Inwieweit wir zusätzlich noch – im Sinne des Ausgleichs – in der Arbeit brachliegende Funktionen nutzen wollen, hängt von der individuellen Bedürfnislage ab.

→ Für die Erholung ist es förderlich, in der Freizeit etwas anderes zu machen als in der Arbeit. Das gilt sowohl für die Tätigkeit als auch für die dabei beanspruchten Fähigkeiten.

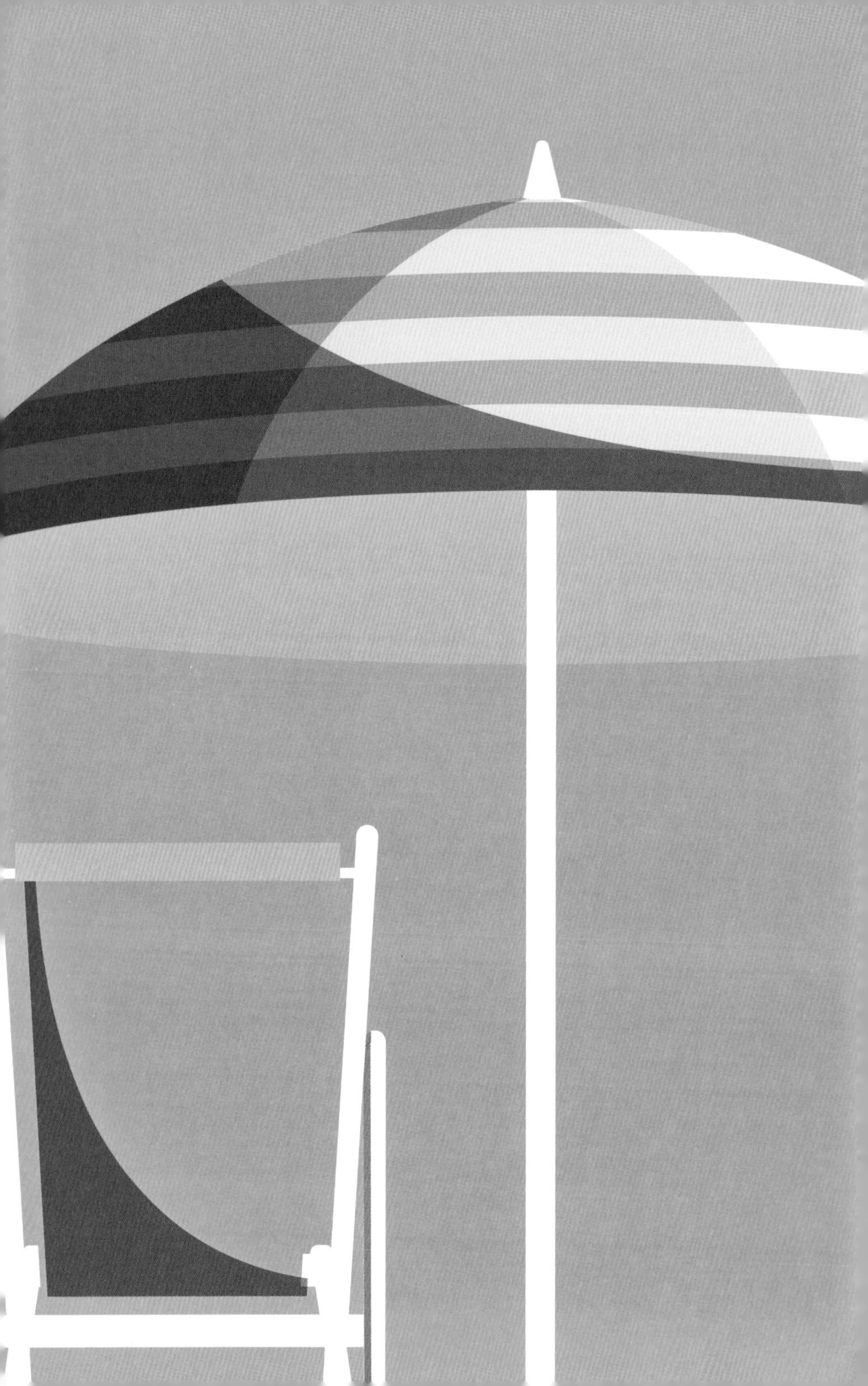

4 Mach' mal Pause

EPISODEN DER ERHOLUNG

Dieses Kapitel handelt von den Zeiträumen, in denen Erholung erfolgt.

4.1 Freizeit

Freizeit ist jene Zeit während des Tages, in der wir keinen äußeren Verpflichtungen gerecht werden müssen. Sie ist die Zeit, in der wir tun und lassen können, was wir wollen, über die wir also frei verfügen. Freizeit unterscheidet sich daher nicht nur von der Arbeitszeit, sondern auch von der Zeit für Haushaltstätigkeiten und Kinderbetreuung sowie von der Zeit, die wir für persönliche Bedürfnisse und Körperpflege benötigen. Sie ist somit jene Zeit, die übrigbleibt, wenn wir alle anderen lebenswichtigen Verrichtungen durchgeführt haben, inklusive des Nachtschlafes. Die alte gewerkschaftliche Forderung, dass ein Tag aus acht Stunden Arbeit, acht Stunden Freizeit und acht Stunden Schlaf bestehen soll, ist somit nur bedingt richtig. Freizeit ist eben nicht Hausarbeit oder Körperpflege, sondern hat vielmehr mit der unbeschwerten Qualität des Kindseins zu tun, mit dem Spiel, dem Tun des Tuns wegen, ohne Nutzen. Freizeit erlaubt uns, den Bedürfnissen nachzugehen, die während der Erwerbs- oder Hausarbeit zu kurz gekommen sind, etwa eben dem Nichtstun, Sport, Ordnen von Fotos oder dem Zeitverbringen mit Partnerinnen und Partnern, Familie, Freundinnen und Freunden. Wie wir noch sehen werden, ist diese Ausgleichsfunktion der Freizeit ein wesentliches Element zur Aufrechterhaltung unseres Wohlbefindens und unserer Lebensfreude.

Freizeit ist somit durch Selbstbestimmung und eine Verpflichtungslosigkeit charakterisiert. Wir können diese Zeit gestalten, wie wir wollen, und müssen keiner Aufgabe nachkommen. Das heißt jedoch nicht, dass wir uns nicht selber etwas vornehmen können, wie etwa einen Berg zu besteigen, eine Sprache zu lernen oder im Garten zu arbeiten. Inwieweit eine Tätigkeit der Freizeit zuzurechnen ist oder etwa der Hausarbeit, hängt vom Ausmaß der Verpflichtung ab. Wenn wir etwas nicht tun

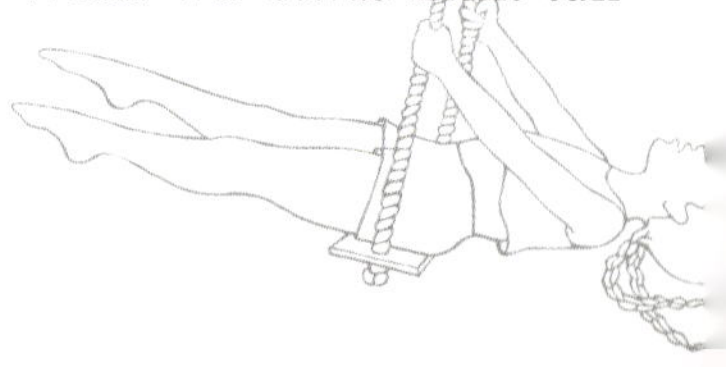

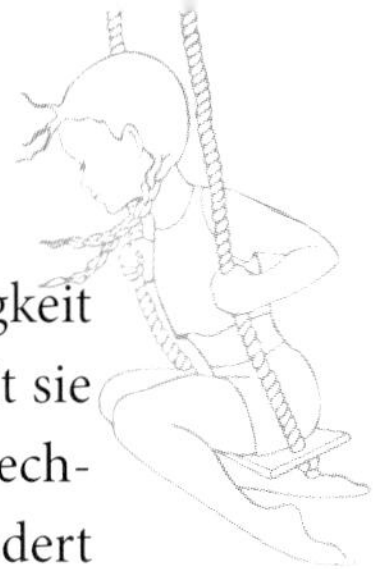

müssen, es aber trotzdem gerne tun, ist es Freizeit. Wenn die Tätigkeit hingegen notwendig ist, quasi ob wir wollen oder nicht, dann zählt sie nicht dazu. Freiwilligenarbeit ließe sich so gesehen der Freizeit zurechnen, da wir dieser Arbeit per definitionem freiwillig nachgehen. Ändert sich der Grad der Verpflichtung, kann aus Freiwilligenarbeit leicht wieder *Arbeit* werden, nämlich dann, wenn das Gefühl *zu müssen* überhandnimmt. Manchmal ändert sich der Freizeitwert einer Tätigkeit sogar in deren Verlauf. Eine Gartenarbeit, die zunächst Freude bereitet, verliert den Freizeitwert, sobald die Freude einem Gefühl der Verpflichtung weicht („Ich mähe jetzt den Rasen fertig, damit es erledigt ist, obwohl es mir keinen Spaß mehr macht").

Welche Aktivität der Freizeit zuzurechnen ist und welche nicht, hängt somit von unserer Motivation für das Verhalten ab, also davon, weshalb wir die Aktivität durchführen. Grundsätzlich unterscheidet man zwei Formen der Motivation: die sogenannte extrinsische und die sogenannte intrinsische Motivation. Eine Handlung ist dann *extrinsisch* motiviert, wenn wir sie eines externen Vorteils wegen durchführen. Hierzu gehört zum Beispiel die Erwerbsarbeit. Wir arbeiten, weil wir dafür Geld bekommen. Eine Handlung ist *intrinsisch* motiviert, wenn wir sie der Handlung wegen durchführen, weil sie an sich befriedigend oder angenehm ist. Hierzu gehören typischerweise Freizeitaktivitäten. Wir machen etwas, weil es uns Spaß macht, nicht weil wir uns einen Vorteil erwarten. In diesem Sinn ist Rasenmähen, das intrinsisch motiviert ist (weil es Spaß macht), der Freizeit zuzurechnen, extrinsisch motiviertes Rasenmähen (weil Gäste kommen) hingegen der Hausarbeit. Tatsächlich konnte in einer Studie nachgewiesen werden, dass intrinsisch motivierte Haushaltstätigkeiten erholungsförderlich sind, wohingegen extrinsisch motivierte Haushaltstätigkeiten ermüden.

In der Freizeit fühlen wir uns wohl. Gute Laune kommt insbesondere bei sozialer Kommunikation, Entspannung, beim Essen und beim Sport auf, auch beim Fernsehen, wenngleich etwas weniger. Freizeit führt auch zu einer Zunahme der Motivation, einer Verminderung des

Stresserlebens und einer Verringerung objektiver Stressindikatoren wie der Herzfrequenz oder dem Kortisolspiegel. Allerdings sind, wie angedeutet, Freizeitaktivitäten in ihrer Wirkung unterschiedlich. Während entspannende Freizeitaktivitäten, aber auch soziale Kommunikation den Stresspegel wirksam verringern, führen Hobbys oder Sport eher zu einer Steigerung unserer Motivation. Darüber hinaus spielt die Qualität unseres Freizeiterlebens eine Rolle. Freizeitaktivitäten, in denen wir ganz aufgehen und bei denen wir ein Gefühl der Zeitlosigkeit erleben, steigern unseren Elan, aber auch unsere Stimmung in einem stärkeren Ausmaß als passive Freizeitaktivitäten wie etwa Fernsehen. Der Grund hierfür ist das sogenannte *Flow-Erleben,* das dann aufkommt, wenn wir etwas tun, das uns herausfordert, das aber trotzdem zu meistern ist, wie etwa klettern, Schach spielen oder musizieren. Das aktiviert uns und vermittelt uns gleichzeitig ein Gefühl der Kompetenz. Flow-Erfahrungen sind allerdings nicht auf die Freizeit beschränkt, sondern können genauso in der Arbeit auftreten, wenn diese die oben beschriebenen Bedingungen aufweist.

Wie erwähnt, haben erwerbstätige Personen mit einem 8-Stunden-Tag circa 3½ Stunden Freizeit am Tag. Zwei Stunden benötigen wir für Nahrungsaufnahme und Körperpflege, zwei Stunden für Haushalt und Kinderbetreuung und 7½ Stunden für den Nachschlaf. Der Rest geht hauptsächlich für Wegzeiten auf. Natürlich hängt das Ausmaß der Freizeit von verschiedenen Faktoren ab, wie dem Geschlecht (Frauen haben etwas weniger Freizeit als Männer), der Lebensphase (in der Jugend und in der Pension haben wir mehr Freizeit) und dem Familienstand (Kinderbetreuungspflichten verringern das Ausmaß an Freizeit). In der Freizeit nutzen wir Medien (Bücher, Fernsehen, Internet), pflegen Sozialkontakte oder gehen Hobbys oder einer körperlichen Aktivität nach. Aus Sicht der Erholungsforschung ist Freizeit jener „Stoff", aus dem Erholung gemacht wird. Der Grund liegt auf der Hand: In der Freizeit sind wir von jeglichen Verpflichtungen entbunden und können diese Zeit nach eigenem Gutdünken gestalten. Der Wegfall von Verpflichtungen ermöglicht den schon besprochenen Stressabbau und Entspannung, die Gestaltungshoheit befähigt uns, unseren psychischen Bedürfnissen nachzugehen. Wie wir gesehen haben, trägt beides zur Erholung bei. Tatsächlich konnten meine Kollegen und ich in einer Studie den Zusammenhang zwischen der Verfügbarkeit von Freizeit und dem Ausmaß der Erschöpfung feststellen. Personen, die angaben, in den letzten vier Wochen unzureichende Möglichkeiten für Freizeitaktivitäten gehabt zu haben, hatten ein 2 ½-fach erhöhtes Risiko für überdauernde Erschöpfung im Vergleich zu jenen, die ausreichend Freizeit hatten. Die erholungsförderliche Wirkung von Freizeitaktivitäten wurde auch in vielen anderen Studien bestätigt. Freizeit ist somit, neben dem Schlaf, unsere Quelle der Erholung.

Im Folgenden werden wir auf Freizeitepisoden unterschiedlicher Art und Dauer eingehen: auf Arbeitspausen als kurze Inseln der Freizeit während der Arbeit, auf die Freizeit am Tagesrand bzw. an Tagen mit Erwerbsarbeit, auf das Wochenende und auf den Urlaub. Zusätzlich werden wir auch auf den Schlaf eingehen, eine quasi biologisch bestimmte Phase der Erholung.

!

- → Freizeit ist jene Zeit des Tages, über die Sie frei und nach eigenem Gutdünken verfügen können, sie ist der „Stoff", aus dem Erholung gemacht wird.
- → Freizeit ermöglicht uns, unseren Bedürfnissen nachzugehen, ohne einen Mehrwert schaffen zu müssen.
- → Ein Mangel an Freizeit erhöht das Risiko für Erschöpfung.

4.2 **Pausen**

Arbeitspausen sind willkommene Inseln der Erholung, dienen der Aufrechterhaltung unserer Konzentration, sind Gelegenheiten zum Essen,

Trinken und Tratschen oder für einen kurzen Gang an die frische Luft. Sie sind mitunter jedoch auch unwillkommen, da sie die Arbeit unterbrechen und dadurch womöglich den Arbeitstag verlängern. Wäre es nicht besser, auf Pausen zu verzichten und die Arbeit früher zu beenden? Auch Arbeitgeberinnen und Arbeitgeber sehen Pausen zwiespältig. Sie fördern zwar die Leistungsfähigkeit, aber müssen sie tatsächlich so häufig und so lange stattfinden? Sind Pausen nicht einfach ein Zeichen dafür, dass jemand zu wenig zu tun hat? Müssen sie Teil der Arbeitszeit sein? Und muss es wirklich sein, dass jemand eine Pause macht, wenn gerade viel zu tun ist? Und wenn es Pausen wirklich braucht, dann wie viele, wie lange und in welcher Form?

Die Erforschung von Arbeitspausen hat eine lange Geschichte, die in die Anfänge des 20. Jahrhunderts zurückreicht. Damals arbeiteten sehr viele Menschen in der industriellen Produktion, wo monotone Tätigkeiten und lange Arbeitstage die Regel waren. Ermüdung war dementsprechend ein Thema, dem man durch die Einführung von „Zwangspausen" begegnen wollte. Der britische Forschungsausschuss für industrielle Ermüdung kam im Jahr 1924 zum Schluss, dass die Einführung von Arbeitspausen „zu einer kleinen, aber realen Steigerung der Produktivität führt". Eine deutsche Studie aus den frühen Dreißigerjahren untersuchte sogar die optimale Pausendauer in einer Blankschraubenfabrik: Es sind drei Minuten, sechsmal am Tag. Dadurch konnte die Produktion um 11 % gesteigert werden. Eineinhalb- oder fünfminütige Pausen waren hingegen weniger effektiv, achtminütige Pausen verringerten sogar die produzierte Stückzahl. Parallel zur Erforschung der Arbeitspausen in der Industrie gab es damals auch umfangreiche Bemühungen, die Wirkung der Pause bei geistiger Arbeit zu untersuchen. Umso erstaunlicher ist, dass das Thema Pause dann viele Jahrzehnte von der wissenschaftlichen Bildfläche verschwand, bis es in den 70er-Jahren des 20. Jahrhunderts abermals zögerlich aufgegriffen wurde. Man könnte den Eindruck gewinnen, dass es in den Jahrzehnten nach dem Zweiten Weltkrieg wenig Zeit für Pausen oder jedenfalls für deren Untersuchung gab. Verstärkt erforscht wurde das Thema dann wieder beim Aufkommen der Computerarbeitsplätze in den 1980er-Jahren, einerseits um die damit einhergehenden körperlichen Beschwerden in den Griff zu bekommen, andererseits zur Verringerung von Eingabefehlern und zur Leistungssteigerung.

Arbeitspausen sind eine kurze Unterbrechung der Arbeitstätigkeit zum Zwecke der Erholung. Ihr Ziel ist es, die negativen Auswirkungen der Arbeit auf unsere Leistungsfähigkeit, unser Wohlbefinden und unsere Gesundheit zu minimieren. Arbeitspausen entfalten ihre Wirkung zunächst durch die Unterbrechung der Arbeitsbelastung, eine Entlastung von Körper und Geist ist die Folge. Gleichzeitig können wir uns während der Pause anderen Tätigkeiten zuwenden, die nicht nur weniger fordernd sind, sondern auch Bedürfnisse abdecken, wie soziale Kommunikation, Essen, Trinken oder Bewegung. Durch die Arbeitsunterbrechung kommt es meist zu einer körperlichen Entspannung, die zum Abbau von Ermüdung, Stresserleben und körperlichen Beschwerden beiträgt.

Beschäftigte in Österreich machen zusätzlich zur Mittagspause im Schnitt zwei Arbeitspausen mit einer durchschnittlichen Dauer von sieben Minuten. Das entspricht in etwa der Pausenanzahl, die auch in internationalen Studien angegeben wird. Allerdings gibt es große interindividuelle Unterschiede. Während 17 % der Beschäftigten nur eine Mittagspause machen, machen 5 % sogar sechs oder mehr Pausen pro Tag. Ein Teil dieser Unterschiede lässt sich auf die Art der Arbeit zurückführen. Krankenpflegepersonen zum Beispiel machen weniger Pausen als Beschäftigte im Büro, da ihre Arbeit stärker von äußeren Faktoren bestimmt wird. Gleichzeitig hängt die Anzahl der Pausen von der Betriebskultur ab. Es gibt Unternehmen, in denen Pausen weniger gern gesehen werden als in anderen. Auch kulturelle Unterschiede bestehen. In Skandinavien ist etwa die 10-Uhr-Pause ein Muss. Wer diese nicht wahrnimmt und weiterarbeitet, wir scheel angesehen, da er offensichtlich seine Arbeit nicht im Griff hat.

Was wissen wir nun über die Auswirkung von Pausen auf Leistungsfähigkeit, Wohlbefinden und Gesundheit? Im Folgenden soll ein Überblick über den derzeitigen Kenntnisstand gegeben werden. Die Kenntnisse beruhen auf experimentellen Studien im Labor, auf Studien, in denen die Wirkung von vorgegebenen Pausen während der Arbeit untersucht wurde, sowie auf der Untersuchung der Auswirkung selbstgewählter Pausen. Eine Zusammenfassung der Wirkungen von Arbeitspausen ist in Abbildung 11 angeführt.

Die Wirkung von Pausen im Überblick

- Reduzierung der Ermüdung
- Steigerung der Motivation und Leistungsfähigkeit
- Reduzierung der Unfallhäufigkeit
- Unterstützung von Lernen und Gedächtnis
- Unterstützung der Problemlösung
- Reduzierung körperlicher Beschwerden
- Steigerung der Produktivität trotz Arbeitszeitminderung
- Steigerung von Arbeitsengagement und Arbeitszufriedenheit

Abbildung 11

Pausen und Wohlbefinden

Pausen führen unmittelbar zu einer Reduktion der Müdigkeit und einer Steigerung des Elans bzw. der Anstrengungsbereitschaft, was quasi das „Kerngeschäft" der Pause darstellt. Gemäß den von mir und meinen Kollegen durchgeführten Studien vermindert eine einfache, fünfminütige Pause die Müdigkeit um 9 %, eine Bewegungspause um 13 %. Die Anstrengungsbereitschaft steigt bei einer normalen Pause um 10 %, bei Bewegungspausen sogar um 23 %! Nach einer Pause fühlt man sich somit weniger matt und deutlich motivierter. Wie lange diese Wirkung anhält, hängt unter anderem von der Art und Intensität der Arbeit ab, mindestens aber 30–60 Minuten. Darüber hinaus wirken sich Arbeitspausen auch positiv auf das Wohlbefinden am Ende des Arbeitstages aus, sie verringern somit die Anhäufung von Ermüdung. Machen wir mehr Pausen während der Arbeit, so sind wir am Abend weniger ermattet und gestresst und dadurch eher imstande, die Freizeit am Tagesrand zu genießen. Gleichzeitig wirkt sich auch die Aussicht auf eine Pause vorteilhaft aus, die Arbeitsleistung steigt mitunter auch *vor* einer geplanten Pause. Bei der Arbeit am PC verringern Pausen das Auftreten von Augenproblemen, die durch den ständigen Blick auf den Bildschirm entstehen. Überdies vermindern Pausen Beschwerden in Händen, Armen, Schultern und Nacken, die durch das Verharren in einer meist suboptimalen Körperhaltung sowie durch die Bedienung der Tastatur und die Verwendung der Maus entstehen. Grund für die Beschwerden ist die andauernde muskuläre Spannung, die die Durchblutung einschränkt. Geistig anstrengende Arbeit und Zeitdruck steigern dabei zusätzlich die Muskelspannung. Wie wir noch ausführen werden, sind deshalb bei der PC-Arbeit häufige kurze Pausen anzuraten, um die im Muskel angehäuften Stoffwechselendprodukte wieder auszuschwemmen. In Summe lässt sich somit sagen, dass Arbeitspausen Müdigkeit und körperliche Beschwerden abbauen und das Wohlbefinden und die Arbeitsmotivation steigern. Würden wir pausenlos arbeiten, ginge es uns schlecht.

Pausen und Leistungsfähigkeit

Machen Pausen produktiver? Ja, es gilt als bestätigt, dass Pausen die ermüdungsbedingte Abnahme der Leistungsfähigkeit wiederherstellen. Sie verkürzen etwa die Reaktionszeit bei Aufgaben, die durch Monotonie gekennzeichnet sind, und steigern die geistige Leistungsfähigkeit. Durch die Abhaltung von Pausen während chirurgischer Eingriffe kommt es zu einer Reduktion von Zwischenfällen. Bei Fließbandarbeit gehen Pausen mit einer Steigerung der Produktivität einher. Die Verbesserung der Leistungsfähigkeit durch Pausen wird auch bei anderen vorwiegend monotonen Tätigkeiten wie der Dateneingabe beobachtet, das heißt, wir machen weniger Fehler und sind schneller. Es ist wichtig zu betonen, dass die Steigerung der Leistungsfähigkeit durch Arbeitspausen trotz der zeitlichen Kosten der Pausen zustande kommt. Anders ausgedrückt heißt das, dass Pausen im üblichen Umfang die Arbeitszeit, die sie erfordern, mehr als wettmachen. Auf die in diesem Zusammenhang optimale Pausendauer gehen wir weiter unten ein. Die meisten Studien kommen überdies zum Schluss, dass Arbeitspausen auch das Unfallrisiko im Bereich der industriellen Produktion sowie im KFZ-Verkehr verringern. Pausen erhalten somit unsere Konzentrationsfähigkeit.

Pausen und Stressreduktion

Arbeitspausen reduzieren Stress. Das ist verständlich, da die Arbeitsanforderungen pausieren und wir entspannen können. Der Körper schüttet in dieser Zeit weniger Stresshormone aus. Durch den Ermüdungsabbau sind wir jedoch auch *nach* der Pause weniger gefordert, weil die Arbeit wieder leichter von der Hand geht. Deshalb kommt es auch nach der Pause zu einem geringeren Stresspegel. Die Wirkung von Pausen auf die Stressreduktion ist durch einige Studien belegt. Chirurginnen und Chirurgen, die während einer dreistündigen Operation alle 25 Minuten eine fünfminütige Pause machten, schütteten über die Operation hinweg eine geringere Menge des Stresshormons Kortisol aus als jene, die ohne Pause durchoperierten, obwohl ihnen die Pause irgendwie lästig war. Ähnliches wurde auch bei Fahrprüferinnen und Fahrprüfern beobachtet. Wenn diese zwischen den einzelnen praktischen Prüfungen keine Pausen machten, kam es zu einer größeren Ausschüttung von Adrenalin im Verlauf des Arbeitstages, als wenn sie immer wieder kurze Pausen einlegten. Dieser Unterschied war überraschenderweise am Abend nach der Arbeit besonders ausgeprägt, offensichtlich kamen jene, die keine Pausen gemacht hatten, am Feierabend schwerer zur Ruhe. In Summe lässt sich daher sagen, dass regelmäßige Pausen den Stresspegel senken.

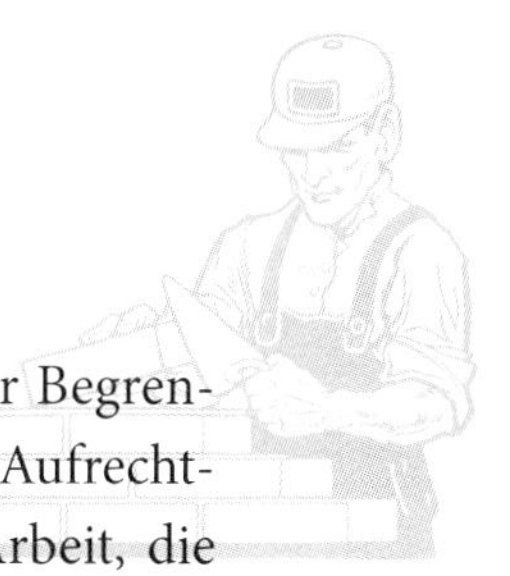

Pausenwirkung bei körperlicher Arbeit

Bei schwerer körperlicher Arbeit führen Kurzpausen zu einer Begrenzung der maximalen Herzfrequenz und dienen damit der Aufrechterhaltung der Arbeitsfähigkeit, bei statischer körperlicher Arbeit, die beim Tragen oder Halten erforderlich ist, erhalten sie die Muskelkraft. Wenn wir etwa 50 % unserer maximalen Muskelkraft für eine Tätigkeit aufwenden, brauchen wir spätestens nach einer Minute eine Pause, da ansonsten unsere Kraft zur Gänze erschöpft wäre. Wir alle haben diese Erfahrung vermutlich schon beim Tragen eines schweren Gegenstandes gemacht: Irgendwann geht es nicht mehr, wir brauchen eine Pause. Schwere körperliche Arbeit erfordert somit häufige kurze Pausen, da wir sie sonst nicht länger verrichten könnten. Während der Pause kommt es zu einer körperlichen Entspannung, wie man an der entsprechenden Verringerung der Herzfrequenz oder der Muskelspannung feststellen kann. Allerdings ist bei körperlicher Arbeit die Dauer einer Pause meist zu kurz, um einen vollständigen Abbau der muskulären Ermüdung zu erwirken. Dieser muss dann in der Freizeit erfolgen.

Weitere Effekte von Arbeitspausen

Neben den beschriebenen Effekten auf Wohlbefinden und Leistungsfähigkeit hat eine vorübergehende Unterbrechung der Tätigkeit auch positive Auswirkungen auf das *Lernen*. Dies gilt sowohl für den Erwerb von Wissen als auch für das Lernen neuer Fertigkeiten wie etwa das Spielen eines Musikinstrumentes. Lernpausen schützen die eben gelernten Inhalte oder Fertigkeiten davor, von den nachfolgend gelernten „gestört" zu werden. Lernpausen ermöglichen in anderen Worten dem Gedächtnis, die bisher erworbenen Inhalte ungestört abzuspeichern. Im Unterschied zur Datenspeicherung auf einer Festplatte, die binnen weniger Millisekunden erfolgt, beansprucht die endgültige Abspeicherung neuer Inhalte im Gedächtnis einige Stunden bis Tage. Insofern ist es beim Lernen zweckmäßig, Pausen einzulegen, in denen man einer geistig wenig fordernden Tätigkeit wie Musikhören oder einem Spaziergang nachgeht. Pausen wirken sich überdies positiv auf unsere Fähigkeit aus, neue Einsichten zu gewinnen. Eine Unterbrechung des Versuchs, ein geistiges Problem zu lösen, führt oftmals gerade dadurch zu spontanen Lösungseinsichten. Die Pause wirkt als sogenannte „Inkubationszeit", während der unbewusste Prozesse quasi ohne unser Zutun eine Problemlösung herbeiführen. Voraussetzung hierfür ist allerdings, dass wir uns davor intensiv mit der Thematik auseinandergesetzt haben.

Häufigkeit und Dauer von Pausen

Da Ermüdung und andere Beanspruchungsfolgen im Laufe einer Tätigkeit stetig ansteigen, während der Erholung jedoch exponentiell abnehmen und Pausen keine „Speicherung" von Erholung zulassen, sind zur Ermüdungsprävention häufige kurze Pausen seltenen langen vorzuziehen. Ein allzu großer Zuwachs an Ermüdung sollte durch eine rechtzeitige Unterbrechung der Arbeit abgefangen werden. Diese Regel ist für körperliche und monotone geistige Arbeit gut belegt. Bei der Dateneingabe führt etwa eine halbminütige Pause alle 15 Minuten zu einer besseren Arbeitsleistung als eine zehnminütige Pause alle 60 Minuten. Ähnliches gilt auch für das Lösen von Kopfrechenaufgaben. Allerdings sind solche Mikropausen kaum für die Befriedigung von Bedürfnissen wie Essen, Trinken oder sozialen Austausch nutzbar, sodass es dafür zusätzliche „normale" Kurzpausen von circa 10 Minuten braucht. Für die Dauer der Pause gilt generell, dass eine längere Pause zu einer größeren Erholung und damit auch zu einer größeren Leistungssteigerung beiträgt. Allerdings übersteigen die zeitlichen Kosten einer längeren Pause irgendwann deren Nutzen, da ab einer gewissen Pausenlänge die Ausgangslage wieder weitgehend hergestellt ist. Wie schon in Kapitel 3.5 (S. 91) ausgeführt, hat laut einer älteren experimentellen Studie die „lohnendste" Pause nach 80 Minuten Kopfrechnen eine Dauer von 5–6 Minuten. Zusammenfassend ließe sich sagen, dass bei geistig fordernder Arbeit circa 10 % der Arbeitszeit Pausenzeit sein sollte. In Abhängigkeit vom Ausmaß der Beanspruchung kann es mitunter jedoch auch längerer

Pausen bedürfen, um eine wirksame Erholung zu erreichen, etwa bei schwerer körperlicher Arbeit. Letztlich ist jedoch die *Häufigkeit* der Pausen wichtiger als deren Dauer.

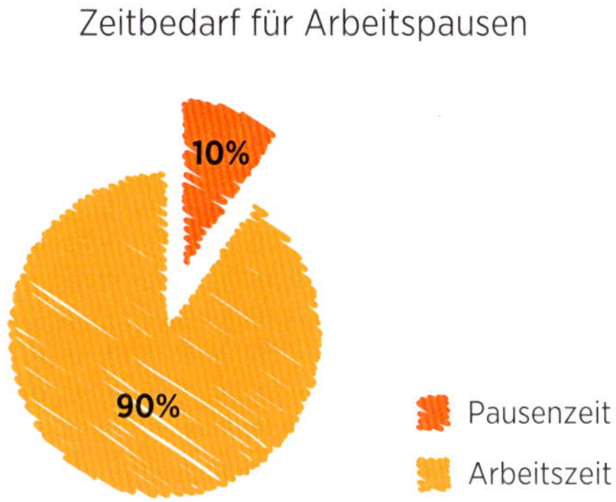

Abbildung 12

Gestaltung von Pausen

Wie sollten wir eine Pause gestalten, damit sie maximal erholsam ist? Zunächst sind jene Pausen am erholsamsten, bei denen wir das tun, was uns Freude bereitet bzw. was wir gerne möchten. Das kann bedeuten, mit den Arbeitskolleginnen und -kollegen Kaffee zu trinken, Zeitung zu lesen oder einen Spaziergang zu machen. Gut ist überdies, wenn sich die Pausenaktivität von der Arbeitsaktivität unterscheidet, sodass in der Pause einseitige Belastungen ausgeglichen werden können. Beschäftigte, die am Bildschirm arbeiten, sollten in der Pause nicht im Internet surfen, sondern lieber den Arbeitsplatz verlassen und z. B. aus dem Fenster blicken. Es gibt darüber hinaus drei Aktivitäten, die fast immer unsere Erholung fördern. Das ist der Anblick von natürlichen Reizen oder der Aufenthalt in der Natur, körperliche Aktivität bzw. Bewegung sowie das bewusste Zur-Ruhe-Kommen bzw. Entspannen. Es gilt jedoch auch hier, dass sich die Wirkung nur dann entfaltet, wenn wir der

Tätigkeit etwas abgewinnen können. Können wir das, dann wirkt etwa ein flotter Spaziergang im Grünen wahre Wunder, wenn er in der Pause möglich ist. Manchmal braucht es jedoch auch ein gewisses „Anstupsen", um eine erholsame Pausenaktivität aufzugreifen. Im Rahmen einer Studie der Universität Graz wurden etwa Bauarbeiter dazu gebracht, in Arbeitspausen regelmäßig eurythmische Übungen zu entsprechender Musik machen. Das ist zwar eine unübliche Baustellenaktivität, hilft allerdings erwiesenermaßen, die Erholung zu fördern und Unfälle zu vermeiden. Auch Tanzen und Singen sind wirksame Pausenaktivitäten, wie eine Studie bei indonesischen Handarbeiterinnen zeigt. Andere Studien belegen, dass auch geführte Meditationen oder Entspannungsübungen wirksamer sind als der übliche Kaffeeplausch.

Diese Anregungen sollen aufzeigen, dass es eine wesentlich größere Vielfalt an wirksamen Pausenaktivitäten gibt, als wir üblicherweise anwenden. In unseren Köpfen ist Pause meist gleichbedeutend mit Kaffeetrinken oder, wenn auch in einem zunehmend geringeren Ausmaß, mit dem Rauchen einer Zigarette. Dabei wäre eine ritualisierte Tätigkeit wie das Rauchen grundsätzlich erholungsförderlich, wenn Tabakkonsum nicht mit den bekannten gesundheitsschädigenden Auswirkungen verbunden wäre. Die Zigarette gibt eine Zeitspanne vor, der Akt des Rauchens hat etwas Beschauliches. Tatsächlich machen Raucherinnen und Raucher immer noch häufiger Pausen als Nichtraucherinnen und -raucher, vermutlich da sie einen „handfesten" Grund für Pausen haben und Rauchpausen nach wie vor sozial akzeptiert sind. Leider genießen andere Formen der Pausengestaltung wie „Apfelpausen", „Dehnungspausen" oder „Tanzpausen" keine vergleichbare Zustimmung. Hier wäre es nötig, neue Pausenaktivitäten ins Leben zu rufen und in der Betriebskultur zu verankern, sodass diese denselben Stellenwert erhalten, wie ihn Rauchpausen früher innehatten, und damit zum „Mainstream" werden.

Eine häufige Pausenaktivität ist die Verwendung elektronischer Medien. Sie lenken uns ab und erleichtern es dadurch, auf andere Gedanken zu kommen. Erholsamer ist dabei, sich mit belanglosen Inhalten zu beschäftigen, als zum Beispiel private E-Mails zu bearbeiten. Bei im Büro Tätigen führt die Nutzung von elektronischen Medien jedoch zu keiner wesentlichen Änderung der körperlichen Belastung, da sie dann immer noch in einer körperlichen Zwangshaltung vor einem Bildschirm verweilen. Im direkten Vergleich mit anderen Pausenaktivitäten wie etwa sich mit Kolleginnen und Kollegen zu unterhalten oder spazieren zu gehen zeigt sich, dass sowohl Mediennutzung als auch herkömmliche Pausen mit Vitalität und positiven Gefühlen einhergehen, aber nur die Pausen ohne Handy unsere Ermüdung nachhaltig verringern. Auch kommt es bei der Nutzung des Mobiltelefons während einer Arbeitspause nicht zur Erholung der geistigen Leistungsfähigkeit. Im Zweifelsfall ist es somit besser, das Handy in der Pause wegzulegen.

Zur Optimierung des Erholungswertes sollten Pausen vorhersagbar und selbstbestimmt sein. Eine ungeplante Unterbrechung der Arbeit etwa infolge eines Computerabsturzes wird nicht als erholsam erlebt und führt mitunter zu mehr Stress. Allerdings lassen sich auch diese „Stehzeiten" zur Erholung nutzen, wenn deren Beginn und Ende vorhersagbar sind und eine entsprechende Erholungsabsicht vorliegt. Ähnliches gilt auch für den Aufenthalt in öffentlichen Verkehrsmitteln.

Ein selbstbestimmtes Timing von Pausen ist aus mehreren Gründen vorteilhaft. Einerseits lässt sich die Pause so besser in den Arbeitstag einfügen, etwa nachdem wir eine Aufgabe abgeschlossen haben. Andererseits können wir den Pausenbeginn und die Pausendauer in Abhängigkeit von unserem Erholungsbedürfnis wählen. Unklar ist jedoch, ob vollständige Autonomie bei Pausen nicht auch Nachteile hat, da wir auf uns allein gestellt dazu neigen, Pausen zu vernachlässigen bzw. zu spät anzusetzen. Daher wäre es besser, die tägliche Pausengestaltung auf der Ebene der Arbeitsgruppe mit Kolleginnen und Kollegen zu vereinbaren, damit man sich wechselseitig an Pausen erinnern kann. Dadurch liegt die Verantwortung für eine Pause nicht nur bei den einzelnen Beschäftigten.

In manchen Betrieben ist es nicht immer möglich, Pausen zu machen, da es keine Zeit, keinen Platz oder kein Verständnis dafür gibt. Dies führt allerdings nicht dazu, dass Pausen unterbleiben, sondern dass diese „verdeckt" abgehalten werden, maskiert durch eine Scheintätigkeit. Verdeckte Pausen haben nicht denselben Erholungswert wie offene Arbeitspausen, kosten aber genauso viel, wenn nicht sogar mehr Zeit als „offene" Pausen. Eine gesunde Pausenkultur bedarf eben eines entsprechenden Verständnisses vonseiten der Betriebsführung und der Kolleginnen und Kollegen.

Betriebliche Pausenkultur

Wie, wann und wie oft wir Arbeitspausen machen, hängt in der Regel nicht von uns allein ab, vor allem dann nicht, wenn wir Arbeitnehmerinnen und Arbeitnehmer sind. Vielmehr wird die Gestaltung der Pausen von der betrieblichen Pausenkultur bestimmt, also wie die Beschäftigten eines Betriebes, oder jedenfalls einer Abteilung, Pausen üblicherweise gestalten. Es gibt Betriebe, in denen die Kolleginnen und Kollegen sich regelmäßig zusammenfinden, um 10 Uhr zum Vormittagskaffee, um 12 Uhr zum Mittagessen und um 14 Uhr zum Nachmittagskaffee. Andererseits gibt es Unternehmen, in denen die Beschäftigten auch für noch so kurze Pausen „ausstechen" müssen, sodass diese nicht zur Arbeitszeit zählen, oder Firmen, in denen Pausen kein Thema sind, da es die Arbeit nicht zulässt. Auch unterscheiden sich Unternehmen in Bezug auf Pausenräume. Zu Hause können wir uns hinlegen, wenn wir müde sind, im Freien ein wenig die Sonne genießen oder sogar ein kleines Workout am Heimtrainer machen, wenn uns danach ist. In einem Betrieb ist das zumeist leider nicht möglich.

Die Möglichkeiten hängen einerseits von der besagten Pausenkultur ab, von der entsprechenden Einstellung der Vorgesetzen und Mitarbeitenden, andererseits auch von der räumlichen Ausstattung. Es ist schade, dass es in Betrieben, deren Beschäftigte überwiegend einer sitzenden Tätigkeit nachgehen, keinen Gymnastikraum gibt, obwohl wir wissen, dass körperliche Aktivität Ermüdung und körperliche Beschwerden abbaut. Auch ein Raum für Entspannung oder Meditation wäre nicht abwegig, da auch das erwiesenermaßen erholungsförderlich ist. Wünschenswert wäre es, zumindest für Betriebe einer bestimmten Größe, Pausenräume zu schaffen, in denen auch körperliche Aktivitäten und/oder Entspannung ihren Platz hätten. Jedenfalls sollte ein Pausenraum nicht nur die gesetzlich vorgeschriebenen Tische und Stühle enthalten und von Störfaktoren wie Erschütterungen, Dämpfen oder Lärm abschirmen, sondern auch einladend gestaltet sein sowie Tageslicht und nach Möglichkeit Grünblick aufweisen.

Inwieweit wirksame Pausenaktivitäten umgesetzt werden können, hängt jedoch nicht nur von den räumlichen Gegebenheiten ab, sondern auch von der Einstellung und Vorbildfunktion der Führungskräfte. Vorgesetzte, die sich damit brüsten, die Ersten zu sein, deren Wagen am Firmenparkplatz steht, und die Letzten, die ihn dort wieder abholen, sind nicht unbedingt Vorbilder in Sachen gesundes Führen. Sie sollten vielmehr einen guten Umgang mit Arbeitszeit und Pausen vorleben, was auch beinhaltet, selber nicht immer erreichbar zu sein. Außerdem gehört zum gesunden Führen, Mitarbeiterinnen und Mitarbeiter dazu anzuhalten, Pausen zu machen oder früher nach Hause zu gehen, wenn diese dazu neigen, ihre Erholung zu vernachlässigen. So viel Fürsorge muss sein.

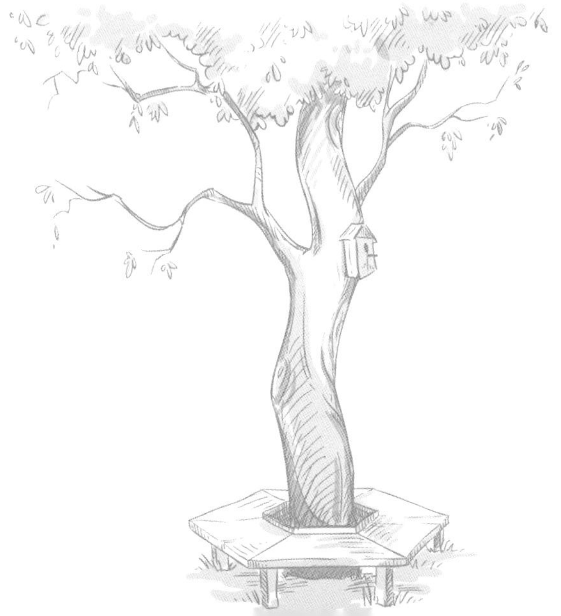

Gestaltung von Arbeitspausen

Mikropausen (Pausendauer < 1 Minute)

Ziel	Gestaltung	Durchführung
Entlastung bei • schwerer körperlicher Arbeit • erhöhter Augenbelastung und statischer Muskelarbeit (z. B. Bildschirmarbeit) • hoher emotionaler Belastung (z. B. Callcenter)	• Tätigkeit unterbrechen • Sitzhaltung ändern und bewegen • Fernblick und/oder Grünblick • ausatmen und Muskeln entspannen • kurz geistig „ausklinken"	• alle 3–30 Minuten • in Abhängigkeit von der Belastung • eventuell fixes Pausenschema und/oder Erinnerung (z. B. Mikropause immer nach Fertigstellung eines E-Mails)

Kurzpausen (Pausendauer 5–15 Minuten)

Ziel	Gestaltung	Durchführung
• Aufrechterhaltung der Leistungsfähigkeit und Arbeitsmotivation • Stressabbau und Entspannung • Ausgleich der Beanspruchung • Bedürfnissen nachgehen	• Tätigkeit unterbrechen • wenn möglich Arbeitsplatz verlassen und Erreichbarkeit einschränken • bevorzugten Aktivitäten nachgehen (Bewegung, Entspannung, Sozialkontakt …) • komplementäre Aktivität wählen (z. B. Gehen bei sitzender Tätigkeit …)	• alle 1–2 Stunden • in Abhängigkeit von Art und Ausmaß der Belastung • Vereinbarung mit Kolleginnen und Kollegen/ Arbeitsgruppe oder fixe Pausenzeiten

TAKE A BREAK

Längere Pausen (Pausendauer > 20 Minuten)

Ziel	Gestaltung	Durchführung
• Stressabbau, Entspannung • Bedürfnissen nachgehen • Nahrungsaufnahme • Freizeit, Erledigungen • Schläfrigkeit abbauen	• Tätigkeit unterbrechen • nach Möglichkeit ins Freie (Natur!) • bevorzugten Aktivitäten nachgehen (Bewegung, Entspannung, Sozialkontakt ...) • Nahrungsaufnahme • Kurzschlaf	• in Abhängigkeit von der Tagesarbeitszeit • bei 8–9-Stunden-Schicht: 1 x • bei 10–12-Stunden-Schicht: 2 x

Abbildung 13

Praktische Empfehlungen

Praktische Empfehlungen zur Pausengestaltung sind in Abbildung 13 zusammengefasst. Kurzpausen von im Schnitt 10 Minuten sollten, in Abhängigkeit von der Arbeitsintensität, circa alle 1–2 Stunden abgehalten werden. Diese dienen der Strukturierung der Arbeit („Es gibt eine Pause, auf die ich mich freuen kann"), der Belohnung („Ich mache eine Pause, wenn ich eine Aufgabe erledigt habe"), der Befriedigung unserer Bedürfnisse (Sozialkontakt, Trinken) sowie der Erholung durch Entlastung. Zusätzlich ist es insbesondere bei fordernder Tätigkeit sinnvoll, Mikropausen von etwa einer Minute zu machen, um vor allem die körperliche Anstrengung zu reduzieren bzw. auszugleichen. Mikropausen sollten neben der Unterbrechung der Tätigkeit eine Veränderung der Sitzhaltung bzw. eine Dehnung und/oder kurze Bewegung und ein Abwenden des Blickes von der Aufgabe beinhalten. Am erholsamsten ist es, den Blick „grünen" Inhalten zuzuwenden und/oder aus dem Fenster zu schauen. Bei schwerer körperlicher Arbeit kommt es meist automatisch zu häufigen Mikropausen, um zu „verschnaufen". Mindestens eine längere Pause von 20 Minuten aufwärts, idealerweise jedoch 30–60 Minuten, sollte im Verlauf eines Arbeitstages eingelegt werden. Diese sollte neben der Nahrungsaufnahme auch anderen Bedürfnissen wie körperlicher Bewegung und/oder einem Kurzschlaf dienen. Hierbei ist es in jedem Fall sinnvoll, den Arbeitsplatz zu verlassen. Bei Arbeitstagen von über 8 Stunden braucht es entsprechend mehr und/oder längere Pausen.

- Arbeitspausen erhöhen die Produktivität, obwohl sie Arbeitszeit kosten.
- Regelmäßige Arbeitspausen erhalten die Leistungsfähigkeit und das Wohlbefinden.
- Bewegung und/oder Entspannung fördert die Pausenwirkung.
- Etwa 10 % der Arbeitszeit sollten Pausenzeit sein.

4.3 Tagesrand und Tagesfreizeit

Am Ende eines Arbeitstages sind wir erholungsbedürftig, insbesondere wenn der Arbeitstag lang, schwierig und fordernd war und wenig Gestaltungsspielraum und Möglichkeiten für Pausen bot. Dann fiebern wir der Muße am Tagesrand entgegen, dem wohlverdienten Feierabend, zum Abbau von Stress und zur Wiederherstellung unserer Kräfte. Aber auch wenn wir nicht so ausgepowert sind, freuen wir uns auf die Freizeit am Tagesrand. Es ist die Zeit, die wir mit unseren Liebsten verbringen oder in der wir unseren Interessen nachgehen können. Diese Tagesfreizeit ist eine wichtige Quelle zum Abbau der Ermüdung und zur Wiederherstellung unseres Wohlbefindens. Tatsächlich verbessert sich unsere Stimmung messbar im Verlauf des Abends. Jedoch ist die Freizeit am Tagesrand nicht nur das. Sie ist darüber hinaus auch der Einstieg in einen guten Nachtschlaf.

Der Feierabend ist eine besondere Zeit des Tages, in mehrfacher Hinsicht. Der Körper stellt auf Ruhe und Regeneration um. Die Konzentration der Stresshormone fällt ab, genauso wie der Blutdruck und die Herzfrequenz. Unser Appetit nimmt zu, mit einem Maximum um 8 Uhr abends. Die Stimmung verbessert sich zunehmend im Verlauf des Abends, unabhängig vom Tag der Woche, durch unsere innere biologische Uhr. Es ist auch die geselligste Zeit des Tages und wir treten vermehrt mit anderen Menschen in Kontakt. Der Feierabend hat mit Entspannung, Freude und Zusammensein zu tun, nachdem wir die davor herrschende Betriebsamkeit zurückgelassen haben. Es gilt, die Früchte der Arbeit zu genießen und dem Leben Vorrang zu gewähren durch Freude, Genuss, Geselligkeit, aber auch durch Beschaulichkeit, Ruhe und Einkehr. Am Abend können wir die sozialen Bande in zwangloser Weise stärken und neue knüpfen, die Erlebnisse des Tages im Geiste neu ordnen, uns auf die Tagesgeschehnisse einen Reim machen, allfällige Kränkungen durch Trost, Zuspruch und Reflexion mildern und der Schönheit wie auch den Rätseln des Lebens durch Musik, Kunst und Literatur Raum gegeben. Wir könnten sagen: Am Abend wechseln wir von dem am Tag vorherrschenden Modus des Tuns in einen *Modus des Seins,* von der rastlosen Aktivität hin zu einer Feier des Augenblicks. Das ermöglicht uns, die während des Tages angezapften oder einfach vernachlässigten psychischen und sozialen Ressourcen wiederherzustellen oder sogar weiter aufzubauen. Ohne Feierabend hätten wir keine Freundinnen und Freude, keine Partnerin oder keinen Partner, vermutlich keine Kinder und wohl auch keinen Lebenssinn.

Natürlich gibt es nach der Arbeit auch noch andere Aufgaben, denen wir nachgehen müssen. Es gilt, einkaufen zu gehen, die Kinder abzuholen und zu beschäftigen, sich um die betagten Eltern zu kümmern, den Haushalt auf Vordermann zu bringen, zu kochen und all die anderen Tätigkeiten zu erledigen, die ein normaler Tag mit sich bringt. Von den 24 Stunden eines durchschnittlichen Arbeitstages eines vollbeschäftigten Menschen gehen, wie aus Abbildung 14 hervorgeht, circa 8 Stunden für Erwerbsarbeit auf, 1 Stunde für Wegzeiten zur Arbeit und retour, 2 Stunden für Hausarbeit und Kinderbetreuung, 2 Stunden für persönliche Bedürfnisse und 7 ½ Stunden für den Nachtschlaf. Damit verbleiben gute 3 ½ Stunden Freizeit, die wir zumeist am Abend „konsumieren“. Hiervon entfallen im Durchschnitt circa 2 Stunden auf Mediennutzung und Unterhaltung, 60 Minuten auf die Pflege von Sozialkontakten, 20 Minuten auf körperliche Freizeitaktivitäten und 20 Minuten auf Hobbys. Selbst an einem 12-Stunden-Arbeitstag nehmen wir uns noch 2 Stunden Freizeit, hauptsächlich auf Kosten der Haushaltstätigkeiten und des Schlafes. So wichtig ist uns unsere freie Zeit am Abend. Tatsächlich ist es, wie schon in Kapitel 4.1 (S. 104) dargelegt, genau diese Freizeit, in der wir uns erholen.

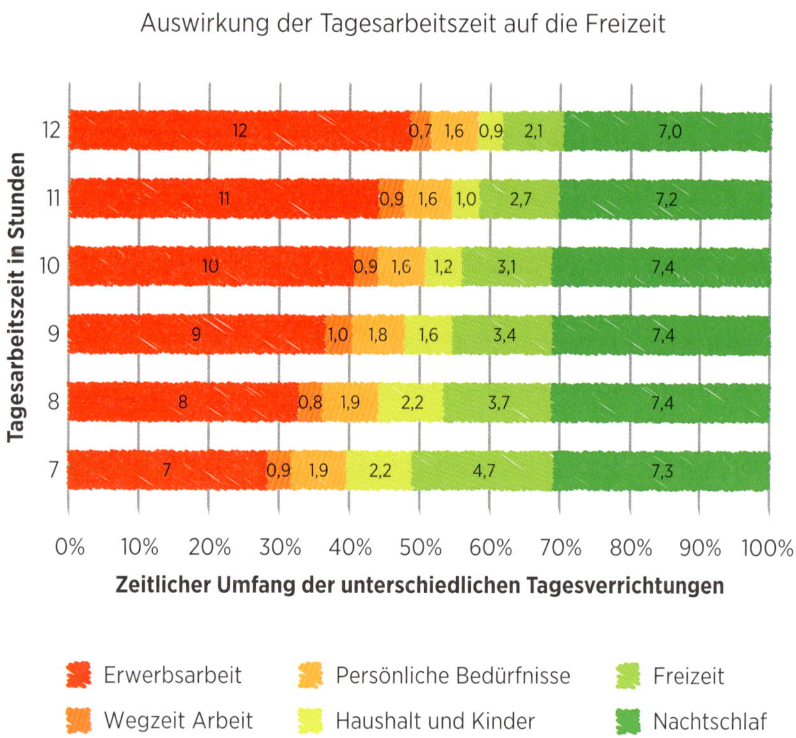

Abbildung 14

Vieles, was wir über Erholung wissen, beruht auf Studien über die Erholung am Tagesrand. Zunächst ist zu sagen, dass die absolute Dauer der Freizeit eine Rolle spielt: Je ausgiebiger diese ist, desto stärker steigt unser Wohlbefinden im Verlauf des Abends. Das Nachgehen beruflicher Tätigkeiten am Abend hat hingegen den gegenteiligen Effekt: Es geht uns weniger gut. Die Befunde zur Hausarbeit sind gemischt. Studien, die sich auf Wohlbefinden und subjektive Ermüdung beziehen, finden keinen Effekt der Hausarbeit, weder einen förderlichen noch einen hemmenden. Auf Basis dieser Studien ist Hausarbeit somit als neutral zu werten. In einer Untersuchung, die den Effekt von Hausarbeit auf die abendliche Reduktion des Stresshormons Kortisol erforschte, zeigte sich hingegen, dass Hausarbeit dessen Verminderung hemmt. Je mehr die teilnehmenden Frauen und Männer mit Hausarbeit befasst waren, desto geringer war der – für die Erholung wünschenswerte – Rückgang des Stresshormons und somit die Erholung. Die Befunde in Bezug auf die Wirkung einzelner Freizeitaktivitäten sind ebenfalls gemischt. Während manche Studien Sozialkontakte, körperliche Aktivität und wenig fordernde Tätigkeiten wie Fernsehen oder Lesen als erholungsförderlich ausweisen, finden andere keinen Effekt dieser Aktivitäten auf den Abbau der Ermüdung. Obwohl diese Widersprüche auf Unterschiede im Studienaufbau zurückzuführen sein können, mag es auch daran liegen, dass sich nicht alle Menschen bei derselben Freizeitaktivität gleichermaßen gut erholen. Wir können unterschiedlichen Freizeitaktivitäten eben unterschiedlich viel abgewinnen. Tatsächlich konnte genau dies in einigen Untersuchungen bestätigt werden: Es hängt weniger von der konkreten Freizeitaktivität ab als davon, wie viel Freude diese der oder dem Einzelnen bereitet. Freut uns die Tätigkeit, ist sie erholsam, wenn nicht, dann nicht. Das gilt in diesem Fall sogar für die Hausarbeit. Die häufigste abendliche Freizeitbeschäftigung ist Fernsehen oder das Anschauen von Filmen. Wir Menschen mochten schon immer Geschichten, wie die mehrere Jahrtausende alten Heldenepen und biblischen Texte illustrieren. Geschichten fesseln uns, da wir am Schicksal

der Akteurinnen und Akteure teilhaben. Deren Niederlagen und Erfolge fühlen sich an wie unsere eigenen. Genau deshalb haben Geschichten ein Erholungspotenzial: Indem sie uns in ihren Bann ziehen, lenken sie uns von den alltäglichen Belastungen ab – eine der wichtigsten Voraussetzungen für Erholung. Gleichzeitig aktivieren sie uns, insbesondere wenn sie dramatisch sind, da sie intensive positive oder negative Gefühle auslösen. Diese Aktivierung wirkt unserer Ermüdung entgegen. Filme sind eine moderne Form des Geschichtenerzählens, bei der die Protagonistinnen und Protagonisten quasi leibhaftig vor uns auf dem Bildschirm erscheinen. Insofern eignen sich Filme gut für Erholung. Allerdings haben Filme auch ungünstige Auswirkungen. Durch die fesselnden Inhalte treiben wir in gewisser Weise den Teufel durch den Beelzebub aus: Wir verdrängen eine Art des Stresses durch eine andere. Zugegeben ist der „neue" Stress nicht der unsere und womöglich hatte die Hauptfigur im Film mehr Glück im Umgang mit ihren Herausforderungen als wir. Dennoch sind fesselnde, dramatische Filme das Gegenteil von beruhigend und lösen im Einzelfall neue Ängste und andere negative Gefühle aus, die wir davor nicht hatten.
Eine besondere Form der Mediennutzung sind PC-Spiele. Der Unterschied zu Filmen ist, dass wir dabei aktiv an der Gestaltung der Geschichte beteiligt sind und ihr nicht nur beiwohnen. Das führt dazu, dass uns ein PC-Spiel stärker in seinen Bann zieht, uns jedoch auch die Möglichkeit gibt, unser Können unter Beweis zu stellen. Schließlich liegt der Spielverlauf an uns, liegt es an unserem Geschick, wie sich die Geschichte entwickelt. So gesehen sind PC-Spiele mit Hobbys vergleichbar. In beiden Fällen bemühen wir uns etwas zu gestalten und können stolz sein, wenn es gelingt. Diese Bestätigung hebt unsere Stimmung, was – wie in Kapitel 3.4 (S. 84) dargelegt – zur Erholung beiträgt. PC-Spiele scheinen unsere Erholung besonders dann zu unterstützen, wenn die Arbeit wenige Herausforderungen und Erfolgserlebnisse bietet, da sie das Bedürfnis nach Erfolg befriedigen. Noch weniger als Fernseh- oder Videofilme sind PC-Spiele jedoch eines: entspannend.

Die zweithäufigste Form der Freizeitbeschäftigung ist soziale Kommunikation. Soziale Kommunikation bzw. sogar die bloße Anwesenheit von vertrauten Personen fördert in mehrfacher Hinsicht unsere Erholung: durch die Verminderung von Stress, durch die Entfachung guter Laune, durch eine reale Entlastung von Verpflichtungen und durch die Bestätigung, die wir durch andere erfahren. Können wir uns mit jemandem austauschen, unsere Erlebnisse des Tages erzählen und allenfalls Rat oder Zuspruch erfahren, so ist es leichter diese Dinge hinter uns zu lassen und zur Ruhe zu kommen. Dabei ist es nicht einmal unbedingt nötig, uns aktiv über die Geschehnisse auszutauschen. Es reicht die Anwesenheit einer Person, die uns das Gefühl vermittelt, geschätzt zu werden. Die Anwesenheit anderer hat auch das Potenzial, unsere Stimmung ins Positive zu kehren. Nicht nur, dass in Gemeinschaft die eigenen Sorgen geringer werden, es ist unter Leuten oftmals auch lustiger. Wir können uns gegenseitig erheitern. Die Familie kann unsere Erholung jedoch auch dadurch fördern, dass wir eine Aufgabe haben, die nichts mit der Arbeit zu tun hat. Das Bemühen um deren Wohl hilft uns einerseits, die Arbeit mit ihren Problemen zu vergessen, andererseits vermittelt es auch Bestätigung, trotz der Mühen, die damit verbunden sind. Zu guter Letzt kann eine Familie auch entlasten, indem sie uns von einer Verantwortung entbindet, wie schon in Kapitel 3.1 (S. 70) dargelegt. Wenn eine oder einer sich um die Kinder, das Essen oder den defekten Geschirrspüler kümmert, kann die oder der andere in dieser Zeit entspannen. Diese wechselseitige Unterstützung erlaubt jedem Familienmitglied eine Auszeit.

Familienstand und abendliche Erholung des Blutdrucks

Eine Studie des britischen Psychophysiologen Andrew Steptoe untersucht den Zusammenhang zwischen der familiären Situation und der Erholung nach der Arbeit bei erwerbstätigen Personen aus London. Als Maß der Erholung wurde der abendliche Blutdruckabfall herangezogen. Verglichen wurden alleinstehende, in Partnerschaft lebende und mit Partnerin oder Partner und Kindern lebende

Lehrerinnen und Lehrer. Am stärksten ging der Blutdruck bei Eltern mit Kindern zurück, gefolgt von jenem der Paare ohne Kinder. Die geringste Verminderung des Blutdruckes wurde bei Alleinstehenden beobachtet, obwohl diese sich am Abend genauso häufig zu Hause aufhielten wie die anderen beiden Gruppen. Das Ausmaß der Erholung des Blutdrucks war darauf zurückzuführen, wie sehr sich die Personen der Unterstützung anderer Menschen sicher waren. Dieses Gefühl stieg mit der Größe der Familie. Wir könnten daher sagen: Menschen mit Partnerin oder Partner und insbesondere Familie erleben mehr emotionale Unterstützung, deren erholungsförderliche Wirkung sich sogar am Blutdruck ablesen lässt.

Die dritthäufigste Freizeitbeschäftigung am Abend ist körperliche Aktivität, zum Beispiel Radfahren, Schwimmen, Laufen, ein Training im Fitnesscenter oder einfach ein flotter Spaziergang um den Häuserblock. Von allen untersuchten Freizeitaktivitäten am Tagesrand wird einzig der körperlichen Aktivität durchgehend eine erholungsförderliche Wirkung bescheinigt. Körperliche Aktivität verbessert unser Wohlbefinden, verringert unsere Ermüdung und steigert unseren Elan, sowohl am Abend als auch am nächsten Morgen. Allerdings brauchen wir gewisse Energiereserven, um uns dazu aufzuraffen. Sind diese durch übermäßig lange oder anstrengende Arbeit aufgebraucht, so ist die Gefahr, dass wir uns auf dem Sofa und nicht am Laufband wiederfinden, groß.
Alles in allem gilt jedoch, dass jene Freizeitaktivitäten am erholsamsten sind, die uns Freude bereiten. Das ist insofern verständlich, da uns vor allem jene Dinge Spaß machen, die wir aus freien Stücken tun und die unserer aktuellen Bedürfnislage entsprechen. Freude ist somit ein Hinweis, dass wir unseren Bedürfnissen gerecht werden. Gleichzeitig führt sie dazu, dass wir uns ganz auf die gegenwärtige Situation einlassen. Dadurch tritt alles andere – und damit auch die Arbeit – in den Hintergrund, der Kopf wird frei. Das ist vermutlich der Grund, weshalb Freude den Abbau von Stress, auch auf einer körperlichen Ebene, fördert. Wenn wir uns freuen, fühlen wir uns gelöst, sicher und vital.

Wie schon in Kapitel 3.2 (S. 75) besprochen, ist eine wesentliche Voraussetzung für unsere abendliche Erholung, die Arbeit und die mit ihr verbundenen Probleme gedanklich hinter uns zu lassen, also „abzuschalten". Normalerweise klingt die gedankliche Weiterbeschäftigung mit der Arbeit im Verlauf des Abends von Stunde zu Stunde ab. Je besser dies gelingt, desto schneller erholen wir uns und desto weniger müde sind wir am nächsten Morgen. Wenn wir die Arbeit gedanklich hinter uns lassen, sind wir auch fröhlicher und weniger mürrisch, sowohl am Abend als auch am nächsten Morgen, da wir eher Augen für die schönen Seiten des Lebens haben und dadurch den Abend genießen können. Dieses gedankliche Zur-Ruhe-Kommen ist besonders wichtig, wenn der Arbeitstag belastend war, da dann der Stress- und Ermüdungspegel sehr hoch ist. Allerdings fällt meist genau an solchen Tagen das Abschalten schwer. Einer der Gründe dafür ist, dass wir innerlich „aufgekratzt" sind und dadurch dazu neigen, die Arbeitsprobleme gedanklich „wiederzukäuen". Zweitens können wir uns aufgrund der fortgeschrittenen Ermüdung schlechter zu wirksamen Erholungsaktivitäten wie etwa Bewegung aufraffen. Nicht zuletzt fühlen wir uns oftmals auch gemüßigt, die Arbeit am Abend fortzusetzen, in der (oft trügerischen) Hoffnung, sie abschließen oder wenigstens die Arbeitsmenge verkleinern zu können. Erholung gelingt oft leider an jenen Tagen, an denen wir sie besonders nötig hätten, weniger gut. Dann ist eine bewusste Planung von Erholung vonnöten, wie in Kapitel 7.1 (S. 226) noch erläutert wird.
Die Freizeit nach der Arbeit ist somit eine wichtige Quelle der Erholung, wollen wir nicht Müdigkeit über die Woche hinweg anhäufen und dadurch unser Wohlbefinden, aber auch unsere Arbeitsfähigkeit beeinträchtigen. Trotzdem macht der Feierabend nur einen Teil der Tageserholung aus. Der Hauptteil der Erholung geschieht während des Schlafes. Allerdings sind Tagesrand und Schlaf eng mit einander verwoben. Um gut zu schlafen, müssen wir zur Ruhe gekommen und unseren Bedürfnissen nachgekommen sein. Aufgekratzt, unzufrieden, mit dem Kopf bei der Arbeit und völlig erschöpft gelingt das Schlafen weniger gut. Ver-

gleichen wir den Erholungsvorgang mit unserer Verdauung, könnten wir sagen, dass die Erholung am Tagesrand der Tätigkeit des Mundes und des Magens gleicht: Die Nahrung wird mechanisch und chemisch durch Kauen, Magenbewegungen und die Säure und Enzyme des Magens so aufbereitet, dass sie im Darm weiterverdaut und aufgenommen werden kann. Der Darm ist in diesem Vergleich der Schlaf. Während Mund und Magen die Grobarbeit leisten, obliegt dem Darm – dem Schlaf – die Feinarbeit der Erholung. Allerdings hat, anders als im vorliegenden Vergleich, der Tagesrand auch eine eigenständige Erholungswirkung, insbesondere wenn es um die Befriedigung von Bedürfnissen geht. Trotzdem braucht es den Tagesrand, um gut zu schlafen. Würden wir Nahrung am Mund und Magen vorbei direkt in den Darm einbringen, würde das zu erheblichen Verdauungsproblemen führen. Genauso wenig können wir direkt von der Arbeit ins Bett gehen – es würde zu erheblichen Schlafstörungen kommen. In diesem Sinn werden wir uns im nächsten Kapitel mit der Rolle des Schlafes in Sachen Erholung beschäftigen.

!

- → Planen Sie am Tagesrand mindestens zweieinhalb Stunden Freizeit ein.
- → Beenden Sie jegliche Erwerbsarbeit spätestens zwei Stunden vor dem Schlafengehen. Dazu gehört auch das Lesen und Beantworten aller arbeitsbezogenen Nachrichten.
- → Gehen Sie „offline", sodass Sie nicht gestört werden können.
- → Gönnen Sie sich insbesondere an fordernden Tagen eine Phase des „Nichtstuns", das heißt anstrengungsloser Tätigkeiten wie Musikhören, Fernsehen, Lesen, Entspannen oder nur Dasitzen.
- → Nehmen Sie sich Zeit, um Ihren Bedürfnissen nachzugehen bzw. das zu tun, was Ihnen Freude bereitet. Das fördert die Erholung am besten.
- → Moderate körperliche Aktivität von maximal 30 Minuten Dauer hilft fast immer, Stress abzubauen und abzuschalten, am besten in der Natur.

4.4 Schlaf

Der rätselhafte Schlaf

Lange Zeit galt Schlaf in der Wissenschaft als Mysterium. Obwohl Menschen und die meisten anderen Tiere schlafen, war weitgehend unklar, weshalb sie das tun und was Schlaf eigentlich bewirkt. Das geflügelte Wort unter Schlafforscherinnen und -forschern war: „Der einzig uns bekannte Grund, weshalb ein Lebewesen schläft, ist, weil es schläfrig ist." Dies stand im Gegensatz zu den meisten anderen Verhaltensweisen bei Tier und Mensch, wie etwa der Nahrungs- oder der Flüssigkeitsaufnahme, deren Gründe auf dem Tisch lagen. Der Schlaf hingegen blieb ein Rätsel. Dies hat sich in den letzten Jahren geändert, heute wissen wir mehr, auch wenn vieles nach wie vor ungeklärt ist. Ein wenig erinnert das an die Thematik der Erholung insgesamt: Auch diese wurde lange Zeit stiefmütterlich behandelt. Es erweckt den Anschein, als ob die Wissenshaft – und damit wir Menschen – im letzten Jahrhundert eher an Leistung und Aktivität und weniger an Ruhe und der Wiederherstellung der Leistungsfähigkeit interessiert waren, mit allen Folgen, die wir heute spüren.
Was lange bekannt war, ist, dass Schlafentzug, also jemanden vom Schlafen abzuhalten, sowohl beim Tier als auch beim Menschen irgendwann zum Tode führt. Ratten sterben nach 2–4 Wochen ohne Schlaf und selbst Fliegen verenden, wenn sie am Schlafen gehindert werden. Außerdem führt Schlafentzug rasch zu erheblichen Beeinträchtigungen. Aufmerksamkeit, Gedächtnis, Reaktionszeit und logisches Denken sind besonders betroffen, jedoch auch emotionale Ausgeglichenheit, Selbstkontrolle und Stimmung. Weniger betroffen ist hingegen etwa die muskuläre Kraft. Das lässt den Schluss zu, dass Schlaf vor allem, wenn auch nicht ausschließlich, mit dem Gehirn zu tun hat und irgendwie der Wiederherstellung bzw. Aufrechterhaltung geistiger Funktionen dient, also deren Erholung.

Bevor wir uns jedoch der Wirkung des Schlafes zuwenden, gehen wir darauf ein, was der Schlaf überhaupt ist. Schlaf wird als „umkehrbarer Zustand reduzierter Ansprechbarkeit, der meist mit Bewegungslosigkeit verbunden ist" beschrieben. Im Unterschied zu einem Menschen im Koma lässt sich ein schlafender Mensch aufwecken, daher ist es ein umkehrbarer Zustand. Um sicherzugehen, dass jemand schläft und nicht aus sonstigen Gründen nicht ansprechbar ist, ist es nötig, die gehirnelektrische Aktivität sowie die Augenbewegungen und den Muskeltonus zu messen. Schlaf ist dabei mit einer Verlangsamung der hirnelektrischen Aktivität und einer Verminderung des Muskeltonus verbunden, auch die Herzfrequenz und der Blutdruck sind geringer. Schlafen ist allerdings nicht gleich schlafen, der Schlaf umfasst vielmehr verschiedene *Schlafstadien*. Nach dem Einschlafen kommen wir in das Stadium 1, einen seichten Schlaf mit wenig Erholungswert, welcher allerdings bald von tieferen Schlafstadien abgelöst wird. In der ersten Nachthälfte sind das vor allem die Schlafstadien 3 und 4, die dem Tiefschlaf entsprechen. Körper und Gehirn sind im Tiefschlaf in ihrer Aktivität deutlich reduziert, die Muskeln sind entspannt, die hirnelektrische Aktivität ist von sehr langsamen Wellen bestimmt. Nach jeweils etwa 90 Minuten kommt es zu einem Wechsel der Schlafstadien. Auf den Tiefschlaf folgt der Traumschlaf, bei dem schnelle Augenbewegungen vorherrschen, er wird daher auch REM-Schlaf genannt (REM = rapid eye movement). Im REM-Schlaf kommt es zu einer deutlichen Zunahme der Aktivität des Zentralnervensystems, die fast dem Wachzustand entspricht. In dieser Phase träumen wir intensiv. Allerdings sind auch in dieser Schlafphase die Muskeln entspannt, sodass wir beim Träumen keine Bewegungen ausführen. Typischerweise kommt es im Verlauf der Nacht zu 2–3 Tiefschlafphasen, jeweils durch Traumschlaf unterbrochen, die allerdings von immer kürzerer Dauer sind und vermehrt von einem etwas weniger tiefen Schlaf des Stadiums 2 abgelöst werden, welcher in der zweiten Nachthälfte vorherrscht. Am leichtesten wachen wir aus dem REM-Schlaf auf, daher sollten wir den Schlaf idealerweise in dieser Phase beenden. Der periodische Wechsel von tiefen Schlafphasen und Traumschlaf wird „Schlafarchitektur" genannt und zeichnet einen gut „gezimmerten" Schlaf aus.

Menschen schlafen im Schnitt 7 ½ Stunden, wobei die Schlafdauer von Person zu Person unterschiedlich ist und mit dem Alter abnimmt. Etwa 35 % der Menschen schlafen acht Stunden, 30 % sieben Stunden und 20 % sechs Stunden, eine längere oder kürzere Schlafdauer ist eher die Ausnahme. Oftmals kommt es zu kurzen Wachphasen während des Schlafes, am ehesten nach einem Traumschlaf. Auch die Zeit, die es zum Einschlafen braucht, variiert von Mensch zu Mensch und beträgt circa 10–30 Minuten. Gesteuert wird der Schlaf von drei Faktoren: unserer biologischen Uhr, der Zeit seit dem letzten Schlaf und der Dauer des letzten Schlafs. Den stärksten Einfluss hat unsere biologische Uhr, die unseren Körper in der Nacht auf Schlafen stellt. Allerdings erhöht sich der Schlafdruck ebenso, wenn wir schon lange wach waren und/oder in den Nächten davor nicht ausreichend geschlafen haben. Einen kleinen Einfluss dürfte auch die Intensität geistiger Arbeit haben, die jedenfalls die Tiefschlafphasen verlängert. Eine bedenkliche Entwicklung ist, dass sich die durchschnittliche Schlafdauer der Menschen in den letzten 50 Jahren um etwa 20–30 Minuten verkürzt hat. Es ist, als hätten wir keine Zeit mehr zum Schlafen, allerdings erschwert auch das nächtliche Licht unseren Schlaf.
Was ist jedoch die Funktion des Schlafes, was bewirkt er? Ein offensichtliches Merkmal des Schlafes ist, dass er sich am astronomischen Tag-Nacht-Rhythmus orientiert. Da sich auch unsere Aktivitäten und jene der Tiere nach dem Gang der Sonne richten, liegt die Vermutung nahe, dass Lebewesen dann schlafen, wenn sie nichts anderes tun können. Eine Funktion des Schlafes ist daher anscheinend, Energie zu sparen und uns vor Gefahren zu schützen. Tatsächlich kommt es im Tiefschlaf, jedoch nicht im Traumschlaf, zu einer Verminderung des Stoffwechsels und daher zu einem geringeren Kalorienverbrauch. Die größten Effekte hat der Schlaf auf unser Gehirn, insbesondere auf das Gedächtnis und die emotionale Verarbeitung von Erlebnissen. Hier nutzt der Schlaf unsere Inaktivität, um wichtige Instandhaltungsprozesse vorzunehmen, die im Wachzustand nicht möglich wären.

Während des Tages sind wir durch unsere Erlebnisse bewusst oder unbewusst mit einer Vielzahl von Informationen konfrontiert. Gleichzeitig lernen wir jeden Tag neue Fertigkeiten, Verhaltensweisen und soziale Gepflogenheiten. All das landet im Gedächtnis und führt zu Veränderungen der Verbindung der Nervenzellen im Gehirn, also letztlich entweder zu einer Stärkung oder einer Schwächung der Verbindung einzelner Nervenzellen zueinander. Allerdings stellen diese Veränderungen eine Art Zwischenspeicherung des Gedächtnisses dar, da die Verstärkung der Potenzialdifferenzen mit erhöhten energetischen Kosten verbunden ist und nicht unbegrenzt gesteigert werden kann. Während des Schlafes, ungestört durch das Einströmen neuer Informationen, werden diese Potenzialdifferenzen durch eine Neuaufteilung der Informationen auf weitere Nervenzellen abgebaut, sodass die Zellen energetisch entlastet werden und gleichzeitig ihre Fähigkeit, Informationen zwischenspeichern zu können, beibehalten. Dieser Umbauprozess erfolgt zyklisch. Im Tiefschlaf kommt es zu einem entsprechenden Umbau der Zellen, im REM-Schlaf zu einer „Erprobung" und Einübung der neuen Struktur. Tatsächlich ist der Schlaf für die sogenannte Gedächtniskonsolidierung erforderlich, Gedächtnisinhalte werden durch die Neuordnung in eine endgültige Form gebracht. Das führt dazu, dass Gelerntes am nächsten Tag besser abgerufen werden kann als unmittelbar nach dem Lernen. Dies gilt sowohl für das Lernen von faktischem Wissen (wie etwa die neuesten Befehle in der Computersoftware) als auch von bewegungsbezogenen Fertigkeiten (wie etwa Skifahren oder Musizieren). Nach einem guten Nachtschlaf beherrschen wir diese Dinge ein wenig besser als am Tag davor, ganz ohne weitere Übung, dank der nächtlichen Neuorganisation. Das ist eine Wirkung des Schlafes. Gäbe es den Schlaf nicht, wären irgendwann die „Zwischenspeicher" voll und Neues könnte nicht mehr behalten werden.

Eine andere Funktion des Schlafes ist die emotionale Verarbeitung von Erfahrungen. Von den Erlebnissen, die wir im Verlauf eines Tages haben, bleiben insbesondere jene im Gedächtnis, die eine besonders starke emotionelle Tönung haben. Das ergibt Sinn, denn diese Situationen waren entweder sehr förderlich (jemand, der einem etwas Gutes getan hat) oder sehr abträglich (ein Gegenstand, an dem man sich verletzt hat) und somit Dinge, die wir für die Zukunft im Gedächtnis behalten sollten. Allerdings ist insbesondere die gefühlsmäßig negative Tönung von Erfahrungen schlecht für unsere seelische Gesundheit, da sich die negativen Emotionen langfristig summieren und zu Ängsten oder Depressionen führen können. Der Schlaf verhindert diese Anhäufung. Während des Schlafes, genauer gesagt während des REM-Schlafes, kommt es zu einer teilweisen Löschung der emotionalen Tönung von Erfahrungen, insbesondere wenn diese negativ waren. Dadurch bleiben diese Erfahrungen zwar im Gedächtnis, beeinträchtigen jedoch unsere Stimmung nicht nachhaltig. Wir könnten sagen, dass Träume eine Art nächtliche Form der Psychotherapie sind. Belastende Erlebnisse werden durchgearbeitet, sodass sie uns am nächsten Tag weniger anhaben können. Reicht ein Nachtschlaf nicht aus, so wird diese Arbeit in der nächsten Nacht fortgesetzt. In diesem Sinn ermöglicht der Schlaf, uns von emotionalen Verletzungen oder, allgemeiner gesprochen, von Stress zu erholen.

Gleichzeitig führt der REM-Schlaf auch zu einer Wiederherstellung einer „gesunden" emotionalen Einschätzung von Situationen, ohne diese über- oder unterzubewerten. Ausgeschlafen und ausgeträumt lassen wir uns somit weniger leicht in die Irre führen und zu vorschnellen Reaktionen verleiten, weder von Dingen, die uns kränken oder beängstigen, noch von Dingen, die uns große Genugtuung versprechen. So gesehen stärkt Schlaf auch unsere Gelassenheit, Klugheit und Fähigkeit der Selbstkontrolle. Wozu Übermüdung führt, sieht man am deutlichsten an den Wutanfällen „überdrehter" Kinder. Insofern hat das Sprichwort „über etwas zu schlafen" tatsächlich eine biologische Grundlage. Träume bieten, nebenher gesagt, zusätzlich eine Bühne für das spielerische Ausprobieren von Verhaltensweisen, deren Erprobung im echten Leben nicht oder nur schwer möglich wäre. Alpträume etwa ermöglichen es uns, gefahrlos den Umgang mit gefährlichen Situationen zu trainieren, etwas, das uns im Ernstfall zum Vorteil gereichen kann.

Die Funktionen des Schlafes

Funktion	Schlafphase	Auswirkungen
Lernen und Gedächtnis	Tiefschlaf REM-Schlaf	• Konsolidierung des Gedächtnisses • Erneuerung und Umbau von Nervenzellen und Zellverbindungen • Entwicklung des Gehirns bei Kindern
Verarbeitung von Emotionen	REM-Schlaf	• Abschwächung der emotionalen „Ladung" von Erinnerungen • Wiederherstellung einer „gesunden" emotionalen Reaktionsfähigkeit • spielerische Erprobung emotional schwieriger Verhaltensweisen im Traum
Erholung von Systemen im Gehirn	Tiefschlaf	• Abtransport von toxischen Stoffwechselendprodukten • Wiederherstellung neuronaler Ressourcen
Erholung von Systemen im restlichen Körper	Tiefschlaf	• Muskelwachstum • Stärkung des Immunsystems • Verminderung von Entzündungsprozessen • Verbesserung des Blutzuckerhaushalts
Zeiterleben		• Strukturierung der Zeit in ein Gestern, Heute und Morgen
Sonstiges		• Schutz vor Gefahren • Einsparung von Energie • Stressreduktion

Abbildung 15

Weitere Funktionen des Schlafes für das Gehirn sind der Abtransport von toxischen Stoffwechselendprodukten wie etwa Beta-Amyloid, einer eiweißartigen Substanz, welche unter anderem Alzheimer verursacht, die Wiederauffüllung neuronaler Ressourcen, welche während der Wachzeit aufgebraucht wurden, wie etwa dem Glykogen, und die Wiederherstellung beschädigter Nervenzellen. Der Schlaf wirkt auch förderlich auf das Immunsystem, wodurch wir unter anderem weniger anfällig für Infektionskrankheiten werden, und unterstützt die Wundheilung. Während des Schlafes, insbesondere in den Tiefschlafphasen der ersten Nachthälfte, kommt es auch zu einer Zunahme der Ausschüttung von Wachstumshormonen, welche unter anderem das Muskelwachstum nach entsprechender körperlicher Aktivität stimulieren. Schlaf schützt außerdem vor Herz-Kreislauf-Erkrankungen, vermutlich aufgrund seiner entzündungshemmenden und stressreduzierenden Wirkung, und bewahrt uns vor Stoffwechselerkrankungen. Ungenügender Schlaf beeinträchtigt etwa die sogenannte Glukosetoleranz, die Reaktion des Körpers auf die Zufuhr von Traubenzucker, was ein Hinweis auf einen gestörten Zuckerhaushalt und/oder Insulinmangel ist. Haben wir wenig geschlafen, steigert sich darüber hinaus unser Appetit, in Summe fördert das Übergewicht und Diabetes. Zu guter Letzt hat der Schlaf noch eine wichtige psychologische Funktion: Er unterteilt unsere Zeit in ein Gestern, Heute und Morgen. Ohne Schlaf wäre es wesentlich schwieriger, sich zeitlich zu orientieren, da die Zeit dann ohne Struktur, ohne Anhaltspunkte vorübergehen würde. Nicht von ungefähr fragen kleine Kinder, wie oft sie noch schlafen müssen, bis das Christkind oder der Osterhase kommt.
Wie bereits angedeutet, ist ungenügender oder fehlender Schlaf mit einer Reihe von psychischen und körperlichen Beeinträchtigungen verbunden. Manche dieser Störungen zeigen sich unmittelbar am nächsten Tag, andere erst Wochen oder Monate später. Unmittelbar wirkt sich Schlafmangel auf praktisch alle unsere geistigen Funktionen negativ aus. Dazu gehören Aufmerksamkeit, Konzentration, Kurz- und Langzeitgedächtnis, logisches Denken, Entscheidungsfindung, Reaktionszeit und Geschick-

lichkeit. Dies ist der Grund, weshalb Schlafmangel vermehrt Unfälle im Straßenverkehr und in der Arbeit auslöst und auch zu mehr Fehlern und Fehlentscheidungen führt. Etwa 30 % der tödlichen Verkehrsunfälle sind ermüdungsbedingt. Neben den geistigen Fähigkeiten sind auch unsere Stimmung und unsere emotionalen und sozialen Fähigkeiten betroffen. Wenn wir wenig geschlafen haben, sind wir müde, matt und energielos, darüber hinaus sind wir auch weniger fröhlich und gesellig, leichter reizbar und gestresster. Wir können uns schlechter auf andere Menschen einstimmen, misstrauen anderen eher und neigen dazu, stärker auf negative Reize zu reagieren. Wenn wir unausgeschlafen sind, erleben wir andere somit eher als bedrohlich und böswillig. Allerdings können wir auch unsere eigene Gefühlslage schlechter einschätzen. Daher ist es ratsam, bei heiklen Themen erst einmal „darüber zu schlafen", bevor wir eine Entscheidung treffen. Wir sind, wenn wir unausgeschlafen sind, einfach nicht ganz bei uns. Dazu kommt, dass auch unsere Fähigkeit zur Selbstkontrolle vermindert ist, wir verhalten uns leichtsinniger, impulsiver und aggressiver und neigen dazu, verstärkt auf leicht erreichbare Belohnungen wie Alkohol oder Süßigkeiten zurückzugreifen. In Summe ist Schlafmangel daher mit einer hochgradigen Alkoholintoxikation vergleichbar.
Es ist nicht nur der verkürzte oder schlechte Schlaf einer Nacht, der solche Auswirkungen hat. Vielmehr summiert sich der Schlafmangel über Tage oder sogar Wochen hinweg, oft auch unbemerkt, sodass wir nach einer Woche mit nur sechs Stunden Schlaf pro Nacht fast genauso beeinträchtigt sind wie nach einer durchwachten Nacht. Das gilt sowohl für unsere geistigen als auch für unsere sozialen Fähigkeiten. Das Tückische dabei ist, dass wir diese Beeinträchtigungen nicht bemerken, weil wir uns subjektiv oftmals nicht im selben Ausmaß müde fühlen.
Langfristig hat ungenügender Schlaf, also eine Schlafdauer von weniger als 7 Stunden pro Nacht, auch Auswirkungen auf unsere körperliche Gesundheit. Nicht nur ist unsere Immunabwehr beeinträchtigt, es kommt auch zu Bluthochdruck, Diabetes, Herz-Kreislauf-Erkrankungen, Alzheimer und Krebs. Diese Effekte sind bei einer verkürzten

Schlafdauer von weniger als fünf Stunden pro Nacht noch um ein Vielfaches ausgeprägter.

In Summe ist Schlaf eine Phase, die dem Neustart eines Computers gleicht. Offene Dateien und Programme werden geschlossen, der Hauptspeicher geleert, die Indexdateien zur schnellen Suche auf den neuesten Stand gebracht, fehlerhafte Teile der Festplatte markiert und/oder wiederhergestellt, ein Suchlauf für Schadsoftware gestartet und die ausgewählten Programme und Daten neu eingespielt. Ein solcher Neustart behebt oft Probleme „ganz von selbst" und macht den Computer wieder schneller und stabiler. Auch wir sind am Morgen nach einem guten Nachtschlaf wiederhergestellt, frisch und unbehelligt von den Geschehnissen des Vortages. Das Erfrischende und in gewisser Weise Heilsame ist der *Abstand* zum Vortag. Dieser ist dadurch wirklich *vergangen* und mit ihm auch seine Unwegsamkeit. Es wirkt, als würde er einer anderen Zeitrechnung angehören. Wir begegnen dem *neuen* Tag unbelastet, unvoreingenommen und neugierig, aber mit dem mittlerweile ungetrübten *Erfahrungsschatz* des Vortages. Und wir begegnen ihm ausgeruht, mit neuer Kraft, geistiger Schärfe und frischem Elan.

Der Schlaf, so wie Erholung insgesamt, ist jedoch ein empfindliches Pflänzchen. Umwelteinflüsse, Stress und ungünstige Verhaltensweisen können ihn leicht stören und seine Qualität beeinträchtigen. Dann kann es sein, dass wir länger nicht einschlafen können, im Verlauf der Nacht öfter aufwachen oder zu früh erwachen, ohne ausgeschlafen zu sein. In jedem Fall ist der Schlaf verkürzt und sein Erholungswert vermindert. Wenngleich auch fordernde Arbeit unseren Schlaf beeinträchtigen kann, sind es insbesondere zwischenmenschliche Konflikte, emotionale Verletzungen oder Situationen, die uns überfordern oder an unserem Selbstwert kratzen, die Schlafprobleme verursachen. Solche Ereignisse gehen unter die Haut und beschäftigen uns daher auch länger. Umso mehr ist es an solchen Tagen wichtig, die Arbeit gedanklich in den Hintergrund treten zu lassen, um mit der nötigen geistigen und körperlichen Ruhe zu Bett zu gehen. Ähnliches gilt auch für die berufliche Verwendung von

Computern oder Smartphones am Abend. Diese beeinträchtigt ebenso den Schlaf, insbesondere bei hohem Arbeitsdruck, wenig Gestaltungsspielraum und unzureichender Begrenzung des Gebrauchs.

Was Sie tun können, um das Erholungspotenzial des Schlafes möglichst auszuschöpfen:

- → Schlafen Sie 7–9 Stunden täglich.
- → Achten Sie auf gute Schlafbedingungen. Das Schlafzimmer sollte kühl (18–19 Grad Celsius), ruhig und dunkel sein. Umgebungslicht lässt sich durch Außenjalousien oder lichtdichte Vorhänge abschirmen.
- → Vermeiden Sie den Konsum von Kaffee oder anderen aufputschenden Getränken nach 15 Uhr, insbesondere, wenn Sie darauf empfindlich reagieren.
- → Vermeiden Sie helles Licht, insbesondere mit hohem Blauanteil, etwa eine Stunde vor dem Schlafengehen. Das betrifft vorwiegend die Verwendung von Smartphones und Computern.
- → Vermeiden Sie aufregende bzw. aktivierende Aktivitäten vor dem Schlafengehen. Dazu gehören zum Beispiel intensiver Sport und geistig oder emotional schwierige Tätigkeiten wie Arbeit oder konflikthafte Telefongespräche. Sexuelle Erregung ist hiervon ausgenommen.
- → Tun Sie Dinge, die es Ihnen erleichtern, die Arbeitsprobleme gedanklich in den Hintergrund treten zu lassen. Dazu gehören Spaziergänge im Grünen, Hobbys oder Lesen. Wenn der Tag besonders dicht war, planen Sie eine Zeit am frühen Abend ein, um ihn Revue passieren zu lassen, Ihre Gedanken zu sortieren und Dinge, die Sie beschäftigen, aufzuschreiben. Erlauben Sie sich dann, die Probleme für den restlichen Tag zu vergessen.
- → Entwickeln Sie ein abendliches Entspannungsritual. Dazu gehört zum Beispiel Musikhören, Lesen, oder eine Entspannungsübung oder Meditation.
- → Machen Sie sich keinen Druck, wenn Sie nicht einschlafen können. Stehen Sie nach 20 Minuten auf und beschäftigen Sie sich in einem anderen Raum mit etwas Entspannendem. Wenn störende Gedanken aufkommen, denken Sie bewusst an Erlebnisse, die am zu Ende gehenden Tag schön waren.

4.5 Wochenende

Englisches Wochenendwetter des Jahres 1954

Der Sommer des Jahres 1954 war in England katastrophal. Es regnete fast unentwegt, die Sonne zeigte sich selten, die Temperaturen waren unterdurchschnittlich. Besonders betroffen waren die Wochenenden. Ausgerechnet dann zeigte sich das Wetter von seiner abscheulichsten Seite, es verhöhnte die Britinnen und Briten förmlich. Die Empörung über die witterungsbedingt getrübten Sommerwochenenden zwang sogar die königliche Meteorologie zu einer Stellungnahme. Im Spätherbst 1954 erschien in der Fachzeitschrift *Weather* eine Analyse von Paul Laycock, dem britischen Chefmeteorologen, über das sommerliche Wochenendwetter jenes Jahres. Das Wetter war zwar nicht ganz so schlecht gewesen wie in der öffentlichen Wahrnehmung, dennoch war mehr als die Hälfte der wöchentlichen Regenmenge immer an den beiden Wochenendtagen gefallen, wohingegen die Mittwoche kaum Regen abbekommen hatten. Paul Laycock sinnierte, sicherlich mit Augenzwinkern, ob man in den Folgejahren das Wochenende um drei Tage verschieben sollte, und schloss seinen Aufsatz mit den Worten: „Man kann jedoch hoffen, dass Sommer wie jener von 1954 in Zukunft selten sein werden und die Zahl der erbärmlichen Wochenenden, die sie enthalten, nicht an die dieses Jahres herankommen und diese schon gar nicht übertreffen." So groß kann der Frust über die beschränkte Nutzbarkeit von Wochenenden sein, auch schon Mitte des letzten Jahrhunderts. Gleichzeitig war dieser Aufsatz die weltweit erste Erwähnung von „weekend" (Wochenende) in einer wissenschaftlichen Publikation.

Wochenenden in ihrer heutigen Form sind tatsächlich etwas Neues, jedenfalls für die Mehrheit der Bevölkerung. Zwar wurde ein freier Samstagnachmittag bereits Mitte des 19. Jahrhunderts eingeführt, jedoch kam es in Deutschland und Österreich erst 1956 zu einer schrittweisen Einführung der 5-Tage-Woche und somit zu einem freien Samstag, wobei Schülerinnen und Schüler bis in die 1980er-Jahre am Samstagvormittag noch zur Schule mussten. Die 7-Tage-Woche reicht weit in die Geschichte der Menschheit zurück. Im Alten Testament hat Gott den letzten Tag der Woche zum Feiertag erklärt. An diesem Tag sollte die Arbeit ruhen, sodass der Mensch sich der tieferen Bedeutung des Lebens besinnen konnte. Insofern galt dieser Tag als heilig. Wenngleich die Woche keine astronomische Entsprechung hat wie der Tag, der Monat oder das Jahr, ist sie vermutlich dennoch kein Zufall. Bei Tier und Mensch wurden nämlich bei unterschiedlichen körperlichen Prozessen 7-Tages-Rhythmen, sogenannte Zirkaseptanrhythmen, festgestellt, etwa bei einem für die Energieversorgung von Zellen bedeutsamen Enzym oder bei der Wundheilung, die unabhängig von der Kalenderwoche auftreten und somit als biologisch angesehen werden können. Das legt die Vermutung nahe, dass die 7-Tage-Woche zwar keine astronomische, jedoch eine biologische Entsprechung hat.

Das Wochenende ist der gefeierte Höhepunkt der Woche. Werktags fiebern wird dem Freitag entgegen, die kaum zu erwartende Schwelle in die freie Zeit am Wochenrand. Am Wochenende haben wir Zeit für all das, was sich unter der Woche nicht ausgeht: im Bett liegen zu bleiben, viel zu essen oder wandern zu gehen. Das Wochenende betrifft jedoch nicht uns allein, sondern gilt für die meisten Menschen unserer Gesellschaft. Daher können wir uns am Wochenende nicht nur ungeniert ausruhen, sondern wir können auch Zeit mit Familie, Freundinnen und Freunden verbringen, schließlich sind auch sie zu Hause und nicht in der Arbeit. Deshalb finden am Wochenende Feiern jeglicher Art statt, von der Geburtstagsfeier bis zur Hochzeit, und ebenso Zusammenkünfte, vom Gottesdienst bis zum Fußballspiel. In diesem Sinn ist, auch wenn wir nicht religiös sind, das Wochenende „heilig". Es ist eine Zeit, die *besonders* ist und nicht angetastet werden sollte.

Das Wochenende unterscheidet sich tatsächlich deutlich vom Rest der Woche. Wir schlafen länger und tiefer, stehen später auf, sind weniger belastet und gehetzt, positiver gestimmt und weniger müde und schütten auch eine geringere Menge an Stresshormonen aus als unter der

Woche. Der Blutdruck ist niedriger, ebenso das Risiko für einen Herzinfarkt. Obwohl wir die Vorzüge des Wochenendes oftmals überbewerten, hat diese arbeitsfreie Zeit offensichtlich positive Auswirkungen auf unser Wohlbefinden und unsere Gesundheit. Die Gründe hierfür sind die uns schon bekannte Entbindung von der Belastung der Erwerbsarbeit und die damit einhergehende körperliche und seelische Entspannung, die Pflege von Sozialkontakten sowie die Möglichkeit, Neigungen und Bedürfnissen selbstbestimmt nachzugehen. In diesem Sinn ist das Wochenende ebenso wie Arbeitspausen, der Feierabend und der Schlaf eine Quelle der Erholung. Ermüdung, die sich im Verlauf der Woche angehäuft hat, kann am Wochenende abgebaut werden.

Diese Erholung basiert auf mehreren Faktoren. Einer der wichtigsten ist, dass wir am Wochenende nicht arbeiten. Erst dadurch sind wir entlastet und haben Zeit für erholsame Tätigkeiten. Bei jenen, die am Wochenende einer Erwerbsarbeit nachgehen, wie etwa Krankenpflegepersonen, kommt es naturgemäß nicht zu einem Abbau der Ermüdung. Der zweite Faktor ist der Schlaf. Schlafen wir uns am Wochenende aus, insbesondere wenn wir unter der Woche ein Schlafdefizit angehäuft haben, schützt uns das vor den negativen Folgen von Schlafmangel an Werktagen, etwa die Gesundheit des Herz-Kreislauf-Systems betreffend. In diesem Sinne ist der sonntägliche Schlaf eine Maßnahme der Gesundheitsförderung. Drittens fördert Entspannung unsere Erholung. Personen, die sich am Wochenende entspannen konnten, fühlen sich am Beginn der nächsten Arbeitswoche erholter, fröhlicher, selbstsicherer, gelassener und motivierter. Entspannung scheint in mehreren Studien als wesentlicher Faktor für eine erfolgreiche Erholung am Wochenende auf. Das bedeutet nicht, dass wir nicht auch Aktivitäten setzten können, wenn das unserer Bedürfnislage und unserem Wunsch nach Selbstbestimmung entspricht, der Abbau von Stress hat jedoch Vorrang.

Ein wesentlicher Faktor für die Erholung am Wochenende ist die Erfüllung unseres Bedürfnisses nach Zugehörigkeit und Nähe. Das geschieht dadurch, dass wir Zeit mit unserem Partner bzw. unserer Partnerin oder unseren Freundinnen und Freunden verbringen. Je mehr wir gemeinsamen Aktivitäten etwas abgewinnen können, desto besser gelingt es, zu entspannen und die Arbeit gedanklich hinter sich zu lassen. Erfreulich ist, dass selbst Konflikte mit unserer Partnerin oder unserem Partner unsere Erholung nicht untergraben, wenngleich sie diese auch nicht fördern. Ein Streit ist somit erholungsneutral, auch wenn er nicht erbaulich ist. Dabei ist es nicht nur die Partnerin oder der Partner, die bzw. der unser Bedürfnis nach Zugehörigkeit stillen kann. Auch der Austausch mit unseren Kindern oder der Kontakt zu Freundinnen und Freunden hat vergleichbare Effekte. Sind wir von lieben Menschen umgeben, fällt es uns leichter, die Arbeit zu vergessen und innerlich zur Ruhe zu kommen. Allerdings ist auch die Wochenendruhe, wie die Erholung am Tagesrand und der Schlaf, nicht davor gefeit, von unserer Arbeit beeinträchtigt zu werden. Zum Beispiel ist Zeitdruck ein Faktor, der unsere Erholung stört. Haben wir zu viel zu tun, kann das dazu führen, dass wir unser Wochenpensum vor dem Wochenende nicht erledigen können. Dies bewirkt, dass wir am Wochenende – gewollt oder ungewollt – die Arbeit im Kopf mit uns herumtragen. Sich auf die schönen Dinge des Lebens einzulassen wird dadurch schwer. Wir können die Wochenendaktivitäten und selbst das Zusammensein mit unserer Partnerin oder unserem Partner oder unseren Freundinnen und Freunden nicht genießen. Vielmehr werden diese sogar als störend erlebt, schließlich wollen wir ja die anstehenden Probleme lösen. Auch der Schlaf kommt dann unter die Räder. Was können wir also tun? Im Falle unfertiger Arbeit ist eine Möglichkeit, sich die offenen Punkte aufzuschreiben, sodass wir diese bis Montag vergessen können. Lindert das die gedankliche Weiterbeschäftigung nicht, ist es besser, die dringendsten Vorhaben noch am Wochenende zu erledigen, bevor sie uns die Freizeit gänzlich verderben. Dann ist wenigstens nach deren Abschluss noch Erholung möglich.

Das Wochenende ist eine besondere Zeit der Woche. Es sind Tage, auf die wir uns freuen können, und gleichzeitig Tage, die die Woche abschließen und dadurch dem Lauf der Zeit – so wie der Nachtschlaf –

eine Struktur verleihen. Das Wochenende definiert eine nächste und eine vorige Woche und so etwas wie einen mehrwöchigen Zeitraum. Es ist eine freie Zeit, die wir mit anderen teilen. Das erhöht den Erholungswert, verglichen mit freien Tagen unter der Woche, da wir sie *gemeinsam* verbringen können. Die Freizeit wird dadurch *nutzbarer*. Ein Wochenende ist nicht durch andere Tage der Woche ersetzbar. Es ist jene Zeit, in der wir die Ermüdung, die sich über die Woche hinweg aufgebaut hat, wieder abbauen können. In der Regel ist das Wochenende dafür auch ausreichend. Sind wir am Sonntagabend noch erschöpft, ist das ein Zeichen dafür, dass wir mehr Erholung bräuchten. Dann ist vielleicht ein Urlaub angesagt. Mit längeren Erholungsphasen, also dem Urlaub, werden wir uns im anschließenden Kapitel beschäftigen.

!

- → Nehmen Sie sich eine Auszeit von der Arbeit, sowohl real als auch digital.
- → Schließen Sie am Freitag die Arbeitsaufgaben ab, die Ihnen wichtig sind, und vergessen Sie den Rest bis Montag.
- → Schlafen Sie am Wochenende so lange Sie möchten, schlafen Sie sich gewissermaßen gesund.
- → Machen Sie am Wochenende Dinge, die Sie entspannen und die Ihnen Freude bereiten.
- → Verbringen Sie unbeschwerte Zeit mit Ihrer Partnerin oder Ihrem Partner, Ihren Kindern, Freundinnen und Freunden.
- → Nehmen Sie sich auch Zeit für eigene Unternehmungen und Interessen.
- → Machen Sie Bewegung, wenn Ihnen danach ist.

4.6 **Urlaub**

Wir alle haben manchmal den Wunsch, den Alltag hinter uns zu lassen. Es gibt immer etwas, dem wir entfliehen wollen: der Stadt mit ihrem Getümmel, ihrem Lärm und ihrer Hektik, den Anforderungen der Arbeit und des Alltags, dem Sich-beweisen-Müssen im Beruf und Alltag, der Verantwortung für die Betreuung von Kindern oder älteren Angehörigen, unangenehmen Erinnerungen, übersteigerten Erwartungen oder einfach den Verpflichtungen des Lebens insgesamt. Dieser Wunsch ist eine alte Sehnsucht der Menschheit. In nahezu allen Kulturen trauert man dem „verlorenen Paradies“ nach, dem „Goldenen Zeitalter“, einer Zeit, in der die Menschen friedlich in die natürliche Umwelt eingebettet waren und keinen Streit, keinen Krieg, keine Mühsal, keine Scham und keine Not kannten. Aus psychologischer Sicht ist dieser Ort oder dieses Zeitalter die Zeit unserer Kindheit oder sogar die vorgeburtliche Zeit – eine Zeit des Versorgt-Seins, der Verpflichtungslosigkeit und Unbeschwertheit. Tatsächlich ist es etwas, das wir alle erlebt haben, als einmal hilflos geborene und gesäugte Geschöpfe, und das daher in unserem Erfahrungsschatz verankert ist, wenngleich eher als Gefühl denn als konkrete Erinnerung. Das Bestreben, dahin zurückzukehren, wird, wie bereits in Kapitel 3.1 (S. 70) erwähnt, in der Psychologie als Regression bezeichnet. Sie tritt insbesondere dann auf, wenn die Anforderungen der Gegenwart als unerfüllbar erlebt werden und ein Ausweg gesucht wird. Regression ist in solchen Situationen eine Bewältigungsstrategie, um an der harschen Realität nicht zu verzweifeln und wenigstens eine vorübergehende Entlastung zu erfahren. Regression kann jedoch auch einfach als unser Bestreben *nachzugeben* gewertet werden und ist damit der psychologische Wegbereiter für Erholung.

Diesem Wunsch, dem Alltag zu entfliehen, haben Kulturen auf unterschiedliche Weise Rechnung getragen. Feste und Riten haben zweifellos eine solche Funktion, ebenso wie die Herstellung bestimmter Zustände durch Gesänge, Tänze oder bewusstseinsverändernde Substanzen, Gebete und Meditation. Auch das Erzählen von Geschichten oder deren Aufführung in Film und Theater dient diesem Zweck, genauso wie Musik. All das entführt uns in eine andere Welt und lässt uns den Alltag ein wenig vergessen, hilft uns *abzuschalten*. Auch der Urlaub, im

Englischen „holiday“ oder „Feiertag“, ist von diesen Wünschen beseelt. Entsprechend wird er auch beworben: als eine Zeit, in der wir „den Alltag außen vor lassen“ und „einfach mal wieder abtauchen“ können. Vom Urlaub erhoffen wir uns, den Verpflichtungen des Alltags eine Zeitlang zu entkommen. Die positive Seite dieser Flucht ist der Wunsch nach Unbeschwertheit, Leichtigkeit und Freiheit, der Wunsch eine Zeitlang genießen zu können, auf der Empfängerseite zu sein und zu entspannen. Zu diesem Grundbedürfnis gesellen sich je nach Bedürfnislage auch andere Wünsche. Einer ist der Wunsch nach innerer Ruhe, Einkehr und Selbsterkenntnis, symbolisiert etwa durch den Gang in die Wüste, den Rückzug ins Gebirge, das Aufsuchen einer Wildnis oder das Meditieren. Hier verbinden sich zwei Wünsche: *weg*zukommen und *zu sich* zu kommen, eine innere, vielleicht auch spirituelle Erfahrung zu machen, etwas, das nur in Abgeschiedenheit möglich ist. Ein zweites Motiv ist die Neugierde und Abenteuerlust, der Wunsch, etwas Unbekanntes zu entdecken: ein Kulturgut, eine Stadt, ein Land oder einen unentdeckten Landstrich. Dieser Wunsch ist die Grundlage von „Reisefieber“ und Fernweh und letztlich der Antrieb, in unbekannte Gefilde aufzubrechen und die Beschwerlichkeit des Reisens auf sich zu nehmen. Notgedrungen müssen wir hierfür unseren Alltag zurücklassen. Für die meisten von uns ist der Urlaub jedoch auch eine Möglichkeit, Zeit mit vertrauten Menschen zu verbringen und gemeinsam etwas zu erleben. Nicht zuletzt spielt bei der Wahl einer Urlaubsdestination ein Faktor mit, der mit dem unmittelbaren persönlichen Erleben und Wohlbefinden wenig zu tun hat: unser Ansehen. Schließlich möchten wir zu Hause nicht mit leeren Händen dastehen, sondern eine Reise präsentieren können, die sich herzeigen lässt.
Trägt nun die Erfüllung dieser Wünsche zur Urlaubszufriedenheit bei? Ja. Die wichtigsten Faktoren für einen zufriedenstellenden Urlaub sind Entspannung und die Möglichkeit, den Alltag hinter sich zu lassen. Das klingt vertraut und erinnert an die zwei wichtigsten Voraussetzungen für Erholung: Abschalten und Stressabbau. Urlaub macht demnach

glücklich, wenn wir uns gut erholen. An dritter Stelle steht die soziale Dimension: wie sehr wir mit Partnerinnen und Partnern, Familie, Freundinnen und Freunden im Einklang stehen, wir könnten sagen, wie zugehörig und geborgen wir uns fühlen. Auch die Befriedigung dieses Bedürfnisses fördert unsere Erholung. Erst an vierter Stelle spielt die Qualität von Unterkunft und Verpflegung eine Rolle. Zusätzlich ist auch das Ausmaß an Selbstbestimmung bedeutsam: inwieweit wir ausreichend Zeit für uns und unsere Bedürfnisse haben und den Tagesablauf selber gestalten können. Wie zufrieden wir mit unserem Urlaub sind, hängt somit stark davon ab, wie gut wir uns erholen können.

Urlaub, eine mehrtägige bis mehrwöchige Auszeit von der Arbeit, ist zweifelsohne erholsam und reiht sich damit in die Liste der anderen Erholungsepisoden ein: Arbeitspausen, Feierabend, Schlaf und Wochenende. Am augenscheinlichsten ist die Verbesserung des Wohlbefindens. Obwohl sich unsere Stimmung und unsere körperliche Verfassung in der Zeit vor dem Urlaub oftmals ein wenig verschlechtern, vermutlich aufgrund der Notwendigkeit, noch Arbeitsaufgaben abzuschließen, kommt es während des Urlaubs zu einer deutlichen Verbesserung. Diese Beflügelung ist besonders in den ersten Urlaubstagen ausgeprägt, wenn wir quasi in die „heilige Zeit" des „Goldenen Zeitalters" eintauchen. Wann das Maximum an Wohlbefinden – und damit ein Zustand der Erholung – erreicht ist, hängt vom Grad der Ermüdung zu Beginn des Urlaubs ab. Meist liegt es zwischen dem vierten und dem zehnten Urlaubstag. Wir können davon ausgehen, dass die Erholung dann weitestgehend abgeschlossen ist und wir uns in vollen Zügen dem Erleben zuwenden können. Der Wermutstropfen ist allerdings, dass dieses Erholt-Sein nicht von Dauer ist. Bricht der Alltag wieder über uns herein, kommt es erneut zu einer Zunahme der Ermüdung. Spätestens ein bis zwei Wochen nach dem Urlaub sind wir in Sachen Wohlbefinden wieder dort, wo wir vor dem Urlaub waren. Der Alltag fordert eben seinen Tribut.

Neben der Zunahme des Wohlbefindens kommt es während des Urlaubs auch zu einem deutlichen Rückgang von Müdigkeit und Erschöpfung sowie zu einer Abnahme des Stresserlebens und allfälliger körperlicher Beschwerden. Unsere Lebenszufriedenheit nimmt hingegen zu. Die Reduktion des Stressniveaus spiegelt sich auch körperlich wider: Blutdruck und Herzfrequenz sind im Vergleich zum Arbeitsalltag geringer. Leider lässt sich über Stresshormone und andere biologische Parameter wenig sagen, da diese bislang während eines Urlaubs nicht untersucht wurden. Wenn Personen verreisen, ist die Erhebung solcher Größen schwierig. Allerdings gilt auch für diese Effekte, dass sie bald nach dem Urlaub wieder abklingen. Die ernüchternd kurze Dauer des Urlaubseffektes ist jedoch nicht ganz überraschend. Genauso wie bei kürzeren Erholungsepisoden wie etwa Arbeitspausen kommt es bei Wiederaufnahme der Arbeit zu einem erneuten Anstieg der Ermüdung. Erholung ist eben nie von dauerhafter Natur.

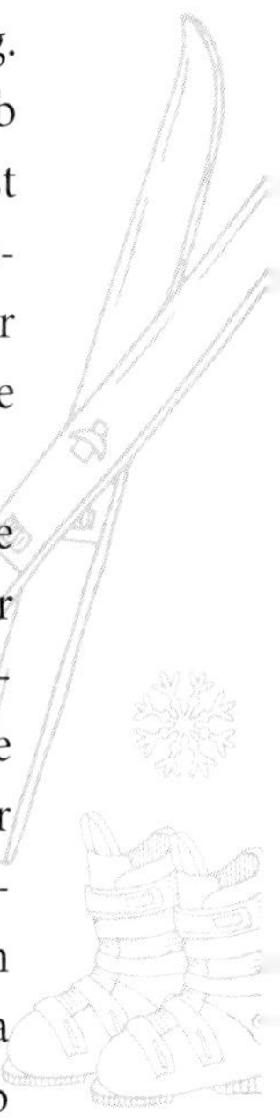

Nicht alle Menschen profitieren jedoch von einem Urlaub. In einer Studie über einen Winterurlaub kam es bei etwa 15 % der Urlaubenden zu einer leichten Verschlechterung des Befindens, für 20 % hatte der Urlaub keinen Effekt. Inwieweit sich dieses Ergebnis auf andere (Sommer-)Urlaube verallgemeinern lässt, bleibt unklar, da ein Skiurlaub mit körperlicher Anstrengung und anderen Widrigkeiten verbunden sein kann und deshalb vielleicht nicht jedermanns Sache ist. Andererseits hat Urlaub einen ausgleichenden Effekt. Bei Personen, die viel und intensiv arbeiten, etwa Perfektionistinnen und Perfektionisten oder Workaholics, und deshalb im Alltag schlecht gestimmt und müde sind, kommt es im Urlaub zu einem größeren Zuwachs des Wohlbefindens und damit zu einem Angleichen an das Niveau von weniger belasteten Arbeitnehmerinnen und Arbeitnehmern. In anderen Worten „wäscht" ein Urlaub Unterschiede zwischen Menschen heraus. Menschen, die – aus welchen Gründen auch immer – mehr Stress haben, profitieren in einem größeren Ausmaß von einem Urlaub. Wir könnten auch sagen: Abseits des Alltagsstresses, in der Unbeschwertheit des Urlaubs, geht es allen Menschen gut.

Ein Urlaub hat jedoch nicht nur die beschriebenen kurzfristigen Effekte auf unser Wohlbefinden, sondern auch langfristige Effekte auf unsere

körperliche und seelische Gesundheit. In mehreren groß angelegten Studien zeigte sich, dass Personen, die seltener bzw. weniger lang auf Urlaub gehen, etwas früher sterben als jene, die den ihnen zustehenden Urlaub jährlich konsumieren, vorrangig aufgrund von Herz-Kreislauf-Erkrankungen. Im Vergleich zu anderen Risikofaktoren wie Rauchen, Bluthochdruck oder Bewegungsmangel ist jedoch der Einfluss von (unzureichendem) Urlaub auf unsere Lebenserwartung gering. Trotzdem wirkt sich unzureichender Urlaub auf unsere Gesundheit aus, auch auf unsere seelische Gesundheit. Personen, die seltener Urlaub machen, leiden häufiger an Depressionen und benötigen entsprechend auch mehr antidepressive Arzneien. Überdies sind Menschen, die mehr Urlaub machen, allgemein gesünder und mit dem Leben zufriedener. Wir könnten sagen: Urlaub hilft mit, unsere Gesundheit zu erhalten.
Was trägt nun zur Erholung bei, was macht einen Urlaub erholsam? Hierbei spielen zwei Faktoren eine Rolle: die Entlastung von Arbeit und Alltag und die Möglichkeit, unbeschwert den eigenen Bedürfnissen nachzugehen. Es ist nicht leicht, diese beiden Faktoren getrennt voneinander zu untersuchen, da sie in der Regel Hand in Hand gehen: Die urlaubsbedingte Unterbrechung der Arbeit schafft eben Freizeit, die wir nach Belieben nutzen können. Allerdings waren in der schon in Kapitel 3.1 (S. 70) erwähnten Studie über die Wirkung einer Militärübung diese beiden Faktoren nicht gekoppelt. Die Reservisten, die zur Übung einrückten, waren zwar von Arbeit und Alltag freigespielt, hatten jedoch keine Freizeit, sondern mussten das militärische Trainingsprogramm absolvieren. Trotzdem kam es zu einem Abbau von Ermüdung und Stress. Diese Studie weist darauf hin, dass allein schon die Entlastung von Arbeit und Alltag einen Erholungseffekt hat, wenngleich die Möglichkeit, zusätzlich den eigenen Bedürfnissen nachzugehen, diesen aller Wahrscheinlichkeit nach noch verstärkt.

Was den Urlaub erholsam macht

Faktor	Auswirkung auf Erholung
Dauer	• keine Auswirkung, wenn Urlaubsdauer mindestens 7–10 Tage beträgt
Verreisen	• Urlaub etwas erholsamer, wenn man verreist
Umweltfaktoren	• Urlaub erholsamer, wenn Umgebungstemperatur über 25 °C liegt
Gestaltung	• Zeit für eigene Bedürfnisse fördert Erholung • entspannende Tätigkeiten fördern Erholung • größere Urlaubszufriedenheit geht mit größerer Erholung einher

Abbildung 16

Will man die Effekte des Urlaubs verstehen, stellt sich auch die Frage, ob es vorwiegend um die Entlastung von der Erwerbsarbeit oder auch um die Entlastung von privaten Verpflichtungen geht. Auch das ist wissenschaftlich nicht leicht zu untersuchen. Eine Möglichkeit gibt es jedoch: Personen, die im Urlaub zu Hause bleiben, mit jenen zu vergleichen, die verreisen. Während diejenigen, die zu Hause bleiben, weiterhin mit ihrem Alltag konfrontiert sind, obwohl die Erwerbsarbeit ruht, sind jene, die verreisen, auch von ihren Alltagsverpflichtungen entbunden. Tatsächlich macht das einen Unterschied, Verreisen fördert die Erholung in einem etwas größeren Ausmaß als ein Urlaub zu Hause. Das hat weniger mit dem Wegfall der Hausarbeit zu tun, da sich viele Menschen auch im Urlaub selbst versorgen, sondern damit, dass wir leichter in Urlaubsstimmung kommen. Dadurch sind wir gedanklich weniger mit der Arbeit befasst und können die Freizeit in vollen Zügen auskosten. Wir schlafen länger, machen mehr Sport und verbringen mehr Zeit mit Familie oder Freundinnen und Freunden. In dieses Bild passt auch der Befund, dass Pensionistinnen und Pensionisten ebenfalls von einem Urlaub profitieren, obwohl sie keiner Erwerbsarbeit nachgehen. Zusam-

menfassend heißt das, dass ein Teil des Urlaubseffekts tatsächlich damit zu tun hat, dass wir dem Alltag entfliehen. Das bedeutet aber nicht, dass ein Urlaub zu Hause nicht auch erholsam sein kann. Wir müssen uns dann allerdings um unsere Erholung mehr bemühen und dem Alltag bewusst abschwören. Das bedeutet, jeden Tag eine Freizeitaktivität zu planen und sich etwas zu gönnen, sodass wir uns nicht vom Alltagstrott einholen lassen.
Trotzdem ist der Abstand vom Alltag quasi nur die „halbe Miete". Wie die nicht durchgängig positiven Reaktionen auf den Winterurlaub in der oben erwähnten Studie andeuten, hängt der Erholungswert eines Urlaubs auch davon ab, wie wir diesen *gestalten*. Dabei geht es weniger um die einzelnen Aktivitäten – diese unterliegen unseren individuellen Interessen –, sondern vielmehr darum, dass wir das tun, was der eigenen Bedürfnislage entspricht und damit Freude bereitet. Je mehr Zeit wir für uns und unsere Bedürfnisse einräumen können, desto erholsamer erleben wir unseren Urlaub und desto größer ist auch unsere Urlaubszufriedenheit. Ähnliches gilt für das Ausmaß an Urlaubsfreuden. Je mehr wir dem etwas abgewinnen können, was wir während des Urlaubs tun, desto besser gelingt unsere Erholung. Allerdings gibt es *eine* konkrete Aktivität, die unabhängig von unseren Neigungen den Erholungswert eines Urlaubs steigert: Entspannung. Gehen wir entspannenden, unbeschwerten Tätigkeiten nach, fördert das unser Wohlbefinden. Das heißt natürlich nicht, dass wir deshalb den ganzen Tag in der Hängematte liegen müssen, ob uns danach ist oder nicht. Es heißt aber, dass der Urlaub von einem Gefühl der Leichtigkeit und Anstrengungslosigkeit getragen sein sollte, nicht vom Leistungsprinzip. Dies passt mit dem Befund einer Studie zusammen, der etwas Klischeehaftes an sich hat: nämlich dass der Erholungswert eines Urlaubes sich mit der durchschnittlichen Temperatur am Urlaubsort erhöht. In wärmeren Gegenden erholen wir uns besser. Der Grund ist vermutlich das entspannte Lebensgefühl in südlichen Ländern, welches es uns leichter macht nachzugeben und uns zu entspannen.

Naturgemäß leidet Erholung durch Stress und negative Erlebnisse, sowohl selbstgemachte als auch unverschuldete. Die Befunde über Erwerbsarbeit während des Urlaubs sind demgegenüber gemischt. Wenn wir ohne Druck und aus Freude arbeiten und die Arbeit zeitlich nicht die Überhand gewinnt, hat Arbeiten während längerer Urlaube keinen negativen Effekt, fördert die Erholung jedoch auch nicht. Wenn wir hingegen arbeiten, weil wir uns dazu verpflichtet fühlen, oder während eines Kurzurlaubs, vermindert das unsere Erholung sehr wohl. In Summe lebt somit ein erholsamer Urlaub davon, den eigenen Bedürfnissen Raum zu geben. Das bedeutet jedoch nicht, dass wir deswegen unsere Familie oder unsere Mitreisenden vernachlässigen müssen, schließlich kann ja auch die Gemeinschaft und das Sich-dem-anderen-Zuwenden ein Bedürfnis sein. Allerdings sind wir insbesondere bei einem Familienurlaub gut beraten, wenn jedes Familienmitglied mit seinen Wünschen zum Zug kommt. Dann sind alle zufrieden und Konflikte unwahrscheinlich.

Eine Frage, die zu vielen Diskussionen führt, ist jene nach der optimalen *Urlaubsdauer*. Früher wurde angenommen, dass diese drei Wochen betragen muss, um sich bestmöglich zu erholen. Allerdings findet diese Zeitspanne keine Entsprechung in Studien zur Urlaubswirkung. In diesen zeigt sich vielmehr, dass die Urlaubsdauer keinen Einfluss auf den Urlaubseffekt hat, weder auf Wohlbefinden und Ermüdung noch auf gesundheitliche Beschwerden am Ende des Urlaubs oder in der Zeit danach, sofern die Urlaubsdauer mindestens eine Woche beträgt. Der Grund hierfür liegt darin, dass der größte Zugewinn an Erholung in den ersten 8 Tagen eines Urlaubs erfolgt, sodass der Erholungszuwachs in der zweiten Urlaubswoche kaum mehr ins Gewicht fällt. Eine Urlaubsdauer von 10–14 Tagen sollte daher ausreichen, um sich gut zu erholen. Eine längere Urlaubsdauer mag unter bestimmten Umständen sinnvoll sein, etwa dann, wenn eine große Erholungsbedürftigkeit vorliegt, wenn der Urlaub zur Selbstreflexion bzw. beruflichen Neuorientierung genutzt werden soll oder mit besonderen Belastungen verbunden ist,

wie z. B. größeren Zeitzonenunterschieden oder klimatischen Veränderungen. Natürlich sind auch Kurzurlaube von einigen Tagen erholsam, allerdings zu einem geringeren Grad als eine „normale“ 14-tägige Auszeit.
Ein Urlaub ist, insbesondere wenn wir verreisen, mit zwei Herausforderungen verbunden: dem Urlaubsbeginn bzw. der Zeit vor dem Urlaub sowie dem Urlaubsende bzw. den Tagen danach. Vor dem Urlaub staut sich oftmals die Arbeit, da wir noch Aufgaben erledigen wollen oder müssen, bevor die Reise beginnt. Das hat mitunter auch seinen Sinn, da der Abschluss einer Tätigkeit das Abschalten erleichtert, wohingegen unfertige Aufgaben uns geistig befassen und dadurch die Erholung stören. Allerdings zwingt uns das vor dem Urlaub zu Mehrarbeit. Das stresst und ermüdet. Dazu kommen die Urlaubsvorbereitungen und die Reise selber. Für Routiniers ist das Packen für einen dreiwöchigen Berg- und Badeurlaub in Mexiko kein Problem. Wenn wir das noch nicht so oft gemacht haben, tüfteln wir hingegen etwas länger an dieser Aufgabe. Auch Reisen ist beschwerlich: Nicht nur müssen wir zu Unzeiten am Flughafen erscheinen oder ungeplant Zeit im Stau verbringen, auch eine allfällige Zeitumstellung durch die Überschreitung von Zeitzonen, das Anpassen an eine neue Klimaregion sowie an fremde Betten und eine ungewohnte Küche gehen nicht spurlos an uns vorüber. Allerdings muten wir uns in Sachen Reisen überhaupt viel zu. Übersiedelt man eine Ratte in einen neuen Käfig oder führt ein Rind auf eine neue Weide, so löst das eine Stressreaktion aus, Herzfrequenz und Blutdruck steigen. Wir Menschen hegen hingegen die Überzeugung, dass das alles kein Problem sein darf. Allerdings: Allein die Fahrt in einen hundert Kilometer entfernten Kurort macht sich schon in einem erhöhten Blutdruck am Reisetag und am Tag danach bemerkbar. Und wahrlich, das ist keine Reise nach Patagonien. Auch ist das Herzinfarktrisiko an den ersten beiden Urlaubstagen am größten. Mit anderen Worten: Der Urlaubsbeginn ist mit einem gewissen Stress verbunden, der allerdings rasch

wieder abklingt. Diesen Stress können wir dadurch minimieren, dass wir ausreichend Zeit einplanen, nicht die entferntesten Destinationen anstreben und den Weg zum Ferienort stressarm gestalten. Das heißt, statt Samstag erst Sonntag oder Montag verreisen, den Urlaub in einer näher gelegenen Destination verbringen und statt Flugzeug oder Auto zum Beispiel Bahn oder Fahrrad als Transportmittel wählen.

Die zweite Herausforderung, fast spiegelbildlich, ist das Urlaubsende. Hier kommt zur Rückreise die Trauer um das Ende der schönen Zeit und die Umstellung auf den (Arbeits-)Alltag hinzu. Tatsächlich ist der Wiedereinstieg in das Arbeitsleben mit einer erhöhten Stressempfindlichkeit verbunden, schließlich waren wir es gewohnt, in den Tag hinein zu leben, ohne Termindruck und Verpflichtungen. Der Urlaub führt somit bis zu einem gewissen Grad zu einer *Entwöhnung* vom Alltags- und Arbeitsstress. Der Wiedereinstieg in Alltag und Arbeit macht sich dadurch in einer Verschlechterung des Wohlbefindens bemerkbar, insbesondere, wenn die Anforderungen hoch sind. Zur Abfederung des Wiedereinstiegs nach dem Urlaub gilt Ähnliches wie zum Urlaubsbeginn: Zeitnehmen. Das heißt, dass wir besser daran tun, nicht Sonntagabend aus dem Urlaub nach Hause zu kommen, sondern Freitag. Dann ist noch Zeit fürs Auspacken, Wäschewaschen, Durchsehen der Post und alle anderen Tätigkeiten, die der Wiedereinstieg in den Alltag verlangt. Zweitens hilft es, auch die Arbeit sanft zu beginnen und sich für die ersten beiden Arbeitstage keine fordernden Termine oder schwierigen Aufgaben einzuteilen.

Urlaube sind somit erholsam und ergänzen damit das Spektrum der uns zur Verfügung stehenden kürzeren Erholungsepisoden. Sie fördern auch langfristig unsere körperliche und seelische Gesundheit. Der Urlaub dient jedoch nicht nur der Erholung, sondern auch dazu, das Leben zu feiern. Wir könnten daher sagen: Wir urlauben nicht nur, um unsere Arbeitsfähigkeit zu erhalten, wir arbeiten, um im Urlaub unser Leben zu genießen. Im Urlaub dürfen wir daher getrost die Arbeit vergessen.

- Hetzen Sie nicht in den Urlaub, sondern nehmen Sie sich ausreichend Zeit, um die Dinge in Ruhe abzuschließen und einzupacken.
- Lassen Sie Ihre Arbeit zu Hause, insbesondere dann, wenn diese fordernd und mühsam ist, sowie während Kurzurlauben.
- Gestalten Sie Ihren Urlaub Ihren Bedürfnissen und Neigungen entsprechend und nicht, um andere zu beeindrucken.
- Wenn Sie mit Ihrer Familie verreisen, ist es klug, wenn alle zum Zug kommen.
- Legen Sie im Urlaub Ihre Armbanduhr ab. Lassen Sie sich stattdessen von Ihrer inneren Uhr leiten, das fördert die Entspannung.
- Verbrauchen Sie nicht Ihren ganzen Urlaub auf einmal, sondern heben Sie sich einige Urlaubstage für kürzere Urlaube zwischendurch auf.
- Wenn Sie zu Hause Urlaub machen, planen Sie attraktive Freizeitaktivitäten, kleine Ausflüge und neue Entdeckungen, um nicht von den Alltagsverpflichtungen eingeholt zu werden.
- Planen Sie auch Zeit nach dem Urlaub ein, um sich einen geruhsamen Wiedereinstieg in den Alltag zu gewähren, und überfordern Sie sich nicht an den ersten Arbeitstagen.
- Schwelgen Sie ruhig in positiven Urlaubserinnerungen, das sorgt im Alltag für gute Stimmung.

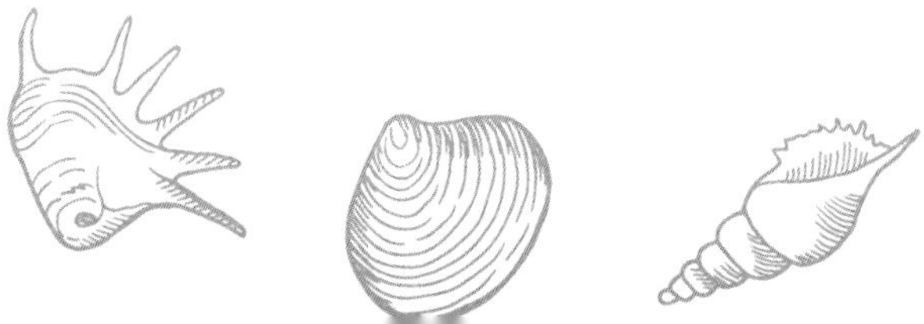

5 Für ein besseres Wohlbefinden

AKTIVITÄTEN ZUR ERHOLUNGSFÖRDERUNG

Wir haben eingehend besprochen, welche Effekte die unterschiedlich langen Episoden der Erholung haben und wie wir sie gestalten können. In diesem Kapitel soll es darum gehen, was wir tun können, um unser Wohlbefinden und unsere Leistungsfähigkeit wiederherzustellen. Wir werden darauf eingehen, in welcher Weise verschiedene Aktivitäten unsere Erholung fördern und welche Effekte sie haben. Die Erholungsaktivitäten, die im Folgenden vorgestellt werden, können grundsätzlich zu jeder Gelegenheit angewandt werden: während einer Arbeitspause, nach der Arbeit, am Wochenende oder im Urlaub, wenngleich für manche dieser Aktivitäten eine Arbeitspause zu kurz sein kann.

5.1 Anstrengungsarme Aktivitäten und Entspannung

Nichtstun ist angesagt. So wie der Löwe, der in der Savanne im Schatten eines Baobab-Baums oder im Zoo im Schatten einer Eiche liegt. Ohne viel Bewegung, nur die Augen sind geöffnet, der Blick ist desinteressiert in die Ferne gerichtet. Lange kann er liegen, der Löwe, ohne dass viel passiert. Und wie steht es mit dem Nichtstun bei uns Menschen? Die alten Männer auf Lesbos können es. Sie sitzen bewegungslos vor der Taverne, im Schatten einer Platane, im Unterschied zum Löwen jedoch selten allein, und blicken auf den Vorplatz. Fast als wären sie Teil des Inventars. Früher saßen die alten Bäuerinnen im Burgenland auf einer Bank vor dem Hof, im Schatten eines Baumes, dem Treiben der Straße beiwohnend, ohne viel Bewegung, aber mit einem Lächeln im Gesicht. Auch in Georgien gibt es sie, die alten Männer, die mit schalkhaftem Auge am Wegesrand sitzen, ohne viel zu tun. Nur bei uns ist das Nichtstun aus der Mode gekommen. Es ist selten, dass jemand aus freien Stücken nichts tut. Wenn wir nichts tun, dann nur, weil wir zu erschöpft sind zu handeln. Unser Nichtstun ist daher meist nicht freiwillig, sondern erzwungen, erschöpfungsbedingt. Und selbst da gelingt es nicht gut. Im Geiste kreisen die Gedanken, herrscht rege Betriebsamkeit, auch wenn diese ungewollt ist. Nichtstun ist schwerer als gedacht.

Das Nichtstun ist Symbol für das Thema dieses Kapitels: anstrengungsarme Aktivitäten und Entspannung. Anstrengungsarme Aktivitäten sind Tätigkeiten, die uns wenig abverlangen, das heißt, die wenig Selbstkontrolle erfordern. Wie in Kapitel 2.4 (S. 44) beschrieben, kommt es im Zuge fordernder Arbeit zu einer Ermüdung der sogenannten exekutiven Funktionen, das Planen und Durchführen komplexer Tätigkeiten wird schwer, oft ist es sogar kaum mehr möglich, irgendetwas zu tun. Zur Entlastung dieser Funktionen ist es daher sinnvoll, sich anstrengungsarmen Aktivitäten hinzugeben. Im Idealfall verhelfen uns diese zu dreierlei: zur Erholung unserer Fähigkeit zur Selbstkontrolle, zu einer mentalen Distanzierung von der Arbeit und zu Entspannung. Die Kunst anstrengungsloser Aktivitäten ist, unsere Aufmerksamkeit so weit zu binden, dass wir abgelenkt sind, ohne Anstrengung aufbringen zu müssen. Das führt dazu, dass Gedanken an die Arbeit in den Hintergrund treten und uns nicht weiter tangieren, jedenfalls für den Moment. Manche dieser Tätigkeiten bewirken jedoch noch mehr: körperliche Entspannung, nämlich dann, wenn die Inhalte nicht allzu aufregend sind.

Welche Tätigkeiten eignen sich nun dafür, diese drei Ziele zu erreichen? Nichtstun wäre ein Kandidat – es ist ruhig und anstrengungslos. Allerdings gibt es dabei nichts, was unsere Aufmerksamkeit bindet, uns ablenkt. Das braucht es jedoch, um den Geist zu beruhigen, es sei denn, wir ruhen in uns wie jene Männer auf Lesbos, sodass uns nichts aus der Fassung bringt. Daher sind Tätigkeiten besser geeignet, die uns auch ablenken, jedoch in einer behutsamen Weise. Aktivitäten, die das vermögen, sind zum Beispiel rhythmische Bewegungen und Musik, Massagen und Bäder oder Geschichten und Spiele. All diese Aktivitäten entfalten ihre Wirkung, indem sie unterschiedliche, tief verankerte Bedürfnisse und Erfahrungen ansprechen. Rhythmen etwa vermitteln gleichzeitig ein Gefühl von Sicherheit und ein Gefühl von Lebendigkeit. Als Ungeborene sind wir neun Monate lang fortwährend dem rhythmischen

Herzschlag unserer Mutter ausgesetzt, gleichzeitig auch den rhythmischen Bewegungen des mütterlichen Gehens. Beides, ein gehörter Takt sowie ein körperlich empfundener Rhythmus, sind uns somit seit unseren Uranfängen vertraut. Solange das mütterliche Herz schlägt und die Mutter sich fortbewegt, kann uns nichts passieren. Nicht umsonst schläft ein Kind ein, wenn es gewiegt wird, und wippen gläubige Juden ihren Oberkörper beim Beten. Schaukelstühle und Hängematten haben einen solchen Effekt. Wir spüren die rhythmischen Bewegungen mit dem ganzen Körper, quasi mit jeder Zelle. Es ist eine sich verlässlich wiederholende, jedoch ungefährliche Lageänderung, die Körper und Geist beruhigt. Der einfachste Weg, einen Rhythmus zu Erholungszwecken nutzbar zu machen, ist zu gehen. Ein Spaziergang, das Fortbewegen auf unseren Beinen, hat etwas Beschauliches, Unaufgeregtes, doch die Bewegung ist die unsrige und begleitet uns beständig mit jedem Schritt. Dazu kommt die damit einhergehende räumliche Veränderung, die uns ein Gefühl von Freiheit und Kraft vermittelt, in Reminiszenz der Erfahrung des Kleinkindes, dessen Entdeckung, sich selber fortbewegen zu können, eine der bedeutsamsten Errungenschaften auf dem Weg zur Selbstständigkeit darstellt. Spazieren ist erholungsförderlich.
Auch Musik ist rhythmisch, nur kommt zum Rhythmus eine Melodie hinzu. Wir kennen die Ursprünge von Musik nicht genau, aber sie ist eng mit dem Menschwerden verbunden, schon unsere frühesten Ahnen kannten Musik. Musik kombiniert das Rhythmische der Bewegung mit dem Klang von Stimmen, von jenen der Natur wie dem Vogelgesang oder jenen des Menschen. Musik hat dadurch auch mit Gemeinschaft zu tun, mit der Zusammenkunft von Personen. Daher wirkt sie sich unmittelbar auf unsere Stimmung aus, sie *berührt* uns. Musik hat alle Eigenschaften, die es zur Erholung braucht. Sie fordert nichts von uns, ist entspannend und bindet dennoch unsere Aufmerksamkeit. Tatsächlich wurde die entspannungsfördernde Wirkung von Musikhören durch unzählige Studien bestätigt. Musikhören verringert das Gefühl innerer Unruhe und Angst, senkt den Blutdruck und die Herzfrequenz

und reduziert die Stresshormone, allen voran das Kortisol. Hören wir Musik nach einer belastenden Situation, fördert das die Erholung von psychischen und körperlichen Stressfolgen und beruhigt. Musikhören muss sich selbst vor psychologischen Entspannungstechniken nicht verstecken, diese weisen einen nur unwesentlich größeren Effekt in Sachen Stressreduktion auf, jedenfalls bei kurzfristiger Anwendung. Wenngleich der Effekt von Musik auf subjektive Müdigkeit bisher nicht untersucht wurde, führt sie nach geistiger Beanspruchung jedenfalls zu einer Verbesserung der Konzentrationsfähigkeit, ein Hinweis, dass Musik die Wiederherstellung der geistigen Leistungsfähigkeit unterstützt. Wir können daher sagen: Musikhören ist erholsam. Die Art der Musik ist dabei insgesamt weniger bedeutsam. Trotzdem weisen einige Studien darauf hin, dass klassische Musik wie auch beruhigende Musik Entspannung und Erholung in einem größeren Ausmaß fördern. Die stressreduzierende Wirkung von Musik ist am stärksten, wenn wir sie deshalb hören, weil wir zur Ruhe kommen *wollen*. Noch entspannender als allein Musik zu hören ist nur, sie gemeinsam mit anderen zu hören. Ein weiterer Ansatzpunkt zur anstrengungslosen Erholung ist die Haut. Keine anderen Empfindungen können so angenehm und auch so unangenehm sein wie jene, die wir auf der Haut erleben. Ähnlich wie Musik *berühren* uns diese Erfindungen, in diesem Fall jedoch im wahrsten Sinn des Wortes. Auch können wir uns diesen Sinneseindrücken schwer entziehen, sie nehmen unsere Aufmerksamkeit in Beschlag, vor allem dann, wenn sie sich verändern. Das ermöglicht, die Arbeitsprobleme in den Hintergrund treten zu lassen, und beruhigt. Zur Erholung bieten sich Massagen und Bäder an. Sie erwecken angenehme Körperempfindungen, ohne mühsam zu sein. Wie schon in Kapitel 3.3 (S. 81) erwähnt, fördert Baden den Stressabbau in mehrfacher Hinsicht. Neben den angenehmen Empfindungen auf der Haut führen der Auftrieb und die Wärme des Wassers zu einer Entspannung der Muskulatur und einer Absenkung des Blutdrucks. Massagen wirken dagegen vornehmlich durch die Empfindungen auf der Haut und im Muskel sowie durch die mechanische Stimulation des Gewebes. Sie lösen nicht nur Muskelverspannungen, sondern auch Ängste, und verringern darüber hinaus Blutdruck und Herzfrequenz. Insofern haben Bäder und Massagen eine ähnliche Wirkung und eigen sich zur anstrengungslosen Erholung nach großer Ermüdung. Allerdings braucht es insbesondere nach Bädern einige Zeit, um wieder aktiv zu werden, da der Körper durch die Wärme in einen Ruhemodus versetzt ist, Leistung fällt dann schwer. So gesehen eigenen sich diese Anwendungen nicht für kurzzeitige Erholung.

Den dritten Ansatzpunkt bietet unser Geist. Eine der Lieblingsbeschäftigungen unseres Geistes ist, Geschichten zu erzählen. Wie schon in Kapitel 2.1 (S. 28) beschrieben, versuchen wir uns aus den Geschehnissen der Vergangenheit einen Reim zu machen, eine *stimmige Geschichte*, und schmieden Pläne für die Zukunft, Kopfkino eben. Manche Psychologinnen und Psychologen meinen, dass das, was wir Ich nennen, überhaupt ganz aus Geschichten besteht, jenen, die wir erlebt haben, aber vor allen auch jenen, die wir uns selber über unser Leben erzählen, meist gute, manchmal auch weniger gute. In jedem Fall sind uns Geschichten vertraut. Sie bestehen daraus, dass jemand etwas tut oder jemandem etwas widerfährt, sie handeln somit immer von *Personen*. Geschichten können spannend sein, schließlich wollen wir wissen, wie sie zu Ende gehen. Sie ziehen uns in ihren Bann, wir leben und leiden mit den Figuren mit. So gesehen ist das Lesen von Geschichten eine weitere Möglichkeit, mit wenig Anstrengung Ablenkung und letztlich auch Entspannung zu finden, trotz oder vielleicht gerade wegen der Spannung, die sich aufbaut. Gleiches gilt für die gespielten Geschichten im Fernsehen oder in Filmen, die uns ebenfalls gut ablenken, wenngleich sie nicht immer entspannend sind, wie schon in Kapitel 4.3 (S. 122) erörtert.

Eine vierte Möglichkeit der Erholung bei großer Ermüdung sind psychologische Entspannungstechniken wie Autogenes Training, Progressive Muskelentspannung oder Vorstellungsübungen. Beim Autogenen Training zum Beispiel nutzen wir sogenannte „formelhafte Vorsätze", Suggestionen, die wir vorgesagt bekommen oder uns selber vorsagen,

wie etwa „Meine Arme und Beine sind ganz schwer". Diese Formeln sind Aufforderungen, auf die entsprechenden Eindrücke zu achten, im Fall der Schwereformel eben auf das Gewicht unserer Arme und Beine, wodurch sich mit der Zeit ein Gefühl von Schwere einstellt. In jedem Fall bedienen sich Entspannungsübungen der Ablenkung durch körperliche Empfindungen oder andere Vorstellungen, um Gedanken, die uns möglicherweise sonst beunruhigen würden, in den Hintergrund treten zu lassen. Gleichzeitig beruhigt das Spüren körperlicher Empfindungen wie schwerer Gliedmaßen, muskulärer Entspannung oder der Atmung die meisten Menschen, es sind schließlich *vertraute* Empfindungen. Der Vorteil von Entspannungstechniken ist, dass diese nach einigen Wiederholungen schnell eine umfassende Entspannungsreaktion auslösen können, ohne dass wir auf äußere Hilfsmittel zurückgreifen müssen. Mit ein wenig Übung erleben wir dabei tiefe Glücksgefühle. Entspannungstechniken eigenen sich auch gut für Arbeitspausen und führen zu einer nachhaltigen Reduktion der Ermüdung.
Wenn wir erschöpft sind, können wir uns oftmals nicht zu aktiven Freizeitbeschäftigungen aufraffen, sondern wollen ohne viel Aufwand zur Ruhe kommen. Das ist berechtigt und ermöglicht die Erholung unserer Willenskraft und den Abbau von Stress, sofern die Ablenkung auf behutsame Weise erfolgt. Nur dazusitzen, wie die alten Männer auf Lesbos, ganz ohne Programm, *könnte* zum gewünschten Effekt führen, aber nicht dann, wenn die Arbeit uns geistig in ihrem Bann hält. Zum Nichtstun braucht es eben einen ruhigen Geist und zu dessen Beruhigung zunächst einen Anhaltspunkt.

!

→ Hören Sie, wenn Sie erschöpft sind, bewusst Ihre Lieblingsmusik. Das senkt Blutdruck und Stresshormone und erholt den Geist. Wählen Sie im Zweifelsfall klassische Musik oder etwas Entspannendes.
→ Bäder und Massagen entspannen nicht nur den Körper, sondern auch den Geist. Allerdings sind diese Aktivitäten besser am Tagesrand

aufgehoben und eigenen sich nicht unbedingt als Pausenaktivität.

- Ein gutes Buch zu lesen lässt die Arbeitsprobleme in den Hintergrund treten und entspannt. Ähnliches gilt auch für das Anschauen von Filmen, wenngleich diese nicht immer beruhigend sind.

5.2 Naturerleben

Vor etwa 400 Millionen Jahren kamen die ersten Wirbeltiere an Land, vor 200 Millionen Jahren entstanden die ersten Säugetiere, vor circa 23 Millionen Jahren begannen sich in Ostafrika die ersten sogenannten Menschenartigen, eine Überfamilie der Menschenaffen, zu entwickeln und vor etwa 5–6 Millionen Jahren die Vorfahren von uns Menschen. Wenn man bedenkt, dass unsere Sesshaftigkeit und die Domestizierung von Pflanzen und Tieren erst mit dem Ackerbau vor circa zehntausend Jahren begann, hatten wir genug Zeit, uns mit der „wilden" Natur vertraut zu machen, sowohl mit den für uns guten als auch mit den bedrohlichen Seiten. Obwohl es uns unser Lebensstil häufig vergessen lässt: Die Natur ist in unseren Genen. Tatsächlich ziehen uns manche Merkmale der natürlichen Umgebung besonders an, während andere uns abstoßen. Zum Beispiel bevorzugen wir bestimmte Baumformen wie jene der Acacia tortilis (Schirmakazie), dem prototypischen afrikanischen Baum mit der schirmähnlichen, breiten Baumkrone und dem kurzen Stamm, sowie bestimmte Landschaftsformen, die der afrikanischen Savanne entsprechen, auch wenn wir diese in unserem Leben noch nie gesehen haben. Dies weist darauf hin, dass diese Formen für unsere Ahnen eine besondere Bedeutung hatten, etwa weil sie Schutz boten. Andererseits lösen Spinnen oder Schlangen weitaus mehr Angst aus als die vergleichsweise wesentlich gefährlicheren Kraftfahrzeuge – ein Hinweis, dass auch diese Gefahr genetisch an uns weitergegeben wurde.

Trotzdem überwiegt in der Natur das Positive. Denn die Sympathie gilt nicht nur bestimmten Pflanzen oder Landschaften, sondern Pflanzen und Landschaften *im Allgemeinen,* weil diese uns über viele Millionen Jahre Lebensraum, Schutz und Nahrung geboten haben. Ähnliches gilt auch für Wasser. Bäche, Flüsse und Seen haben aus vergleichbaren Gründen etwas Anziehendes, durch sie konnten wir nicht nur unseren Durst löschen, sondern sie gewährten auch Schutz und waren Nahrungsquelle. Daher bevorzugen wir Menschen zum Beispiel Bilder, auf denen natürliche Vegetation oder natürlich vorkommendes Wasser zu sehen ist, vor jenen von verbauten Gebieten, und werten erstere als schöner. Das hat unter anderem auch mit deren Formensprache zu tun. Formen, die mathematisch gesehen eine größere Komplexität aufweisen und damit eher jenen der Natur entsprechen, schätzen wir mehr und empfinden wir als vertrauter als die optisch einfacheren vom Menschen geschaffenen Gebilde. Beim Betrachten eines Baumes, eines Strauches oder Blattes gibt es einfach mehr zu sehen als bei den geraden Linien von Gebäuden, wir können uns eher darin *verlieren*. Gleichzeitig haben natürliche Formen durch die sogenannte Selbstähnlichkeit, das heißt durch die stete Wiederholung größerer Formen in den immer kleiner werdenden Strukturen, etwas Beruhigendes, Nachvollziehbares. Wir können die großen Formen im Kleinen wiedererkennen, auch wenn sie nie genau gleich sind, sondern leichten Veränderungen unterliegen. Werden Menschen unterschiedlicher Kulturen aufgefordert anzugeben, wo sie sich am liebsten aufhalten, so sind dies ebenfalls überzufällig häufig Orte in der Natur. Wir können daher sagen: Menschen fühlen sich zur Natur hingezogen.

Die heilende Wirkung der Natur

Eine bahnbrechende Arbeit eines Geografen der Universität Delaware in den USA zeigte in den frühen 1980er-Jahren, dass Patientinnen und Patienten nach einer Gallenblasenentfernung weniger Schmerzmittel benötigten und früher aus dem Krankenhaus entlassen werden konnten, wenn sie von ihrem Krankenzimmer aus Bäume sahen, im Vergleich zu Patientinnen und Patienten, die auf eine Ziegelwand blickten. Diese Beobachtung schien damals so bedeutsam, dass sie in *Science,* der weltweit renommiertesten naturwissenschaftlichen Fachzeitschrift, veröffentlicht wurde. Gleichzeitig bestätigt diese Studie unser intuitives Empfinden bezüglich der beruhigenden und heilenden Wirkung der Natur. Nicht zufällig wurden die Krankenanstalten des 19. Jahrhunderts, zum Beispiel die in Wien gelegene ehemalige „Niederösterreichische Landes-Heil- und Pflegeanstalt für Nerven- und Geisteskranke am Steinhof" (heute aufgrund des berühmten Wiener Jugendstilarchitekten als „Otto-Wagner-Spital" bekannt), im Pavillonstil inmitten einer Parkanlage gebaut. Ähnliches gilt für Kurorte, die traditionell um einen großen Kurpark errichtet wurden.

Mittlerweile gibt es wissenschaftlich keinen Zweifel daran, dass der Aufenthalt in der Natur und das Betrachten von natürlichen Gebilden wie Bäumen, Sträuchern, Bächen oder Seen sich in mehrfacher Hinsicht positiv auf unser körperliches und seelisches Wohlbefinden auswirkt. Zunächst führen natürliche Reize zu einer rascheren Erholung nach Stress und/oder fordernder Arbeit. Dies gilt für die körperliche Stressreaktion genauso wie für unsere Stimmung, den Grad der Ermüdung und die geistige Leistungsfähigkeit. Betrachten Personen nach einer geistig fordernden Aufgabe Bilder von natürlichen Landschaften, kommt es zu einer rascheren Senkung des Blutdrucks und der Herzfrequenz sowie zu einer deutlicheren Verbesserung der Stimmung und zu einer schnelleren Abnahme der Müdigkeit als bei Fotos von Stadtszenen. Gleichzeitig verbessern sich Gedächtnisleistung, Problemlösefähigkeit und Konzentration, in anderen Worten jene in Kapitel 2.4 (S. 44) besprochenen geistigen Funktionen, die in besonderem Maß der Ermüdung unterliegen. Natürliche Umgebungen bewirken somit nicht nur unmittelbar eine körperliche und psychische Entspannung, sondern auch eine Wiederherstellung wesentlicher Elemente unserer geistigen Leistungsfähigkeit. Mehr können wir uns aus Sicht der Erholungsförderung nicht wünschen. Allerdings beschränken sich die positiven Auswirkungen von natürlichen Umgebungen nicht nur auf eine schnellere Erholung von Stress- und Arbeitsbelastungen. Grüne Umgebungen wirken sich im Allgemeinen positiv auf die seelische und körperliche Gesundheit aus. Ein Waldspaziergang, oder, wie die Japanerinnen und Japaner sagen, „Waldbaden", macht uns nicht nur fröhlicher und selbstbewusster, es kommt dabei auch zu einer Reduktion des Stresshormons Kortisol, der Herzfrequenz und des Blutdrucks sowie zu einer Umschaltung des Körpers in einen vegetativen Entspannungszustand. Personen, die ausreichend Grünräume in ihrer Wohnumgebung haben, haben seltener Depressionen, Angststörungen, psychosomatische Erkrankungen sowie Herz-Kreislauf-Erkrankungen.

Die beschriebenen Effekte werden, wie gesagt, schon allein durch Bilder von natürlichen Umgebungen ausgelöst. Besser als Bilder ist der Blick auf einen Grünraum, etwa durch ein Fenster. Am besten ist jedoch der leibhaftige Aufenthalt in der Natur. Hierbei steigt der Erholungswert der Umgebung mit dem Grad von dessen Natürlichkeit sowie mit dessen Ausdehnung. Parks in Städten sind gut, ein naturbelassener Wald, eine Heide oder eine Wildnis sind besser. Der Blick auf oder der Aufenthalt in der Nähe natürlicher Gewässer hat einen ähnlich großen Erholungswert wie jener einer Wildnis. Nicht umsonst zieht es Millionen Menschen jeden Sommer ans Meer oder an die Seen. Allerdings müssen wir nicht notwendigerweise hinaus, um vom wohltuenden Effekt von Pflanzen zu profitieren. Auch Zimmerpflanzen tragen zu einer messbaren Steigerung des Wohlbefindens bei. Dabei entfalten natürliche Umgebungen oder Reize ihre positive Wirkung sehr rasch, Effekte sind schon nach wenigen Minuten messbar. In einem Experiment hatte sogar ein 40 Sekunden langer Blick auf ein begrüntes Dach einen förderlichen Einfluss auf die Konzentrationsfähigkeit. Allerdings haben nicht nur visuelle Eindrücke, sondern auch die Geräusche der Natur einen erholungsfördernden Effekt. Ähnlich wie natürliche Formen binden auch Vogelstimmen, das Rauschen eines Wasserfalls, die Meeresbrandung oder das Rascheln der Blätter im Wind unsere Aufmerksamkeit auf zwanglose Art, weil sie anmutig, beeindruckend und faszinierend sind.

Gründe für die erholungsförderliche Wirkung der Natur sind vielfältig. Einer ist unsere schon erwähnte angeborene Vertrautheit mit der Natur und unser Hingezogen-Sein zu jenen natürlichen Elementen, die unseren Ahnen überlebenswichtig waren. In der Nähe dieser Elemente fühlen wir uns geborgen, aufgehoben und beschützt. Ein zweiter Grund ist mit dieser angeborenen Vertrautheit verwandt: die Schönheit der Natur. Doch die Natur ist mehr als nur schön, sie ist *faszinierend*. Diese Faszination zieht unsere Aufmerksamkeit an und hält uns in ihrem Bann, wie Klippen über dem Meer, ein Sonnenuntergang oder das Glitzern des Sonnenlichtes in einem Bach, jedoch im Unterschied zu einem Werbeplakat in einer unaufdringlichen, sanften Weise. Wir betrachten Berge, Seen und Wiesen mit Genugtuung, sie ziehen unseren Blick quasi magisch an. Darin unterscheidet sich die Natur von den anderen Dingen des Alltags, insbesondere von der Arbeit. Diesen müssen wir uns willentlich zuwenden, unter Aufwendung von Selbstkontrolle, das erfordert Anstrengung. Wie wir in Kapitel 2.4 (S. 44) besprochen haben, ist es jedoch genau diese Anstrengung, die uns ermüdet. Bei natürlichen Umgebungen ist diese angestrengte Aufmerksamkeitszuwendung hinfällig, wir verweilen gerne und zwanglos. Das macht nicht nur die mit der zielgerichteten Aufmerksamkeit verbundene Anstrengung unnötig, sondern lässt überdies Sorgen verblassen. Tatsächlich zeigt sich, dass Bilder natürlicher Umgebungen im Vergleich zu städtischen Szenen zu einer geringeren Aktivierung jener Bereiche des Gehirns führen, die mit der Verarbeitung bildhafter Reize verbunden sind. Natürliche Formen lassen sich somit leichter erfassen und bedürfen daher einer geringeren kortikalen Verarbeitung. Überdies führt die behutsame Bindung unserer Aufmerksamkeit zu einer Abnahme der mentalen Weiterbeschäftigung mit der Arbeit, wir grübeln weniger. Wir könnten daher sagen: In der Natur kann unser Geist zur Ruhe kommen.

Weitere Gründe für den Erholungswert der Natur liegen in der Qualität natürlicher Räume. In der Regel ist der Aufenthalt in der Natur mit einem Hinter-sich-Lassen der Arbeit und des Alltags verbunden, ähnlich einem Miniurlaub. Er ist eben mit weniger Regeln und Einschränkungen verbunden als der Aufenthalt in einer Stadt. Es gibt keine Ampeln, keine Autos, keine vorgeschriebenen Wege und keine Bekleidungsvorschriften. In der Natur sind wir freier. Das macht es leichter, unseren Bedürfnissen nachzugehen. Auf die Wiese legen? Kein Problem! Hier ein wenig Fußball spielen? Auch kein Problem! Den Hang hinaufklettern, der Aussicht wegen? Nur zu! Überdies bewegen wir uns in der Natur mehr, nicht, weil wir müssen, sondern weil es sich anbietet, weil es Freude bereitet, sich aus eigener Kraft fortzubewegen. Für Bewegung ist in der Natur einfach mehr *Raum*. Nicht zuletzt sind die Umgebungsbedingungen in der Natur gesundheitsförderlich, wenn wir uns nicht gerade in unwirtlichem Gelände aufhalten. Die Luftqualität ist besser, der Lärmpegel geringer, wir sind mit weniger Informationen konfrontiert. In der Natur gibt es eben keine Schnellstraßen, keine Bahnhöfe, keine Werbeplakate und meist weniger Menschen.
Allerdings fühlen sich nicht alle Menschen gleichermaßen zur Natur hingezogen, schließlich hat sie auch ihre Widrigkeiten: Es kann regnen oder stürmen, es gibt Gelsen, Wespen und Schlangen, Dornen, Steinschlag und Lawinen. Das ist nicht jedermanns Sache. Trotzdem gilt, dass jene, die eine größere Outdoor-Affinität haben und diesen Herausforderungen trotzen, sich auch mehr in der Natur aufhalten und letztlich ein höheres Wohlbefinden aufweisen als jene, die mit der Natur weniger anzufangen wissen. Dies gilt insbesondere für das Gefühl der Vitalität. Das heißt, unter dem Strich lohnt es sich, Natur macht uns lebendig.
Natur ist somit eine wesentliche Quelle der Erholung, in jeglicher Form: als Zimmerpflanze, als Dachgarten, als begrünter Innenhof, als Park, als Naherholungsgebiet, als Garten, Heide oder Wald. Selbst unwirtliche Gegenden wie Hochgebirge, Wüsten und Meere sind erholsam, vielleicht sogar in besonderem Maße. In der Natur können wir für kurze

oder längere Zeit *Zuflucht* finden, den Alltag vergessen. Die Natur ist bar des Menschlichen: bar menschengemachter Regeln, menschengemachter Informationen, und menschlicher Forderungen und Gefühle. In diesem Sinn ist sie erholsam, wir können uns vom *Menschengemachten* erholen. Dafür kennt sie eigene Regeln: Trockenheit, Hitze, Kälte, Nässe, Wind. Diese sind klar und unmissverständlich. Wir können sie nicht ändern, wir können jedoch darauf Rücksicht nehmen. Auch dadurch sind wir vom Alltag abgelenkt. Es liegt an uns, die Natur zur Erholung zu nutzen.

!

- → Setzen Sie sich an einer entlegenen Stelle in den Wald und achten Sie auf Gerüche, Geräusche und die Bewegung der Bäume im Wind, die Wolken am Himmel oder den Flug der Vögel.
- → Machen Sie in der Mittagspause oder am Tagesrand einen Spaziergang im Grünen und wählen Sie nach Möglichkeit Wege, die eine größere natürliche Wildnis und Formvielfalt aufweisen.
- → Lehnen Sie sich in Arbeitspausen aus dem offenen Fenster und betrachten Sie bewusst Wolken, Bäume oder andere Grünbereiche, wenn Sie diese Möglichkeit haben.
- → Statten Sie Ihre Wohn- und Arbeitsräume mit Grünpflanzen aus, lassen Sie ruhig ein bisschen Wildnis entstehen. Tipp: Besser weniger gießen als zu viel.
- → Verwenden Sie Naturbilder als Hintergrundbild für Ihren PC, vor allem solche, zu denen Sie einen persönlichen Bezug haben.
- → Planen Sie am Wochenende eine kleine Wanderung oder sonst einen Ausflug in die Natur und lassen Sie Ihr Smartphone zu Hause.
- → Gartenarbeit wirkt wahre Wunder in Sachen Erholung. Der Geruch und das Gefühl der Erde lässt den Alltag rasch vergessen.

5.3 Körperliche Aktivität

Unser Körper ist auf Bewegung eingestellt. Schon zehn Tage Bettruhe führen zu einer dreiprozentigen Abnahme des Muskelquerschnitts und einem Verlust von eineinhalb Kilogramm Muskelmasse, unsere Ausdauer vermindert sich sogar um sieben Prozent. Zusätzlich kommt es zu einer Verschlechterung des Stoffwechsels. Die Aufnahme von Blutzucker in die Zellen, die sogenannte Insulinresistenz, vermindert sich, Zucker verweilt deshalb länger im Blut, obwohl unser Körper dies durch eine höhere Insulinausschüttung auszugleichen versucht. Zusätzlich verschlechtert sich die Fähigkeit unserer Muskelzellen, Sauerstoff aufzunehmen. Kurzfristige Änderungen des Blutdrucks lassen sich schlechter ausgleichen, es leidet somit auch unsere Kreislaufregulation. In Summe haben daher schon kurze Phasen körperlicher Inaktivität negative Folgen für unsere Gesundheit, der Körper „verlernt" einige seiner Aufgaben, er *rostet*. Unser Körper ist eben auf Bewegung ausgerichtet und nicht auf dauerhaftes Ruhen. Tatsächlich gingen unsere Vorfahren über viele Jahrtausende hinweg zehn bis fünfzehn Kilometer am Tag, um Nahrung zu sammeln, soweit sich das von gegenwärtig naturnah lebenden Völkern ableiten lässt. Bei einer Treibjagd liefen unsere Vorfahren mitunter sogar an die 30 Kilometer, bis sie ein Tier erlegen konnten, zu einer Zeit, in der sie noch keine Speere oder Giftpfeile kannten. Dazu kamen noch andere Tätigkeiten, die der Muskelkraft bedurften, wie das Graben nach Wurzeln, das Klettern auf Bäume, das Aufbrechen von Nüssen und das Tragen der Kinder.

Das heißt jedoch nicht, dass unsere Vorfahren unentwegt auf den Beinen waren. Die Buschmänner der Kalahari etwa gehen nur 4–6 Stunden am Tag einer körperlich anstrengenden Arbeit nach, die restliche Zeit verwenden sie für leichte Tätigkeiten, häufig im Sitzen. Daher geht man davon aus, dass auch unsere Vorfahren in der Regel nur 2–4 aufeinanderfolgende Tage für die Jagd oder das Sammeln von Nahrung aufwandten, um dann Ruhetage einzulegen. Der Grund für das Ruhe-

bedürfnis lag in der beschränkten Verfügbarkeit von Nahrung. Unnütze körperliche Aktivität, mit Ausnahme von Tanz und Spiel, wurde daher vermieden, Bewegung war nicht Selbstzweck, sondern notwendig für das Überleben. Trotzdem setzen unsere Vorfahren täglich doppelt so viel körperliche Energie um wie wir modernen Menschen. Wir können daher sagen: Nicht nur das Aufsuchen natürlicher Umgebungen ist genetisch verankert, sondern auch Bewegung. Sie erhält unsere körperliche Funktionsfähigkeit und sorgt dafür, dass sich kein „Rost“ ansetzt. In diesem Sinn ergänzen sich Ruhe und Bewegung, in diesem Sinn, könnten wir sagen, ist körperliche Aktivität *erholsam*.
Abgesehen von der unbestrittenen Bedeutung von Bewegung für unsere physische Gesundheit fördert Sport auch unsere psychische Gesundheit und unser Wohlbefinden. Körperlich aktive Menschen haben etwa ein geringeres Risiko, Depressionen oder Angststörungen zu entwickeln. Bei Bestehen dieser Erkrankungen kommt es durch körperliche Aktivität zu einer Verbesserung der Beschwerden. Körperliche Freizeitaktivität verhindert auch lange Krankenstände, die typischerweise auf psychische Erkrankungen zurückzuführen sind. Bewegung ist somit nicht nur für körperliche, sondern auch für psychische Leiden eine wirksame Therapie. Jedoch kann sich auch der *unmittelbare* Effekt von Bewegung sehen lassen. Auf der emotionalen Ebene führt sie zu einer deutlichen Steigerung des Gefühls der Vitalität, also zu einer Zunahme von Freude, Elan und Motivation, sowie zu einer Abnahme von Müdigkeit. Diese Wirkung ist bei leichter bis moderater körperlicher Aktivität von bis zu 35 Minuten Dauer am größten. Gleichzeitig steigert körperliche Aktivität auch die geistige Leistungsfähigkeit, unter anderem die Konzentrationsfähigkeit, die Leistung des Kurzzeitgedächtnisses sowie die Fähigkeit Informationen zu verarbeiten und sich rasch auf neue Situationen einzustellen. Diese Effekte klingen jedoch großteils nach etwa 30 Minuten wieder ab. Das legt die Vermutung nahe, dass sowohl die Verbesserung der Stimmung als auch der geistigen Leistungsfähigkeit auf jene Aktivierung zurückzuführen ist, die mit der körperlichen

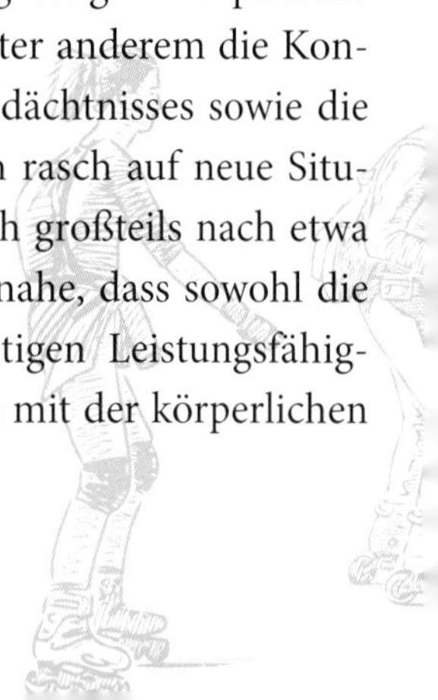

Aktivität einhergeht. Tatsächlich kommt es infolge der gesteigerten Pumpleistung des Herzens nicht nur zu einer besseren Durchblutung der Muskulatur, sondern auch zu einer Steigerung der Hirndurchblutung. Gleichzeitig hat die mit körperlicher Anstrengung verbundene Ausschüttung von Adrenalin eine aktivierende Wirkung auf unser Zentralnervensystem. Der Kopf ist somit gut durchblutet und auf Leistung getrimmt. Das fördert das Denken, hebt die Stimmung und spornt uns an. Körperliche Aktivität eignet sich somit gut, um in Arbeitspausen das subjektive Energieniveau und die Konzentrationsfähigkeit zu steigern, und übertrifft dabei „normale" Arbeitspausen, wie auch in eigenen Studien gezeigt werden konnte. Allerdings entspricht diese kurzfristige Wirkung von körperlicher Aktivität eher der Wirkung eines Energydrinks als der einer Erholungsmaßnahme, schließlich fußt sie auf Aktivierung und ebbt rasch wieder ab.

Studie über den Vergleich der Wirkung unterschiedlicher Pausenaktivitäten

In einer Studie mit Studentinnen und Studenten haben Kollegen und ich den Effekt unterschiedlicher Pausenaktivitäten auf die Ermüdung untersucht. Im letzten Drittel einer vierstündigen Vorlesung wurden vier Bedingungen miteinander verglichen: die Fortführung der Vorlesung (keine Pause), eine „normale" Pause, welche die Studentinnen und Studenten frei gestalten konnten, eine angeleitete Bewegungspause mit Dehnungs- und Ausdauerübungen und eine Pause mit angeleiteten Entspannungsübungen. Jede Pause war von 6 Minuten Dauer. Die Ergebnisse der Studie sind in Abbildung 17 dargestellt. Wurde keine Pause gemacht, kam es zu einer weiteren Erhöhung der Müdigkeit. Bei einer normalen Pause und einer Entspannungspause kam es kurzfristig zu einer vergleichbaren Verminderung der Ermüdung, und die Bewegungspause ging mit einer größeren Ermüdungsminderung einher. Während der Effekt der normalen Pause nach 20 Minuten wieder verschwunden war und es auch bei der Bewegungspause erneut zu einer Zunahme der Ermüdung gekommen war, nahm die Ermüdung nach der Entspannungspause hingegen sogar noch weiter ab. In Summe war die

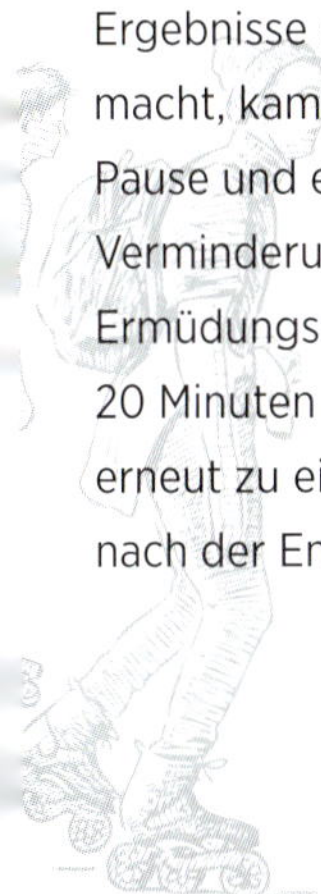

Bewegungspause kurzfristig am effektivsten, 20 Minuten nach der Pause hatte jedoch die Entspannungspause die Nase vorn. Bei der zweiten Messung übertrafen beide Pausenaktivitäten die normale, freie Pause im Ausmaß der Ermüdungsreduktion.

Auswirkung unterschiedlicher Pausenaktivitäten auf Ermüdung

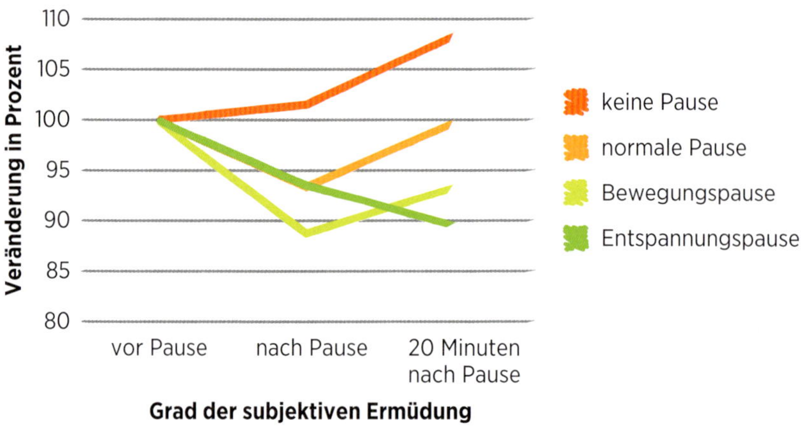

Abbildung 17

Bewegung ist von allen untersuchten Freizeitaktivitäten jene, die immer zu Erholung führt, eine Erholung, die auch Stunden nach der Pause noch festzustellen ist. Sport aktiviert somit nicht nur kurzfristig, sondern hat auch eine nachhaltige Wirkung auf unser Wohlbefinden. Hierfür gibt es mehrere Gründe, die den in Kapitel 3 (S. 69) beschriebenen Voraussetzungen für Erholung entsprechen. Erstens unterstützt uns eine sportliche Aktivität dabei, die Arbeit geistig auszublenden. Wenn wir etwa am Abend nach der Arbeit laufen, Rad fahren oder Tennis spielen oder auch nur einen flotten Spaziergang machen, rücken die Arbeitsprobleme in

weite Ferne und wirken weniger schwerwiegend. Sport bietet somit eine Möglichkeit, uns gedanklich von der Arbeit loszureißen, schließlich fordert die körperliche Betätigung unsere Aufmerksamkeit. Zweitens vermittelt uns jede ausgeführte Bewegung, jeder zurückgelegte Meter, jeder geworfene Ball, jedes gewonnene Spiel und jeder erklommene Gipfel ein gewisses Maß an Bestätigung. Wir haben sicht- und greifbar, quasi mit jedem Herzschlag, jeder Muskelkontraktion und jeder Schweißperle etwas in der realen Welt verändert, die Anstrengung zeigt Wirkung und macht uns stolz. Das befriedigt unser Bedürfnis nach Erfolg. Nach einer sportlichen Betätigung haben wir schließlich etwas geschafft.
Der dritte Grund für die erholungsförderliche Wirkung körperlicher Aktivität ist, dass es dabei häufiger als bei anderen, vor allem passiven Freizeitaktivitäten zu einem Flow-Erleben kommt. Wir können die Herausforderungen der Bewegungsform laufend an unser Können anpassen, wir sind dadurch stets optimal gefordert. Das lässt uns eins werden mit der Handlung und löst mitunter ein tief empfundenes Glücksgefühl aus. Nicht zuletzt befriedigt Sport auch unser Bedürfnis nach Zugehörigkeit, wenn wir mit anderen sporteln, wie etwa beim Tennisspielen, Tanzen, Laufen oder Klettern. Im Vergleich zu einfacher sozialer Kommunikation, also mit anderen zu plaudern, führt das zu einer weitaus größeren Stärkung des Zusammengehörigkeitsgefühls, da wir gemeinsam eine Aufgabe bewältigen und ein Ziel erreichen. Das vertieft das wechselseitige Verständnis und schweißt zusammen.
In Summe unterstützt uns Freizeitsport dabei, die Arbeit geistig auszublenden, und befriedigt unsere Bedürfnisse nach Selbstbestimmung, Kompetenz und Zugehörigkeit. Damit sind schon wesentliche Voraussetzungen für Erholung abgedeckt, mit Ausnahme von Stressabbau und Entspannung. Aber auch dazu leistet Bewegung einen Beitrag. Obwohl Sport zunächst Blutdruck, Herzfrequenz und Stresshormone hochtreibt, kommt es *nach* einer körperlichen Belastung nicht nur zu einer Wiederherstellung des Niveaus vor der Aktivität, sondern zum Teil sogar zu einer Entspannungsreaktion größeren Ausmaßes. Das gilt insbesondere

für den Blutdruck, die Muskelspannung und die hirnelektrische Aktivität, die ein niedrigeres Niveau erreichen als zuvor. Unser Körper ist nach einem Training somit entspannt und mürbe. Zusätzlich reduziert Sport auch subjektiv den Stresspegel, wir sind danach ruhiger und ausgeglichener. Allerdings benötigt unser Körper bis zu einer Stunde Zeit, um gänzlich zur Ruhe zu kommen, insbesondere nach einer größeren körperlichen Belastung. Daher stellt sich die körperliche Entspannung erst verzögert ein, nach einer durchschnittlichen körperlichen Beanspruchung etwa 20–30 Minuten danach. Um eine erholungsfördernde Wirkung zu erzielen, müssen wir somit nach einem Training eine Ruhephase von entsprechender Länge einplanen. Erst durch die so ermöglichte Entspannung kann sich Erholung entfalten.
Körperliche Aktivität in der Freizeit erfüllt somit alle Voraussetzungen für eine erfolgreiche Erholung. Treiben wir Sport, vergessen wir die Arbeit leichter, kommen wieder zur Ruhe und fühlen uns selbstbestimmt, stolz und zugehörig. Das wirkt sich positiv auf unser Wohlbefinden aus und trägt zum Abbau der Ermüdung bei. Tatsächlich zeigen groß angelegte Studien, dass Personen, die regelmäßig, wenigstens einmal pro Woche, einer körperlichen Freizeitaktivität nachgehen, weniger wahrscheinlich ein Burn-out entwickeln als jene, die das nicht tun. Dies liegt einerseits an der erholungsförderlichen Wirkung von körperlicher Aktivität, andererseits auch an deren positiver Wirkung auf unseren Schlaf. Allerdings ist es uns nicht immer möglich, nach der Arbeit einer sportlichen Betätigung nachzugehen. Stress in der Arbeit führt dazu, dass wir uns schwerer zu einer körperlichen Aktivität aufraffen können, er vermindert unseren Ansporn. Obwohl körperliche Aktivität eine wirksame Erholungsmaßnahme darstellt, muss der hemmende Einfluss von Arbeitsstress nicht notgedrungen negativ sein. Bewegung entfaltet ihre erholungsförderliche Wirkung nur dann in vollem Ausmaß, wenn wir Freude daran haben. Betreiben wir widerwillig Sport, müssen wir uns freudlos dazu durchringen, kostet die Überwindung des inneren Schweinehundes genauso viel Kraft, wie die Bewegung uns bringt.

Unter diesen Umständen ist Sport nur beschränkt erholungsförderlich. An Arbeitstagen, die besonders mühsam waren und an denen unsere Freude an körperlicher Anstrengung gering ist, sind somit womöglich andere Erholungsaktivitäten besser. An dieser Stelle sei noch eine Warnung ausgesprochen: Körperliche Aktivität entfaltet ihre positive Wirkung auf Gesundheit und Wohlbefinden nur dann, wenn wir sie nicht übertreiben. Trainieren wir pausenlos und ohne Ruhetage, besteht die Gefahr eines Übertrainingssyndroms, welches letztlich genauso wie Arbeitsstress in ein Erschöpfungssyndrom münden kann.

!

- → Machen Sie in Arbeitspausen Bewegung, das bringt rasch Energie und fördert die Konzentration. Ein flotter Spaziergang, Hanteltraining oder Kniebeugen machen geistig wieder frisch.
- → Sport nach der Arbeit macht gute Stimmung, baut Stress ab und fördert die Erholung. Machen Sie Nordic Walking, gehen Sie schwimmen oder Rad fahren.
- → Regelmäßige körperliche Aktivität verbessert den Schlaf, auch am selben Tag, wenn Sie sich nicht unmittelbar vor dem Zubettgehen völlig verausgaben.
- → Wenn Sie sich an einem Tag gar nicht aufraffen können, Sport zu treiben, lassen Sie sich deshalb keine grauen Haare wachsen. Letztlich muss Bewegung Freude bereiten und soll keinem Zwang entspringen.
- → Bewegung stärkt unser Selbstbewusstsein. Wenn wir geschwitzt haben, können wir auf unsere Leistung stolz sein.
- → Ein gewisses Maß an körperlicher Aktivität ist genetisch verankert. Fehlt sie völlig, leidet langfristig unser Körper.
- → Trainieren Sie mit Augenmaß. Auch bei körperlicher Aktivität gibt es ein Zuviel, das letztlich wieder in Erschöpfung mündet.

5.4 **Pflege von Sozialkontakten**

So wie der Mangel an körperlicher Aktivität negative Folgen für unsere körperliche und seelische Gesundheit hat, hat auch der Mangel an Sozialkontakten negative Auswirkungen. Soziale Isolation und Einsamkeit gehen nicht nur mit einem gehäuften Auftreten von Depressionen einher, sondern auch mit einer geschwächten Immunreaktion, einem erhöhten Blutdruck sowie letztlich mit einer verminderten Lebenserwartung. Sozialkontakte sind gesundheitsförderlich. Die allermeisten Menschen pflegen vielfältige Bekanntschaften, teils engere, teils weniger enge, obwohl wir in der heutigen Zeit auch weitgehend ohne persönliche Kontakte leben könnten. Trotzdem drängt uns etwas zu anderen Menschen hin. Es ist das schon in Kapitel 3.4 (S. 84) erwähnte Bedürfnis nach Zugehörigkeit. Dieses Bedürfnis zeigt sich auf unterschiedliche Art. Zunächst in dem sehr existenziellen Bedürfnis nach *Bindung*. Bindung beinhaltet den Wunsch, in einem Naheverhältnis zu jemandem zu stehen, mit jemandem verbunden zu sein, jedoch nicht irgendwie, sondern exklusiv und als ganze Person. Als Kind sind wir auf diese Weise mit unserer Mutter verbunden, das Bedürfnis nach Bindung bleibt jedoch das ganze Leben hindurch bestehen. Bindung vermittelt ein Gefühl von Sicherheit, Geborgenheit und Ganzheit und ist letztlich der Grund, weshalb wir intime Beziehungen eingehen. Wie bedeutsam Bindung für uns Menschen ist, zeigt sich unter anderem daran, dass wir Ehen schließen, mit dem Gelöbnis, bei der bzw. dem anderen zu bleiben, in guten wie in schlechten Zeiten. Wir besiegeln diese Bindung vor Zeuginnen und Zeugen und mit einem großen Fest. Insofern ist diese Art Naheverhältnis für die meisten Menschen existenziell, etwas, ohne das wir nicht gut leben könnten.

Eine zweite Facette des Bedürfnisses nach Zugehörigkeit ist unser Wunsch nach *Anerkennung* und Wertschätzung. Wir wollen, dass andere uns für unsere Leistungen und unser Bemühen würdigen. Dazu gehört auch, von anderen gebraucht zu werden und anderen zu helfen.

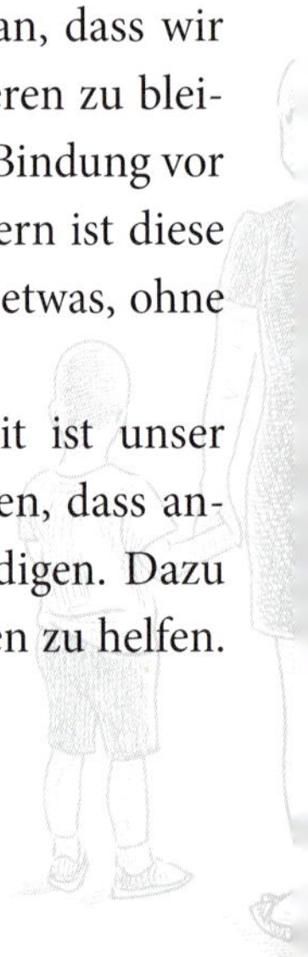

Das vermittelt uns das Gefühl, einen *Platz* zu haben, für andere bedeutsam zu sein. Fehlende Anerkennung löst hingegen ein Gefühl der Schmähung aus, ist kränkend und führt letztlich zu einer messbaren Stressreaktion. Mit der Anerkennung verwandt, aber noch grundsätzlicher ist Wertschätzung. Wir haben das Bedürfnis, als die Person, die wir sind, geschätzt zu werden, unabhängig vom Status, den wir innehaben, oder der Leistung, die wir erbringen, einfach weil wir da sind, egal ob reich oder arm, schön oder hässlich, klug oder dumm. Nichts löst daher größere Angst aus und führt zu größeren seelischen Schmerzen als ein Fehlen dieser Wertschätzung, also von anderen verschmäht, missachtet und zurückgewiesen zu werden. Die Befriedigung des Bedürfnisses nach Anerkennung und Wertschätzung findet normalerweise fast unbemerkt statt: Wir erfahren sie in jedem Gespräch, in jedem sozialen Austausch, sie wird dabei quasi frei Haus mitgeliefert. Das ist die tieferliegende Bedeutung der Kommunikation: den anderen Menschen in seinem Dasein zu würdigen – ich spreche mit dir, da du es wert bist, du sprichst mit mir, da ich es wert bin. Auch hier gilt: Missachtung löst großen seelischen Schmerz aus, das Nicht-gegrüßt-, Nicht-berücksichtigt-, Außen-vor-gelassen-Werden.
Eine dritte Facette unseres Bedürfnisses nach Zugehörigkeit ist jene nach Schutz und Hilfe. Wir können davon ausgehen, dass es für unsere Ahnen in fernster Urzeit einmal besser war in Gruppen zu leben, als allein durchs Leben zu gehen. In Gruppen war man stärker und überlebensfähiger, Tätigkeiten konnten aufgeteilt werden, es kam zu wechselseitiger Unterstützung. Das gilt jedoch nicht nur für unsere unmittelbaren Vorfahren, sondern für alle in Gruppen lebenden Säugetiere, von der Maus bis zum Primaten. In Zeiten der Gefahr suchen diese Tiere wie auch wir Menschen die Nähe eines anderen – das vermittelt ein Gefühl von Sicherheit und reduziert Angst. Zu dieser evolutionären Dimension gesellt sich noch unsere lebensgeschichtliche Erfahrung. Als Kind bedurften wir über viele Jahre des Schutzes und der Hilfe unserer Eltern, ohne die wir nicht hätten überleben können. Kein Tier ist auf

eine so intensive und lang andauernde Zuwendung angewiesen. Unser Schutzbedürfnis führt deshalb dazu, dass wir bei aufkommender Angst die Nähe von Menschen suchen, die uns vertraut sind, wir suchen *Zuflucht.* Sind wir an der Seite bekannter und wohlwollender Menschen, dämpft das messbar körperlichen Stress. Dies wurde in zahlreichen Experimenten bestätigt. Die Anwesenheit einer vertrauten Person führt unter anderem zu einem geringeren Anstieg und einer rascheren Erholung von Blutdruck und Stresshormonen im Vergleich zu einer Situation, in der wir allein oder mit Fremden sind. Allerdings gilt diese beruhigende Wirkung auch für Alltagssituationen ohne besondere Bedrohung. Unser Blutdruck ist etwa dann am niedrigsten, wenn wir mit Familienmitgliedern zusammen sind. Etwas höher ist er in der Anwesenheit von Freundinnen und Freunden, am höchsten, wenn wir von Fremden umgeben sind. Die Anwesenheit vertrauter Personen erleben wir somit nicht nur als Schutz, sondern darüber hinaus als uneingeschränktes Angenommen-Sein, als Signal, keine besondere Vorsicht an den Tag legen zu müssen. Familie, Freundinnen und Freunde sind ein Hort der Zuflucht, eine „green zone" frei von jeglicher Gefahr, sowohl für unsere leibliche als auch für unsere seelische Unversehrtheit. Unter vertrauten Personen müssen wir uns in der Regel nicht vor Verletzungen fürchten, es besteht kein Grund auf der Hut zu sein. Dies gilt für die allermeisten Menschen, denen es gelingt, ihr Leben so zu gestalten, dass ihre sozialen Bedürfnisse in zufriedenstellender Weise befriedigt werden. Für diejenigen, die schlechte Erfahrungen mit nahestehenden Menschen gemacht haben, trifft dies jedoch leider nur eingeschränkt zu. Diese Personen kommen um eine gewisse Vorsicht in sozialen Situationen nicht umhin.

Durch die Befriedigung des Schutzbedürfnisses ermöglicht das Nach-Hause-Kommen zu vertrauten Menschen einen Abbau von Stress. Wir wechseln von einer potenziell gefährlichen, psychisch fordernden Welt in eine Welt, die uns von äußeren Bedrohungen abschirmt und in der keine weitere zwischenmenschliche Gefahr lauert. Wir müssen

nicht auf der Hut sein, sondern können entspannt unsere Masken fallen lassen, im Wissen, dass es gut ist. Genau das konnte in einer schon in Kapitel 4.3 erwähnten Studie über die Erholung des Blutdrucks nach der Arbeit beobachtet werden. Während der Arbeit ist der Blutdruck durch die Auswirkungen der Arbeitsanforderungen erhöht und sinkt in der Freizeit nach und nach. Allerdings macht es einen Unterschied, zu wem oder was wir nach der Arbeit nach Hause kommen: Der Blutdruck fällt am stärksten, wenn wir eine Partnerin oder einen Partner und Kinder zu Hause haben. Haben wir nur eine Partnerin oder einen Partner, fällt der Blutdruck ebenfalls, aber nicht ganz so stark. Zur geringsten Blutdrucksenkung kommt es bei Alleinstehenden. Diese Blutdruckänderungen sind durch das unterschiedliche Ausmaß an sozialer Unterstützung erklärbar. Die erlebte soziale Unterstützung, also wie viel Hilfe und Zuwendung wir uns von anderen erwarten können, ist für Eltern am höchsten, für Singles am geringsten. Das ist verständlich, da Singles niemanden in unmittelbarer Nähe haben, der für sie da ist.
Zusätzlich zum unterschiedlichen Ausmaß an sozialer Unterstützung spielen auch Unterschiede im Umfang der erfahrenen Anerkennung eine Rolle. Eltern erhalten Anerkennung nicht nur vom Partner oder von der Partnerin, sondern auch von ihren Kindern, dies befriedigt das entsprechende Bedürfnis und macht froh. Überdies erleichtern es die elterlichen Betreuungspflichten, die Arbeit gedanklich hinter sich zu lassen. Schließlich sind wir zu Hause vornehmlich Mütter oder Väter, mit der Aufgabe, uns um unsere Kinder zu kümmern. Das Vorhandensein von Kindern schützt in diesem Sinn tatsächlich, trotz der Mehrarbeit, vor arbeitsbedingter Erschöpfung, insbesondere jene Mütter und Väter, die sich aktiv an der Kindererziehung beteiligen, obwohl kleine Kinder in einem gewissen Umfang auch ermüden. Der Grad des Stressabbaus in der Familie ist jedoch nicht für alle Menschen gleich, sondern hängt von der Qualität der Beziehung ab. Eine zufriedenstellende Partnerschaft führt zu einer größeren Abnahme der Stresshormone am Abend als eine weniger zufriedenstellende Beziehung, insbesondere für

Frauen. Ein Grund hierfür ist, dass es in einer guten Beziehung eher möglich ist, sich mit der Partnerin oder dem Partner über Sorgen auszutauschen.
Die Gesellschaft von Menschen ist jedoch auch aus einem anderen Grund erholsam: In Gesellschaft anderer sind wir fröhlicher als allein. Zeit mit anderen zu verbringen macht Spaß, mehr als die meisten anderen Tätigkeiten des täglichen Lebens. Der Kontakt mit anderen hebt einfach unsere Stimmung. Wie oft lacht man schließlich, wenn man allein ist? Zum Lachen braucht es andere Menschen. Die Freude, die wir erleben, wenn wir in Gesellschaft sind, erleichtert es zusätzlich, die Arbeit gedanklich hinter sich zu lassen, wir werden durch den sozialen Austausch abgelenkt. Die persönliche Bestätigung und Wertschätzung, die wir dabei erfahren, kann darüber hinaus zur Entspannung beitragen. Wertschätzung zu erfahren ist belohnend und heilt die Wunden der Zurückweisungen, die wir womöglich während des Tages erlebt haben.
Allerdings ist zwischenmenschlicher Austausch nicht in jedem Fall erholsam. Hier gibt es Parallelen zu körperlicher Aktivität. Wenn wir beruflich sehr gefordert sind, kann es sein, dass wir sozialen Austausch als zusätzliche Aufgabe empfinden, nicht als Zeit zum Ausspannen. In diesem Fall ist es erholsamer, sich zurückzuziehen und Zeit allein zu verbringen, wobei dies durchaus auch im Kreis der Familie geschehen kann. Wir müssen einander nicht immer etwas erzählen, auch ein Zusammensein ohne verbale Kommunikation kann erholsam sein. Dies gilt insbesondere für Personen, die aus beruflichen Gründen viel mit Menschen zu tun haben, wie etwa Flugbegleiterinnen und Flugbegleiter, Krankenpflegepersonen oder Psychotherapeutinnen und -therapeuten. Für diese Personengruppen ist es mitunter erholsamer, am Abend Zeit allein zu verbringen, als mit Freundinnen und Freunden auszugehen. Schließlich fördert es die Erholung, wie wir in Kapitel 3.6 (S. 97) gesehen haben, wenn wir in der Freizeit andere Ressourcen beanspruchen als in der Arbeit.

Zufriedenstellende soziale Beziehungen haben einen hohen Erholungswert, ohne dass wir dafür viel tun müssen: Allein die räumliche Nähe hat schon einen Effekt. Sich über die Herausforderungen des Tages auszutauschen oder einfach miteinander Spaß zu haben kann diesen Effekt noch verstärken. Auch sich anderer Menschen anzunehmen, wie zum Beispiel der eigenen Kinder, ist erholsam, da wir uns bestätigt fühlen und die Arbeit leichter vergessen. Soziale Beziehungen fördern unsere Erholung somit oftmals im Verborgenen.

!

- Die Anwesenheit einer geliebten Person entspannt, auch ohne dass viel gesprochen werden muss. Körperkontakt kann diese Entspannung weiter fördern.
- Sich über Tageserlebnisse auszutauschen kann ebenso die Erholung fördern wie sich in einer angenehmen Atmosphäre zurückzuziehen. Letzteres gilt insbesondere für sehr fordernde Tage und für Personen, die beruflich viel mit anderen Menschen zu tun haben.
- Wenn Sie Kinder haben, dann widmen Sie sich nach der Arbeit deren Bedürfnissen, das lässt die eigenen Sorgen rasch in den Hintergrund treten.
- In Gesellschaft zu sein hebt die Stimmung, fördert das Selbstbewusstsein und lässt einen die Arbeit leichter vergessen. Allerdings gilt auch hier: Es muss der eigenen Bedürfnislage entsprechen.

5.5 Hobbys und Freude

Modelflugzeugbau als Hobby

Heinz Wunderbaldinger ist Techniker in einem Elektronik-Unternehmen. Er ist für die Wartung und Reparatur von Geräten zur Aufzeichnung von Bild- und Tonsignalen in einem Werk südlich von Wien zuständig. Seien wahre Leidenschaft gilt jedoch dem Modelflugzeugbau. Ein Raum in seiner Wohnung ist ganz diesem

Hobby gewidmet. Auf Grundlage ausgeklügelter Baupläne aus entsprechenden Fachzeitschriften schneidet er mithilfe einer Laubsäge Bauteile aus Leichtholz aus, die die Form der Flügel und des Flugzeugkörpers definieren. Auf diese Teile klebt er dünnste Holzplatten, die er mit einer Folie bespannt. Dann folgen Mechanik und Elektronik zur Steuerung des Motors und der Seiten- und Höhenruder. Schließlich setzt er den Motor ein, einen Miniatur-Benzinmotor mit einem einzelnen Kolben, und verbindet diesen mit einem kleinen Benzintank, den er mit einer Injektionsnadel befüllt. An einem Samstagnachmittag im Frühsommer ist es endlich so weit. Der Testflug ist angesagt. Nach monatelanger, abendfüllender Kleinarbeit kommt der Moment, das selbst geschaffene Fluggerät aufsteigen zu lassen. Motor und Fernsteuerung sind getestet, die Funktion der Ruder ebenso. Heinz startet den kleinen Motor, indem er den Propeller mit dem linken Zeigefinger dreht, während er das Flugzeug mit der anderen Hand hält. Sobald der Motor anspringt, kommt der entscheidende Moment. Heinz wirft das Flugzeug waagrecht in die Luft, gibt ein wenig Gas, das Flugzeug strebt geradeaus durch die Luft. Eine Bewegung des entsprechenden Hebels an der Fernsteuerung lässt es eine Kurve machen, es bahnt sich seinen Weg aufwärts in den Himmel, es fliegt! Die Mühe hat sich gelohnt, der sichtbare Erfolg braust über die Wipfel gen Himmel. Und ein weiteres Modell wird nun die Wände des Bastelraumes zieren.

Hobbys wie dieses sind ein besonderer Zeitvertreib. Sie verlangen Geduld, Fingerspitzengefühl, Genauigkeit und profunde Kenntnisse. Als Gegenleistung ermöglichen sie uns, die Welt um uns zu vergessen, die Arbeit sowieso. Hobbys bereiten uns Freude und bauen uns auf, da sie unser Bedürfnis nach Erfolg und Kompetenz befriedigen. Wir schaffen etwas, das sich in der einen oder anderen Art sehen lassen kann. Dabei ist es egal, ob das Modellbau, Schach, Gartenarbeit, Schneidern oder Kochen ist. In jedem Fall bedarf es einer gewissen Mühe, Wissen und Fertigkeiten, um das Ergebnis zustande zu bringen, aber immer auf Basis der Selbstbestimmung. Schließlich geht um eine Freizeitbeschäftigung, nicht um eine Verpflichtung. Diese Mischung aus Herausforderung und Zustandebringen, Anstrengung und Erfolg löst, wie bereits erwähnt, ein Flow-Erleben aus, einen Zustand, in dem wir in der Handlung aufgehen und alles um uns in den Hintergrund tritt. Es ist ein Zustand, in dem sich eine Glückseligkeit einstellt, weil wir erleben, dass wir der Aufgabe gewachsen sind, weil wir die Herausforderungen annehmen und meistern, von einem Schritt zum nächsten. Solche Zustände sind vom Gefühl begleitet, *dass es gut ist,* weil wir es können. Dabei ist es nicht wichtig, den Schachweltmeister zu schlagen oder ein Zweitausend-Stücke-Puzzle in Rekordzeit zusammenzustellen, sondern lediglich einer den eigenen Fähigkeiten und Neigungen entsprechenden Tätigkeit nachzugehen.

Hobbys sind wirksame Erholungsmaßnahmen. Obwohl sie eine gewisse Anstrengung erfordern, belohnen sie den Einsatz mehrfach. Wir können in eine andere Welt eintauchen, die Arbeit verschwindet hinter dem Horizont und unser täglicher Bedarf an Erfolgserlebnissen wird gestillt, die wir genauso brauchen wie die tägliche Nahrung. Fehlt diese Zufuhr von Erfolg, werden wir mürrisch, unsicher und verzagt. Wir brauchen eben jeden Tag die Bestätigung, dass wir etwas können, dass wir *fähig* sind. Fehlt das, so schwächelt unser Selbstbewusstsein genauso wie ein ungebrauchter Muskel. Hobbys sind somit unser tägliches Training des Selbstbewusstseins durch Handlungen, die wir erfolgreich abschließen, und selbstgesteckte Ziele, die wir erreichen. Genau darin unterscheiden sie sich von anstrengungsarmen Aktivitäten wie Lesen oder Fernsehen. Obwohl auch das ablenkt, vermittelt es keine besondere Bestätigung. Das Bedürfnis nach Kompetenz bleibt dabei auf der Strecke. Letztlich addieren sich die durch unseren Einsatz erreichten Erfolge zu einer positiven Grundstimmung, zu *Freude*. Unser Stolz beflügelt uns.

Um diese Effekte zu erzielen, ist die Wahl der Freizeitaktivität entscheidend. Die Tätigkeit muss passen. Sie muss unseren Neigungen, unseren Fähigkeiten und unserem Können entsprechen. Auch wenn, wie Albert Einstein einmal sagte, Holzhacken deshalb so beliebt ist, weil man bei dieser Tätigkeit den Erfolg sofort sieht, muss es nicht für jede und jeden das Hobby erster Wahl sein. Neben solchen praktischen Freizeit-

aktivitäten gibt es auch schöpferische Tätigkeiten wie Musizieren, Malen oder Schnitzen. Wir erreichen dabei nicht nur ein selbstgestecktes Handlungsziel, sondern schaffen *etwas Neues,* das darüber hinaus schön ist. Dadurch erfreuen wir uns nicht nur an der sich lohnenden Anstrengung, sondern auch an der Schönheit unserer Kreation. Die Tätigkeit macht deshalb nicht nur *stolz,* sie *gefällt* obendrein. Allerdings ist auch künstlerisches Gestalten nicht jedermanns Sache.
Eine weitere Freizeitaktivität, die sich gut zur Erholung eignet, ist Gartenarbeit. Damit ist nicht die einst mühevolle Feldarbeit der Landwirtinnen und Landwirte gemeint, sondern die freiwillige und verpflichtungslose Gestaltung von Grünflächen und Pflege von Pflanzen. Von diesen können, müssen jedoch keine Früchte erwachsen, vielleicht aber Blüten. Gartenarbeit verbindet auf einzigartige Weise unterschiedliche Elemente der Erholungsförderung: die erfolgreiche Durchführung selbstgewählter Handlungen, das Schaffen von etwas Schönem und den Aufenthalt in der Natur. Deshalb hat Gartenarbeit einen besonderen Einfluss auf unser Wohlbelfinden. Allerdings gibt es auch andere günstige Kombinationen erholungsförderlicher Elemente, wie etwa das gemeinsame Musizieren oder Singen in einem Chor. Wir erleben dabei unmittelbar das Ergebnis unserer Anstrengung und unseres Könnens, von Moment zu Moment, von Takt zu Takt, sodass künstlerische Handlungen dieser Art prädestiniert sind, ein Flow-Erleben auszulösen. Wir gehen in unserem Tun auf und erfreuen uns an dessen Schönheit. Dazu kommt die Musik, die unsere Aufmerksamkeit auf die in Kapitel 5.1 (S. 160) beschriebene Art in ihren Bann zieht und dadurch auf wundersame Weise entspannt. Nicht zuletzt bestätigt das gemeinsame Musizieren unsere Zugehörigkeit, unser Dazugehören, unmittelbar und eindringlich.
Eine weitere Kombination aus Aktivitäten zur Erholungsförderung ist das *Spiel.* Spiele sind die älteste Freizeitbeschäftigung der Menschheit. Sie sind freiwillig, erfordern Geschick und lösen meist eine spürbare Spannung aus, vor allem, wenn es um Sieg oder Niederlage geht. Gleichzeitig spielen wir in der Regel nicht allein, sondern mit anderen, das

hebt die Stimmung und verbindet uns. Insofern decken Spiele unsere zentralen psychologischen Bedürfnisse ab und tragen dadurch zur Erholung bei, wie wir schon in Kapitel 4.3 (S. 122) bei PC-Spielen gesehen haben. Es ist davon auszugehen, dass Spiele ohne PC oder Smartphone durch die größere Greifbarkeit der mitspielenden Personen eine noch größere Erholungswirkung entfalten. Es gibt jedoch noch eine weitere Form der aktiven Freizeitbetätigung, die Geschick mit Gemeinschaftserleben verbindet, dabei aber die Unvorhersehbarkeit betont: das Abenteuer. Beim Abenteuer verlassen wir die gewohnten Pfade des Alltags und begeben uns in neuartige Situationen, ohne genau zu wissen, was uns bevorsteht, oftmals sogar ohne zu wissen, wie wir diese meistern können. Wir setzen uns den unbekannten Gegebenheiten aus und sind dadurch auch als ganzer Mensch gefordert, quasi mit Leib und Leben. Die Herausforderungen, denen wir begegnen, sind unmittelbar, erlauben keinen Aufschub und erzwingen eine Lösung. Wir sind gefordert, diese zu meistern, ob wir wollen oder nicht. Wo werden wir heute Nacht schlafen? Was machen wir, wenn es regnet, die Strömung zu stark wird oder wir uns verirren? Individualreisen gehören ebenso in diese Kategorie wie Bergsport, Campen oder Kajakfahren. Abenteuer gibt es jedoch auch im Kleinen, die sogenannten Mikroabenteuer: eine Nacht im Wald, das Erklettern eines Baumes oder das Durchqueren einer unbekannten Au-Region. Die Ungewissheit, die Herausforderungen machen uns hellwach und lösen Demut aus, gleichzeitig hat die Neuartigkeit der Situation etwas unverbraucht Frisches. Gedanken an die Arbeit haben hierbei keinen Platz, Abschalten ist gewiss, Erfolgserlebnisse ebenso.
All diese Freizeitaktivitäten haben etwas gemeinsam: Sie erwecken Freude, die der Befriedigung unserer psychologischen Bedürfnisse nach Selbstbestimmung, Können, Erfolg und Zugehörigkeit entstammt. Diese Freude ist vitalisierend und beflügelt uns, wir fühlen uns kräftig und gut. Sie hilft uns dadurch auch, uns rascher zu erholen, auch auf körperlicher Ebene. Allerdings sind Hobbys nicht in jedem Fall erholsam. Zunächst brauchen wir dafür Energie, schließlich fordern Hobbys unseren

Einsatz. Sind wir zu müde, haben wir unsere Fähigkeit zur Selbstkontrolle und Selbstmotivation schon stark beansprucht, sind anstrengungsarme Aktivitäten vorzuziehen. Des Weiteren soll uns das Hobby erfreuen und sinnvoll sein, Zwang ist hier ein schlechter Ratgeber. Drittens sind Freizeitaktivitäten, wie wir in Kapitel 3.6 (S. 97) gesehen haben, nur dann erholsam, wenn sie andere Fähigkeiten und Bedürfnisse ansprechen als jene, die in der Arbeit gefordert bzw. befriedigt wurden. Wenn wir eine Arbeit haben, in der wir aufgehen, wenn wir an einem konkreten Tag ausreichend Bestätigung erfahren haben, dann ist damit, jedenfalls für den Tag, unser Bedürfnis nach Erfolg befriedigt, einer weiteren Bestätigung bedarf es nicht mehr. Genau das konnte in einer Studie nachgewiesen werden. Obwohl die Befriedigung des Bedürfnisses nach Kompetenz und Erfolg in der Freizeit grundsätzlich zu einer Steigerung des Wohlbefindens beitrug, galt dies insbesondere für Personen, deren Arbeit weniger Erfolgserlebnisse vermittelt. Diejenigen, deren Arbeit ausreichend bestätigt, profitierten weniger von weiteren Erfolgserlebnissen am Abend. Nach einem anstrengenden, wenngleich befriedigenden Tag braucht es offensichtlich etwas anderes, um das Wohlbefinden wiederherzustellen. Einen ähnlichen Befund gibt es für künstlerische Aktivitäten wie Musizieren, Malen oder Schnitzen. Personen, die am Wochenende kreativen Hobbys nachgehen, sind am Montag erholter. Allerdings profitieren auch hier jene Personen weniger, deren Beruf ohnehin ein hohes Maß an Kreativität fordert, wie jener von Musikerinnen und Musikern oder Innenarchitektinnen und -architekten.

!

- → Gartenarbeit, kreatives Gestalten, Musizieren oder Spiele bieten einen guten Gegenpol zur Arbeit und fördern dadurch unsere Erholung.
- → Ein für Sie passendes Hobby erkennen Sie daran, dass Sie sich bereits während der Arbeit bzw. der Arbeitswoche darauf freuen.
- → Lassen Sie sich nicht durch Schamgefühle von der Ausübung eines Hobbys abhalten. Jedes Hobby, das gefällt, ist erlaubt, auch der Bau

von Modelleisenbahnen, und niemand ist zu schlecht, um ein Hobby auszuführen. Es gilt „learning by doing“.

→ Der Erholungswert eines Hobbys ist umso größer, je mehr es sich von der Erwerbsarbeit abhebt.

5.6 **Achtsamkeit**

Ein (un)achtsamer Waldspaziergang

Sie gehen durch den Wald. Der Boden unter Ihren Füßen ist weich, er gibt mit jedem Schritt ein wenig nach, beim Abstellen des Fußes sinken Sie ein, beim Hochheben erleben Sie einen kleinen Schub, der die Bewegung erleichtert. Ein Geruch nach feuchter Erde strömt durch Ihre Nase, durchflutet Ihre Lunge, ein angenehmer, gesunder Geruch, der Sie an Ihre Kindheit erinnert, an den Frühling, an Wachstum und Lebendigkeit. Manchmal mischt sich etwas Würziges dazu, ein modriger Baumstamm, ein Pilz? Sie sehen sich um, ja, ein Pilz, schon alt, zerfressen, feucht, Sie können das Pilzhafte jetzt deutlich wahrnehmen. Irgendwo bricht plötzlich ein Ast, in der Ferne, das Geräusch hallt durch den Wald, auch wenn es nicht laut war, wirkt der Wald dadurch groß, ausgedehnt, fast unbegrenzt. So weit hat es dieses Knacken getragen. Nun hören Sie die Vogelstimmen, in den Wipfeln, ein fröhlicher Gesang, ein Klang des Aufbruchs, der Erwartung, ein Frühlingsgesang, der Wald ein einziger Klangkörper. Sonnenflecken tanzen auf dem Boden, das lichte Grün der jungen Bäume lässt immer wieder Sonnenstrahlen durch, die am Waldboden ein Muster hervorrufen, hell und dunkel, es verändert sich windbedingt ständig ein wenig, wie das Rieseln eines Baches. Ein besonders heller Sonnenstrahl weckt Ihre Aufmerksamkeit. Er taucht die jungen Blätter eines tieferliegenden Astes in helles Grün, fast weiß sind sie, selbst die dunkelbraune Erde darunter färbt sich ockergelb, dazwischen sticht ein hellroter Farbpunkt hervor. Ein Käfer?

Sie gehen durch den Wald. Der Boden unter Ihren Füßen ist weich. Sie fragen sich, was passiert sein könnte. Vor wenigen Wochen hatten Sie noch ein gutes Einvernehmen mit Ihrem Vorgesetzten, er war mit einem Kaffee in Ihr Zimmer gekommen, um ein paar Worte zu wechseln. Jetzt ist die Atmosphäre frostig, Sie haben den Eindruck, als ginge er Ihnen aus dem Weg. Ein-, zweimal, als Sie den Aufenthaltsraum betraten, verließ er diesen unerwartet mit einer Ausrede. Es ist Ihnen nicht klar, was diesen Wandel verursacht haben könnte. Es mag sein, dass Sie sich das Ganze einbilden. Es mag jedoch auch sein, dass Ihr Chef unzufrieden ist, weil Sie an einem Projekt einer anderen Abteilung mitwirken. Kann es sein, dass er sich dadurch übergangen fühlt? Sie vernehmen ein Geräusch, ein Knacken, als ob ein Ast bricht. Kurz hatten Sie das Gefühl, die ganze Abteilung hätte sich gegen Sie verschworen, würde Sie meiden. So muss es sich anfühlen, gemobbt zu werden, dachten Sie. Allerdings ist es Ihnen gelungen, das Ruder herumzureißen. Sie haben bewusst mit den anderen das Gespräch gesucht. Nein, es muss Einbildung gewesen sein, die Kolleginnen und Kollegen waren Ihnen gegenüber wie immer, freundlich, gesprächig. Doch Ihr Chef? Das bleibt ein Rätsel. Unlängst, bei einem notgedrungenen Wortwechsel empfanden Sie die Atmosphäre als angespannt, Sie waren unbeholfen. Ein Sonnenstrahl blendet Sie kurz. Sie schauen sich um. Wo sind Sie hier? Jedenfalls schmerzt die Situation. Sie müssen eine Lösung finden.

Derselbe Spaziergang, zwei unterschiedliche Geisteshaltungen. Es ist nicht schwer zu erkennen, in welcher der beiden Episoden die Person achtsam durch den Wald geht und in welcher sie in Gedanken verloren ist. Welche der beiden Szenen vermittelt die größere Zufriedenheit? Mittlerweile ist es wissenschaftlich gut belegt, dass ein gedankenverlorener Geist ein unglücklicher Geist ist. Grübeln, insbesondere ein Nachdenken über Vergangenes, geht mit einer schlechteren Stimmung einher als die Aufmerksamkeit den eben ausgeführten Tätigkeiten zuzuwenden. Über das Leben und insbesondere über Ereignisse der jüngeren Vergangenheit nachzudenken ist zwar, wie in Kapitel 2.1 (S. 28) ausgeführt, eine Möglichkeit, diese zu verarbeiten und daraus zu lernen, allerdings dämpft dies unsere Stimmung. Es ist lehrreich, aber mitunter trübsinnig. Schöner ist das Leben, wenn wir unsere Augen öffnen und uns den Geschehnissen des Augenblicks hingeben, ungestört von allfälligen Gedanken. Das lässt uns die Unbill des Lebens und sogar uns selbst vergessen, es macht uns somit *selbstvergessen*.

Das bewusste Sich-Hinwenden zu den Eindrücken des gegenwärtigen Augenblicks nennt man *Achtsamkeit*. Achtsamkeit ist in gewisser Weise das Gegenteil des In-Gedanken-verloren-Seins. Im einen Fall sind wir empfänglich für die Eindrücke der Umgebung, wissen, was wir tun, und haben somit einen *Überblick*, im anderen Fall sind wir geistig abwesend, handeln automatisch, quasi auf Autopilot, und stehen neben uns. Auf einer umfassenderen Ebene beinhaltet Achtsamkeit jedoch auch die Hinwendung der Aufmerksamkeit auf eigene, innere Zustände, körperliche Empfindungen und unsere Gedankenaktivität. So wie wir das Rauschen der Blätter hören können, können wir den Kontakt unserer Füße mit dem Boden erleben, die Wärme unserer Hände oder die Bewegung unseres Brustkorbes bei jedem Atemzug. Dabei geht es nicht nur um die Feststellung eines Zustandes („Meine Hände sind kalt!"), sondern um eine anhaltende, neugierige Erkundung dieser Empfindung („Sind meine Hände gleichförmig kalt? Welche eine Qualität hat die gegenwärtige Temperatur meiner Hände genau?"). Gleiches gilt auch für unsere gedankliche Aktivität. Wir merken, wie unser Geist denkt, wir bemerken Art, Inhalt und Qualität der Gedanken. Die Gedanken können hartnäckig oder flüchtig sein, klar oder verschwommen, dicht oder weitläufig, schnell oder langsam. Allerdings ist die achtsame Hinwendung an die Gedankenaktivität am schwierigsten, da wir sehr leicht ins *Denken* verfallen und davon eingenommen werden können. Achtsamkeit auf dieser Ebene bedeutet jedoch nicht zu denken, sondern uns unseres Denkens *gewahr zu werden*, es zu bemerken, ohne uns in den Strudel der Gedanken hineinziehen zu lassen. Wenn Sie so wollen, ist das jedoch schon eine fortgeschrittene Übung der Achtsamkeit.

Auf welche Inhalte unseres Geistes bzw. unserer Wahrnehmung wir uns auch immer beziehen, es geht um deren Bewusstmachung – des Gesangs der Vögel, des Geruchs von Heu, der farblichen Facetten einer Blume, der Spannung in unserer Schulter, des Brennens in unseren

Augen, der Geschichte, die uns durch den Kopf geht – und nicht darum, diese gedanklich weiterzuverarbeiten, so wie wir es normalerweise tun. Das ist bei Gedanken ungewohnt, bei Körperempfindungen auch, bei der Wahrnehmung der Umwelt, insbesondere der Eindrücke der Natur, hingegen vertrauter. Schließlich ist es schwer, sich im Frühling nicht der Blütenpracht zu erfreuen oder im Sommer des Sonnenuntergangs, im Herbst der Verfärbung der Blätter und im Winter der dicht fallenden Schneeflocken. Diesen Eindrücken geben wir uns gerne hin, ihnen wohnen wir gerne auch länger bei, ohne ihnen einen „Nutzen" zu entnehmen, ohne daraus eine Handlung abzuleiten oder Schlüsse zu ziehen. Bei kalten Händen tun wir das eher, mit dieser Empfindung halten wir uns nicht lange auf. Entweder versuchen wir die Hände zu wärmen oder wir setzen uns gedanklich damit auseinander: „Warum habe ich immer kalte Hände? Heute war mir das wieder unangenehm, als ich meiner Kollegin die Hand gab." Auch bei gedanklicher Aktivität verlieren wir, wie gesagt, leicht die Übersicht. Wir lassen uns leicht von Gedanken einholen und spinnen diese dann unbeirrt weiter, eingefangen und weggetreten.

Die Kunst beim Üben von Achtsamkeit ist, mit den Empfindungen oder sonstigen geistigen Inhalten *nichts* zu tun, außer uns diese bewusst zu machen. Das ist oftmals eine Herausforderung. Zwei Strategien helfen uns jedoch dabei. Einerseits auf jegliches Handeln zu verzichten, ganz gleich, wie dringlich etwas im Moment erscheint – die Handlungen können wir, wenn sie wichtig sind, auch nach Ende der Achtsamkeitsübung verrichten –, anderseits den Inhalten eine bestimmte Haltung unseres Bewusstseins entgegenzubringen: eine neugierige, wohlwollende, nicht wertende Haltung. Wir begegnen den Inhalten unseres Geistes mit Interesse, aber gleichzeitig neutral, mit einer gewissen Nüchternheit. Das hilft dabei, sich nicht von den Inhalten vereinnahmen zu lassen, nicht wieder einen inneren Dialog zu beginnen und die eigentlichen Empfindungen aus den Augen zu verlieren.

Was hat das nun mit Erholung zu tun? Zunächst geht Achtsamkeit mit größerem Wohlbefinden einher, quasi spiegelbildlich zur Wirkung geis-

tiger Abwesenheit. Sind wir achtsam, so sind wir fröhlicher. Das gilt sowohl für die unmittelbare Wirkung von Achtsamkeit als auch für jenes Ausmaß, das wir durchschnittlich an den Tag legen. Achtsamere Momente gehen also mit größerer Freude einher, so wie achtsamere Personen im Allgemeinen glücklicher sind. Hierfür gibt es eine Reihe von Gründen. Erstens hat es mit dem uns schon vertrauten „Abschalten" zu tun, sich geistig vom Stress zu distanzieren. „Abschalten" ist hierbei allerdings das falsche Wort, da wir, wenn wir achtsam sind, vielmehr *anschalten,* unsere Aufmerksamkeit bewusst den Empfindungen des Augenblicks zuwenden, eine gewisse Wachheit an den Tag legen. Jedenfalls gelingt es in Momenten der Achtsamkeit, von einer gedanklichen Weiterbeschäftigung mit unseren Sorgen abzusehen, indem wir diesen in gewisser Weise „die Nahrung entziehen". Am leichtesten gelingt uns das in der Natur. Wie in Kapitel 5.2 (S. 166) ausgeführt, ziehen natürliche Reize unsere Aufmerksamkeit an, weil sie faszinierend sind, das lässt unser Denken zur Ruhe kommen. Achtsamkeit unterstützt somit die mentale Distanzierung von der Arbeit.
Ein zweiter Grund liegt im mit Achtsamkeit einhergehenden größeren Feingefühl den eigenen Bedürfnissen gegenüber. Wir fahren dann weniger über uns „drüber" und handeln seltener gegen unsere Interessen, sondern erkennen schneller unsere aktuelle Lage und können angemessen darauf reagieren, gleich ob es sich um einfache Bedürfnisse wie Durst oder die uns schon vertrauten Bedürfnisse nach Selbstbestimmung, Erfolg oder Zugehörigkeit handelt. Drittens geht Achtsamkeit mit Entspannung einher. Wenden wir unsere Aufmerksamkeit ungetrübt den Sinneseindrücken der Umgebung oder unseren Körperempfindungen zu, so hat das etwas Beruhigendes, vor allem, wenn wir nicht darauf reagieren müssen. Das Strömen unserer Atmung oder das Rauschen der Blätter entspannt. Ein vierter Grund für die erholungsförderliche Wirkung von Achtsamkeit liegt im wohlwollenden, nicht wertenden Umgang mit unseren Gedanken. Diese können uns dann, insbesondere wenn sie negativ sind, weniger anhaben und beeinflussen

dadurch unsere Stimmung in einem geringeren Ausmaß. Alles in allem fördert Achtsamkeit unsere Erholung, zum Teil über gewohnte, zum Teil über neuartige Wege.

Das Potenzial von Achtsamkeit, unsere Erholung zu fördern, wurde in einigen Studien untersucht. In einer deutschen Studie zeigte sich, dass Arbeitnehmerinnen und Arbeitnehmer an achtsameren Abenden die Arbeit leichter vergaßen, insbesondere wenn diese belastend war. In einer israelischen Studie mit Krankenpflegepersonen zeigte sich darüber hinaus, dass die Ermüdung im Verlauf von zwei arbeitsfreien Tagen bei jenen Personen stärker abnahm, die gewohnheitsmäßig achtsamer waren, insbesondere, wenn sie sich in dieser Zeit gut entspannen konnten.

Wie lässt sich Achtsamkeit nun für Erholung einsetzen? Einerseits ist Achtsamkeit eine Aktivität, die wir bewusst an den Tag legen können, praktisch bei jeder Gelegenheit. Wir können achtsam durch den Wald gehen, achtsam Musik hören, achtsam kochen, achtsam essen oder achtsam duschen. Das erhöht den Erholungswert der jeweiligen Handlung. Andererseits können wir Achtsamkeit auch üben. Eine Achtsamkeitsübung wäre zum Beispiel, sich in den Wald zu setzen und bewusst eine Zeitlang auf die Geräusche des Waldes zu achten. Eine andere Übung, der sogenannte „body scan", beinhaltet das Erspüren unseres Körpers Körperteil für Körperteil, beginnend mit den Zehen des linken Fußes. Eine fortgeschrittene Übung ist die Achtsamkeitsmeditation. Hierbei sitzt man aufrecht auf einem Stuhl oder Kissen und achtet auf die Empfindungen, die mit dem Atmen einhergehen. Werden wir durch Gedanken abgelenkt, was immer wieder vorkommt, so treten wir diesen wohlwollend gegenüber, nehmen uns jedoch die Freiheit, sie nicht weiterzuspinnen, sondern mit der Aufmerksamkeit zum Atem zurückzukehren. Das wiederholen wir geduldig und wohlwollend immer von Neuem, wenn wir merken, dass wir von einem Gedanken abgelenkt werden. Mit der Zeit verringert das die Heftigkeit der Gedanken und hilft uns, unsere Aufmerksamkeit besser zu lenken.

- Machen Sie kleine Achtsamkeitsübungen im Alltag. Nutzen Sie zum Beispiel die Zeit, in der Sie auf ein öffentliches Verkehrsmittel warten, dazu, auf den Kontakt Ihrer Fußsohlen mit dem Boden und Ihren Atem zu achten, lassen Sie dabei Ihren Blick einige Meter vor sich ruhen.
- Wenn Sie einen Waldspaziergang machen, achten Sie einige Minuten lang bewusst auf die Umgebungsgeräusche oder betrachten Sie eine Zeitlang die sich im Wind bewegenden Baumkronen.
- Wenn Sie im Sitzen arbeiten, machen Sie von Zeit zu Zeit kurze Pausen und achten Sie bewusst auf Ihr körperliches und seelisches Befinden. Beginnen Sie damit, den Kontakt Ihrer Fußsohlen mit dem Boden wahrzunehmen.
- So wie alle anderen Aktivitäten zur Erholungsförderung ist Achtsamkeit nur dann erholungsförderlich, wenn Sie an dieser Haltung Freude haben. Achtsam zu sein ist keine Verpflichtung.
- Wenn Sie sich vertieft mit Achtsamkeitsübungen auseinandersetzen wollen, besuchen Sie einen sogenannten MBSR-Kurs. „Mindfulness-Based Stress Reduction“ ist ein etabliertes, achtwöchiges Programm und ermöglicht Achtsamkeitsübungen unter Anleitung zu lernen.

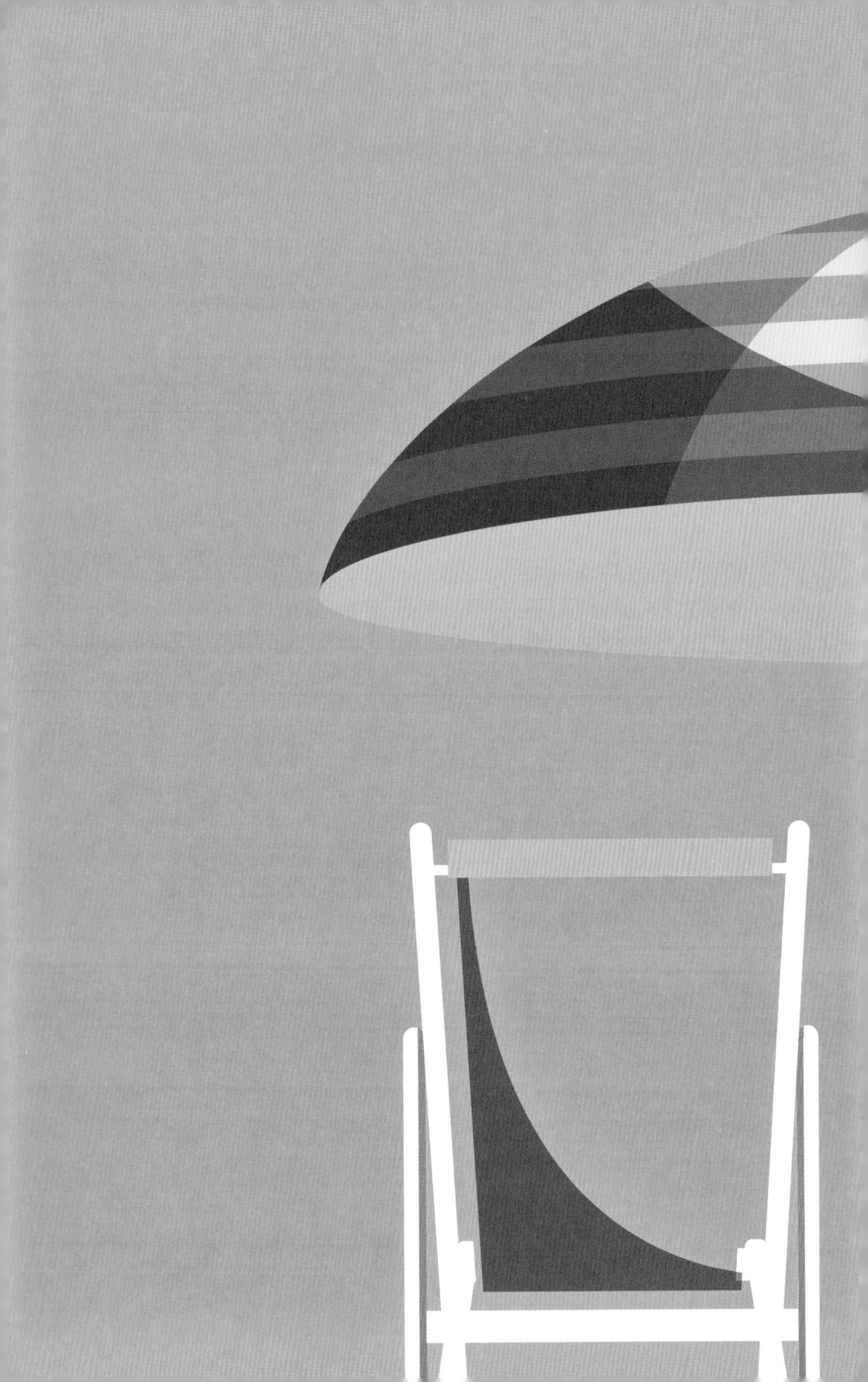

6 Lärm, Smartphone & Co

DIE ERHOLUNGSKILLER

Erholung ist ein zartes Pflänzchen oder, wie Wolfgang Kallus von der Universität Graz zu sagen pflegte, „Erholung ist ein hochgradig störbarer Prozess". Damit wir uns erholen können, müssen all jene Bedingungen erfüllt sein, die wir in Kapitel 3 (S. 69) besprochen haben. Die Arbeit muss ruhen, auch gedanklich, wir müssen von unseren Verpflichtungen entbunden sein, uns entspannen und unseren Bedürfnissen nachgehen können, überdies brauchen wir Abwechslung und ausreichend Zeit. Erst dann können wir Ermüdung abbauen, unsere Leistungsfähigkeit wiederherstellen und langfristig gesund bleiben. Lange und unklare Arbeitszeiten, Arbeitsstress, Überengagement und Arbeitssucht, Informations- und Telekommunikationstechnologien, Betreuungspflichten, Schuldgefühle, die Konsumorientierung in der Freizeit und die Verstädterung unseres Lebensumfeldes stören jedoch den Erholungsprozess.

6.1 Arbeit

Wer das Buch bis an diese Stelle gelesen oder auch nur überflogen hat, wird wenig Zweifel daran haben, dass Arbeit die Erholung hemmt, insbesondere, wenn wir dieselbe Tätigkeit, die wir während des Tages durchführen, am Abend oder am Wochenende fortsetzen. Selbst eine schöne Arbeit muss manchmal ruhen, um uns zu entlasten, Abwechslung zu ermöglichen und uns auf andere Gedanken zu bringen. Es gibt keine Studie, die zeigt, dass eine Fortsetzung der Arbeit in der Arbeitspause, am Abend, am Wochenende oder während des Urlaubs die Erholung fördert. Ähnliches gilt natürlich für jede andere fordernde Tätigkeit, von der wir uns erholen müssen, von der Hausarbeit über die Pflege von Angehörigen bis zur Kinderbetreuung. Daher steht Arbeit an erster Stelle der Erholungskiller.

!

→ Wenn Sie sich erholen wollen, hören Sie auf zu arbeiten.

6.2 Lange und unklare Arbeitszeiten

Erholung verträgt Zeitdruck schlecht. Nach einem langen Arbeitstag in Windeseile zur Ruhe zu kommen, um sich nach einem schnellen Nachtmahl und einem kurzen Bad dem Land der Träume anzuvertrauen, gelingt meist nicht so gut. Stresshormone bevölkern noch unser Blut, das Herz klopft hörbar und Gedanken an die Arbeit drängen sich immerfort auf. Ganz davon zu schweigen, dass wir nicht einmal Zeit hatten, ein Wort mit unseren Kindern zu wechseln, die Zeitung zu lesen oder eine Runde durch den Wald zu gehen. An Einschlafen ist meist nicht zu denken, und wenn, dann ist der Schlaf unruhig und im Erholungswert vermindert. Erholung, wie wir in Kapitel 3.5 (S. 91) besprochen haben, braucht einfach ihre Zeit. Sie braucht jedoch auch die *richtige* Zeit, nämlich dann, wenn alle anderen auch da sind und ebenso Freizeit haben. Ein Montag ist weniger erholsam als ein Samstag, da wir uns montags dem Sog der allgemeinen Geschäftigkeit schlechter entziehen und die Zeit nicht mit Familie, Freundinnen und Freunden verbringen können. Erholung benötigt *ungestörte* Zeit, quasi eine zeitliche Schutzzone frei von jeglicher Verpflichtung und Störung. Auf Abruf zu sein ist ebenso wenig erholsam wie pausenlos mit der Firma in Verbindung zu stehen.

Lange Tages- und Wochenarbeitszeiten, ungewöhnliche Arbeitszeiten und das Verschwimmen der Grenze zwischen Arbeit und Freizeit beinträchtigen die Erholung und verunmöglichen sie mitunter sogar. Dies gilt mit Sicherheit für eine Tagesarbeitszeit von mehr als 10 und eine Wochenarbeitszeit von mehr als 50 Stunden. In diesen Fällen bleibt zu wenig Zeit für Erholung und Schlaf und wir nehmen die Müdigkeit in den nächsten Tag oder die nächste Woche mit. Mit gutem Grund sieht die europäische Arbeitszeitregelung vor, dass wir in einem Zeitraum von 17 Wochen (der sogenannte „Durchrechnungszeitraum") nicht mehr als durchschnittlich 48 Stunden pro Woche arbeiten dürfen. Haben wir einzelne Wochen mehr als 48 Stunden gearbeitet, so muss dies in den übrigen Wochen innerhalb dieses Zeitraumes durch eine kürzere

Wochenarbeitszeit ausgeglichen werden. Dadurch, so der Grundgedanke dieser Verordnung, kann die fehlende Erholung nachgeholt werden. Ungewöhnliche Arbeitszeiten wie Schicht- und Wochenendarbeit wirken sich negativ auf Erholung aus, und das aus zwei Gründen. Erstens steht die Arbeit in den Nachtstunden im Widerspruch zu unseren biologischen Rhythmen, da unser Körper in der Nacht auf Schlaf und nicht auf Arbeit eingestellt ist. Nachtarbeit widerspricht somit diametral den körperlichen Prozessen, die Arbeit fällt in einen Zeitraum, der körperlich für Erholung vorgesehen ist. Die Zeit zum Schlafen fällt dann umgekehrt in eine Phase, in der unsere biologische Uhr auf Aktivität umschaltet, wodurch der Schlaf an Erholungswert einbüßt. Insofern ist er auch nur beschränkt erholsam. Der zweite Grund ist die sogenannte „soziale Desynchronisation". So wie es biologische Rhythmen gibt, gibt es auch soziale Rhythmen, die das Zusammenleben von Familien sowie der ganzen Gesellschaft koordinieren. Am Vormittag sind die Kinder in der Schule und die Erwachsenen in der Arbeit. Am Nachmittag kommen Schritt für Schritt alle wieder nach Hause. Der Abend ist dann jene Zeit, die wir mit anderen verbringen können. Ähnliches gilt für den Wochenrhythmus. Arbeiten wir am Abend oder am Wochenende, versäumen wir diese gemeinsamen Zeiten und es ist schwieriger, mit Familie, Freundinnen und Freunden in Kontakt zu bleiben. Haben wir dann selber Freizeit, sind die anderen nicht verfügbar. Diese Zeit ist daher nicht so wertvoll und letztlich auch nicht so erholsam, auch, weil es schwerer fällt, nichts zu tun, während alle anderen arbeiten. Wir können uns diesen sozialen Rhythmen auch mental nicht entziehen.

Ein verhältnismäßig neues Phänomen ist die Entgrenzung der Arbeit. War früher die Arbeit aus, wenn wir den Betrieb, das Geschäft oder das Büro verlassen haben, so setzt sie sich heute heimlich zu Hause fort, vor allem durch die neuen Kommunikationstechnologien. Arbeit ist nun immer möglich. Das schafft einerseits eine neue Freiheit – zu arbeiten, wann und wo immer wir möchten –, andererseits büßen wir hilfreiche zeitliche und räumliche Hinweisreize ein, wann Arbeit und wann Erholung angesagt ist. Wir erkaufen diese Freiheit mit einer neuen Verpflichtung: selbst entscheiden zu müssen, wann wir uns erholen. Das ist eine weitere Verpflichtung in unserem Leben, eine weitere zu treffende Entscheidung, die auch zu unseren Ungunsten ausfallen kann. Im Zweifelsfall arbeiten wir unter diesen Umständen mehr, wenn Arbeit ansteht, Erholung kommt damit zu kurz. Ohne Smartphone und Computer kämen wir nicht auf diese Idee. Diese „offene Grenze" bietet somit ein Einfallstor für Erwerbsarbeit in unser Privatleben, die Produktivität steigt dabei zwar, mit den Folgen müssen wir uns aber in den unruhigen Abenden und verkürzten Nächten allein herumschlagen. Die frühere Grenze war ein Segen, insbesondere wenn der Arbeitsdruck groß war und wir zu übermäßiger Gewissenhaftigkeit neigten. Daher erfordern diese neuen Arbeitsformen eine bewusste Gestaltung der Erholung, eine individuelle Grenzziehung zwischen Arbeit und Freizeit.

!

- → Mehr als 50 Stunden pro Woche zu arbeiten gefährdet auf Dauer die Gesundheit.
- → Wenn Sie mehrere Tage in Folge mehr als 10 Stunden arbeiten, müssen Sie dies zeitnah durch entsprechend längere Erholungszeiten wieder ausgleichen. Nach zwei aufeinanderfolgenden 12-Stunden-Arbeitstagen braucht es zum Beispiel drei freie Tage, um sich vollständig zu erholen.
- → Vermeiden Sie es, nach der Arbeit zu Hause weiterzuarbeiten, dazu gehört z. B. auch Ihre E-Mails zu lesen. Wenn das nicht möglich ist, begrenzen Sie diese Arbeit so, dass Ihnen noch mindestens drei Stunden Freizeit bleiben.
- → Stellen Sie für sich klar, wenn Sie die Heimarbeit beenden, etwa indem Sie Ihr Notebook wegräumen, den Raum wechseln oder sich umziehen. Es ist gut, wenn Arbeit und Freizeit sichtbar und spürbar getrennt sind.

6.3 Arbeitsstress

Arbeitsstress kann unsere Erholungsfähigkeit reduzieren. Gerade dann, wenn wir Erholung besonders brauchen, wenn der Tag fordernd war, gelingt diese oft schlechter. Das ist ein Paradox, das die Erholungsforschung in letzter Zeit beschäftigt. Wie kann das sein? Sollte man nicht annehmen, dass wir am Abend eines fordernden Arbeitstags rechtschaffen müde sind und dadurch besonders gut ausspannen können? Leider ist das nicht der Fall. Das hat mehrere Gründe.

Einer dieser Gründe ist die aufwühlende Wirkung von Stress. An einem belastenden Arbeitstag schütten wir mehr Stresshormone aus. Das führt nicht nur zu einem rascheren Herzschlag und einem höheren Blutdruck, sondern auch zu einer gesteigerten Aufmerksamkeit und einer verbesserten Gedächtnisleistung. Die Ereignisse des Tages prägen sich uns vermehrt ein, sie treten jedoch auch stärker vor unser inneres Auge, wenn der Tag vorüber ist, und halten uns in ihrem Bann. An solchen Tagen ist es dadurch schwerer, innerlich zur Ruhe zu kommen. Das gilt insbesondere dann, wenn die Arbeit weniger zufriedenstellend gelaufen ist, wenn unsere Stimmung durch unerwünschte Ereignisse ins Negative gekippt ist. Die Geschehnisse spuken dann noch länger in unserem Kopf herum. Unser Bemühen, die Ereignisse geistig einzuordnen, allfälligen Schmerz zu lindern oder innere Wut zu besänftigen, führt erst recht zu einer mentalen Weiterbeschäftigung, die Abschalten, Stressabbau und damit Erholung erschwert.

Ein zweiter Grund für die erholungsmindernde Wirkung von Arbeitsstress ist paradoxerweise eine Folge davon, die Ermüdung. Sie macht es uns schwerer, jenen Aktivitäten nachzugehen, die den Erholungsprozess unterstützen, wie zum Beispiel Sport oder Hobbys. Wir schaffen es dann einfach nicht, uns dazu aufzuraffen, selbst ein Spaziergang um den Häuserblock scheint eine undurchführbare Aufgabe. Der Grund ist die Abnahme der Fähigkeit zur Selbstkontrolle, die Ermattung unserer Willensstärke. Auch kleine Anstrengungen erleben wir als unzumutbar.

Allerdings bleiben in diesem Fall unsere Bedürfnisse nach Erfolg, Selbstbestimmung und Zugehörigkeit auf der Strecke, da wir uns nicht zu den dafür nötigen Aktivitäten – z. B. zu einem Waldlauf, zum Kuchenbacken oder zu einem Treffen mit Freundinnen und Freunden – aufraffen können. Die Folge ist das Ausbleiben von Freude und Elan, die die Befriedigung dieser Bedürfnisse zur Folge hätte. Unsere Erholung bleibt dann, wie wir in Kapitel 3 gesehen haben, unvollständig.
Ein weiterer Grund für die erholungsmindernden Folgen von Arbeitsstress ist, dass wir die Arbeit an fordernden Arbeitstagen oftmals nicht zu Ende bringen können, da einfach zu viel zu tun war. Gemäß dem in Kapitel 3.2 (S. 75) beschriebenen Zeigarnik-Effekt schwirren die unfertigen Aufgaben in unserem Kopf herum und lassen uns keine Ruhe. Geben wir deren Drängen nach und setzen die Arbeit am Abend fort, verbessert das die Situation auch nicht unbedingt. Die Aufgaben mögen dann zwar erledigt sein, allerdings bleibt auch keine Zeit für Erholung.
Nicht jede Form von Arbeitsstress hat jedoch negative Auswirkungen auf unsere Erholung. Ein Arbeitstag, der zwar durch viel Arbeit gekennzeichnet war, letztlich aber zufriedenstellend abgelaufen ist, beeinträchtigt unsere Erholung in einem geringeren Ausmaß als einer, der emotional belastend war. Soziale Konflikte, fehlende Anerkennung oder unnötige Arbeitsaufträge gehen eben mehr unter die Haut, sie bedrohen unsere *Würde*. Zeitdruck oder ein hohes Arbeitspensum spielen somit kurzfristig eine geringere Rolle als emotionaler Stress. Langfristig kann jedoch auch hoher Arbeitsdruck unsere Erholungsfähigkeit untergraben, indem die Arbeit einen immer größeren Raum in unserem Leben einnimmt, was dazu führt, dass es uns zunehmend schwerfällt, uns geistig freizuspielen.

!

→ Wenn Sie einen besonders belastenden Arbeitstag hatten, ist die mentale Distanzierung von der Arbeit besonders wichtig. Wählen Sie hierzu eine Erholungsaktivität, die Ihnen besonders gut hilft, wie etwa Sport, Gartenarbeit, Musikhören oder eine Achtsamkeitsmeditation.

6.4 Übertriebenes Arbeitsengagement

Die Einstellung zur Arbeit hat sich verändert. Selbstständigkeit, Selbstbestimmung und Selbstverantwortung sind die neuen Schlagworte. Wir warten nicht mehr auf die Anweisung unserer Vorgesetzten, sondern verfolgen unsere Arbeitsziele von selbst. Dafür haben wir auch die entsprechenden Freiheiten. Das motiviert, da es unserem Bedürfnis nach Autonomie entspricht und wir unser Herzblut in die Arbeit investieren. Jedes Arbeitsprojekt wird in gewisser Weise unser Kind, wir nehmen Anteil an dessen Schicksal, freuen uns bei Erfolg, leiden bei Misserfolg. Die Arbeit bestimmt unser Wohlbefinden, wir *identifizieren* uns mit ihr. Das beflügelt, wenn es gut geht, schmerzt aber umso mehr, wenn es nicht klappt. Wenn uns etwas gelingt, sind wir ganz bei der Sache, wenn Schwierigkeiten aufkommen, strengen wir uns umso mehr an, um unser Projekt zu retten. Die geänderte Einstellung zu Arbeit hat Vorteile, da uns unsere Aufgaben mehr Freude bereiten, ganz so wie die eines Wissenschaftlers oder einer Wissenschaftlerin, der oder die im Labor seinem oder ihrem Wissensdrang nachgeht, oder die eines Bildhauers oder einer Bildhauerin, der oder die seine oder ihre Skulptur formt.

Die Gefahr ist, dass wir die Grenze des gesunden Maßes überschreiten. Dass wir vor lauter Begeisterung, aber vielleicht auch aus einem Gefühl der Verpflichtung oder einer Angst vor Misserfolg das Arbeitspensum übertreiben. Es ist anzunehmen, dass es einen schmalen Grat gibt zwischen gesundem Engagement und ungesundem Überengagement. Bis zu einem Punkt ist unser Arbeitseinsatz beflügelnd, die Befriedigung durch die Arbeit gleicht die notwendige Mühe mehr als aus. Ab einem gewissen Punkt übersteigt jedoch die Mühsal der Anstrengung die Bestätigung durch Erfolg, die Arbeit wird ermattend. Wenn wir spätestens an diesem Punkt die Arbeit gut sein lassen und uns anderen Dingen des Lebens zuwenden, bleibt der Schaden gering. Vielfach gelingt das jedoch nicht, da wir schon zu viel investiert, zu viel Herzblut vergossen haben. Dann heißt es durchbeißen, koste es, was es wolle. Wir wollen ja unser Gesicht nicht verlieren, weder vor uns selbst noch vor anderen. An diesem Punkt droht eine beispiellose Selbstaufopferung auf Kosten der eigenen Gesundheit. Die Arbeit hat vor allem anderen Vorrang; Familie, Freundinnen und Freunde, Freizeit und Schlaf werden vernachlässigt, damit fehlt jegliche Erholungsmöglichkeit. Die Arbeit bekommt Suchtcharakter. Wir setzen die Handlung fort, obwohl wir wissen, dass sie uns nicht guttut, bloß können wir nicht anders.

Leider wird dieses Verhalten durch unterschiedliche Faktoren verstärkt. Einer davon ist unsere Existenzangst. Es gilt Kinder zu ernähren, einen Kredit zurückzuzahlen und den nächsten Urlaub zu finanzieren. Den Arbeitsplatz dürfen wir daher unter keinen Umständen verlieren. Noch wichtiger scheint jedoch die persönliche Bedeutung der Arbeit. Arbeit vermittelt uns das Gefühl, wertvoll und fähig zu sein. Der Verlust der Arbeit, aber auch schon ein kleiner Misserfolg wird als persönliche Niederlage erlebt, die es unter allen Umständen zu vermeiden gilt. Das führt dazu, dass wir immerfort bemüht sind, perfekt zu sein, um uns keine Blöße zu geben. Unternehmen fördern überdies eine bedingungslose Hingabe, da die erbrachte Leistung vielfach mehr Gewicht hat als das langfristige Wohl der Mitarbeitenden. Oftmals gibt es überdies niemanden, der sich dazu berufen fühlt, den Mitarbeiterinnen und Mitarbeitern Einhalt zu gebieten, schließlich gilt das Prinzip der Selbstverantwortung. Nicht zuletzt spielt auch die Gesellschaft als Ganzes eine Rolle, Wohlstand muss schließlich erarbeitet werden. Ob ein Mehr an Wohlstand tatsächlich unser Lebensglück vermehrt, bleibt allerdings offen.

Es ist nicht leicht, sich diesem Sog zu entziehen, vor allem, wenn wir unsere Arbeit gut machen wollen. Am Ende des Tages zeigt sich jedoch, dass die Arbeit nicht die beste Quelle für Anerkennung und Lebenszufriedenheit ist, sondern vielmehr unsere Familie, Freundinnen und Freunde. Im Zweifelfall ist es daher ratsam, in letzteren Bereich mehr zu investieren. Das wären auch gleich „zwei Fliegen auf einen Schlag“: größere Zufriedenheit und mehr Erholung.

Überengagement können Sie daran erkennen, dass

- Sie mehr arbeiten, als Sie müssten, obwohl die Arbeit keine Freude mehr macht.
- Sie in Ihrer Freizeit nicht zur Ruhe kommen oder mit ihr nichts anzufangen wissen.
- Sie wiederholt Arbeit mit nach Hause nehmen oder Überstunden machen, obwohl Sie schon erschöpft sind.
- Die Angst vor Fehlern mehr Ansporn ist als die Freude an der Arbeit.
- Ihnen Ihre Partnerin oder Ihr Partner sagt, dass Sie sich für Ihre Arbeit zu sehr aufopfern.

6.5 Betreuungspflichten

Die Betreuung von betagten Personen, Demenzkranken, Menschen mit körperlicher oder geistiger Einschränkung oder Kleinkindern ist eine äußerst fordernde Aufgabe. Sie ist nicht nur körperlich und emotional belastend, sondern ist im Gegensatz zur Erwerbsarbeit auch nicht mit Auszeiten verbunden, wir sind fortwährend verantwortlich. Das führt zu Schlafmangel und Erschöpfung sowie mitunter auch zu Depression und einem höheren Risiko für körperliche Erkrankungen. Eine vorübergehende Entlastung durch Familienmitglieder, externe Betreuende oder Institutionen kann helfen, auch wenn Ängste, Schuldgefühle oder der organisatorische Aufwand die Inanspruchnahme von Unterstützung für die Betreuenden erschweren.

- Vereinbaren Sie mit Ihrer Partnerin bzw. Ihrem Partner die Aufteilung der Betreuungspflichten für Kleinkinder, sodass beide ein gewisses Maß an Auszeiten haben und zum Beispiel ausschlafen können.

→ Wenn Sie jemanden pflegen, ist es zur Erholung fast unumgänglich, sich in regelmäßigen Abständen Auszeiten zu nehmen, zum Beispiel durch Betreuung der oder des Angehörigen in Tagesstätten, durch externe Pflegehelferinnen und -helfer oder durch zeitlich begrenzte stationäre Pflege.

6.6 Freizeit: Konsum und Verdichtung

Überforderung durch Überangebot

Im Jahr 1970 gab es in Deutschland drei Fernsehsender – ARD, ZDF und einen Regionalsender –, die zusammen circa 50 Stunden Sendezeit pro Tag hatten. Bis in das Jahr 1992 war die Zahl der Sender auf zehn angestiegen, mit einer täglichen Gesamtsendezeit von über 200 Stunden. 2018 gab es über 400 Fernsehsender, die in Summe über zehntausend Stunden Programm ins Haus lieferten. Ähnliches gilt für Autos – Anfang 1960 gab es drei PKW-Modelle von Volkswagen, im Jahr 2020 sind es bereits achtzehn – sowie für Milchprodukte, Süßigkeiten, Urlaubsreisen, elektronische Geräte, Fahrräder, Musik und Videos, das Angebot steigt exponentiell. Diese stete Zunahme an Produktvielfalt entspricht der Logik der Marktwirtschaft. Je größer das Angebot, desto mehr wird konsumiert, da sich dann nicht mehr die Frage stellt, ob man etwas braucht, sondern was man davon braucht. Ein Citybike wird für Stadtfahrten gebraucht, ein Trekkingrad für Überlandtouren und ein Mountainbike fürs Gelände. Ein Rennrad wäre auch nicht schlecht, wenn es schnell gehen soll, und ein E-Bike für die Berge. Praktisch wäre auch ein Faltrad zum Mitnehmen in der U-Bahn oder ein Fixie, wenn wir hip sein wollen. Natürlich ist es eine gewisse Herausforderung, all diese Angebote auch zu nutzen, aber mit ein bisschen Zeitmanagement, etwas weniger Schlaf und einer guten Portion Multitasking schaffen wir das schon, vor allem, wenn wir es von klein auf geübt haben.

Die bestehende Angebotsvielfalt erleben wir als anregend, sie macht die Freizeit reichhaltiger, bietet Abwechslung und ermöglicht uns, unseren individuellen Neigungen nachzugehen. Wenn ein Fernsehprogramm langweilig wird, schalten wir zum nächsten um, und wenn das Fernsehen nichts bietet, dann findet sich sicherlich etwas im Internet, bei der Vielzahl von Streamingdiensten mit endlos vielen Serien und Filmen. Wir haben unbegrenzte Wahlmöglichkeit. Für jeden noch so ausgefallenen Geschmack ist etwas dabei, niemand bleibt zurück. In diesem Sinn kommt die Produktvielfalt unserem Bedürfnis nach Selbstbestimmung entgegen und steigert unsere Zufriedenheit. Überdies bietet die Angebotsvielfalt Abwechslung, die dem Aufkommen von Langeweile entgegenwirkt. Allerdings gibt es auch hier eine Grenze, jenseits derer die Freude an der Vielfalt von Stress abgelöst wird.

Das hat mehrere Gründe. Wenn die Angebotsvielfalt zu groß wird, überfordert uns die Menge an Wahlmöglichkeiten. Eine Entscheidung zu treffen wird immer schwieriger, so wie die Gefahr zunimmt, eine falsche Wahl zu treffen. Wir können die Angebote nicht mehr überblicken, und wenn, dann nur mit großem Aufwand. Das löst Unbehagen und Stress aus. Eine größere Vielfalt von Freizeitangeboten ist überdies nur sinnvoll, wenn wir ausreichend Zeit haben, um diese zu genießen. Wenn die Zeit knapp ist, sind wir mit einer kleineren Anzahl von Tätigkeiten glücklicher. Ein Überangebot löst Zeitdruck aus, da wir nicht alles unterbringen können oder eine Wahl treffen müssen, und mündet letztlich in Stress. Eine große Vielfalt von Angeboten macht es überdies schwieriger, sich diesen zu entziehen. Sie hat in gewisser Weise eine hypnotische Wirkung, die uns suggeriert, dass wir eine Wahl zu treffen haben. Wir übersehen dabei die eigentliche Entscheidung, nämlich, ob wir überhaupt eines dieser Angebote brauchen. Unsere Bedürfnisse werden durch die Reizfülle überdeckt. Dies gleicht dem in Kapitel 1.2 (S. 20) aufgezeigten Zusammenhang zwischen der Vielfalt an – und Raffinesse von – Nahrungsmittelangeboten und Übergewicht. Es ist einfach schwer, den Versuchungen zu widerstehen, auch wenn sie uns letztlich schaden. Das sind die Schattenseiten der Marktwirtschaft.

Aus der Perspektive der Erholung hilft uns das dichte Freizeitangebot in hervorragender Weise, uns abzulenken. Bei dieser Angebotsfülle kommen Gedanken an die Arbeit nicht so leicht auf. Allerdings, wie schon in Kapitel 4.3 (S. 122) in Bezug auf Filme erwähnt, treiben wir womöglich den Teufel durch den Beelzebub aus. Gedanken an die Arbeit treten zwar in den Hintergrund, allerdings auf Kosten des Stressabbaus und der Befriedigung unserer Bedürfnisse. Die dichte Freizeit geht vielmehr mit Zeitdruck einher, die Bedürfnisse nach Selbstbestimmung, Erfolg und Zugehörigkeit bleiben auf der Strecke. Wir könnten sogar sagen, dass das Überangebot an Freizeitaktivitäten ein Suchtpotenzial hat. Wir bleiben dran, selbst wenn der Schaden größer ist als der Nutzen, weil wir die Kontrolle verlieren. Zur Förderung der Erholung ist somit das richtige Maß entscheidend. Eine gewisse Angebotsvielfalt ist anregend und steigert das Wohlbefinden, ein Zuviel löst Stress und letztlich Ermüdung aus. Im Zweifelsfall ist weniger mehr. Ein Indikator für das *richtige Maß* ist ein Gefühl der Langeweile: Ein wenig Langeweile ist ein Hinweis, dass wir noch nicht vom Freizeitstress überrannt werden. Sie ist überdies ein Zeichen der Achtsamkeit. In Momenten der Langeweile ist es leichter, unsere Bedürfnisse zu spüren, da diese nicht verdeckt sind.

!

- → Die Vielzahl von Freizeitaktivitäten kann mitunter überfordern. Zur Erholung ist weniger besser als mehr.
- → Wir sind gut beraten, darauf zu achten, was wir in unserer Freizeit wirklich möchten. Auch wenn ein Angebot verlockend klingt, heißt das nicht, dass es unserer Bedürfnislage entspricht.
- → Für die Erholung ist es förderlich, Momente zu haben, in denen wir nichts Besonderes tun. Das ermöglicht uns, uns auf unsere Bedürfnislage zu besinnen und zur Ruhe zu kommen.

6.7 Informations- und Telekommunikationstechnologien

Informations- und Telekommunikationstechnologien haben unzweifelhaft eine Reihe von Vorzügen, wie etwa zeitlich und örtlich flexibles Arbeiten, eine Erleichterung von Arbeitsabläufen, rasche Kommunikation, das Lösen komplexer Aufgaben sowie unbegrenzte Möglichkeiten der Unterhaltung. Sie sind aus unserem beruflichen und privaten Alltag nicht mehr wegzudenken. Allerdings beeinträchtigen sie leider unsere Erholung, und zwar aus mehreren Gründen.

Erstens führt die Verwendung von Informations- und Telekommunikationstechnologien zu einer Zunahme von Stress in der Arbeit. Die Einführung von Computerarbeitsplätzen löste zum Beispiel eine Zunahme der Ausschüttung von Stresshormonen aus, die auch ein Jahr nach der Verwendung der neuen Technologien nachzuweisen war, obwohl sich diese Veränderung nicht auf das Wohlbefinden der Beschäftigten auswirkte, wie eine Studie von Christian Korunka von der Universität Wien aus dem Jahr 1996 feststellte. Die Verwendung von Informations- und Telekommunikationstechnologien geht mit einer Intensivierung der Arbeit einher, die sich unter anderem in einer Erhöhung des Arbeitstempos, einer Steigerung der Leistungserwartung, einer Zunahme von Arbeitsunterbrechungen und Multitasking zeigt. Wie in Kapitel 1.1 (S. 14) beschrieben, sind wir in der Arbeit effizienter und produktiver, allerdings auch mehr gefordert. Diese Steigerung des Arbeitsstresses beeinträchtigt jedoch, wie wir gesehen haben, unsere Fähigkeit, nach der Arbeit geistig zur Ruhe zu kommen.

Zweitens führt die Verwendung von Informations- und Telekommunikationstechnologien zu einem Verschwimmen der Grenze zwischen Arbeit und Freizeit, da wir arbeiten können, wann und wo wir wollen. Durch diese Technologien ist es so, als ob wir immerfort im Büro wären, wir tragen unser Büro quasi in der Tasche. Wie haben digitalen Zugang zu allen Arbeitsunterlagen und können über E-Mail, Kurznachrichten oder Videotelefonie jederzeit mit Kolleginnen und Kollegen in Kontakt treten. Das maximiert unseren Gestaltungsspielraum. Allerdings fühlen wir uns auch gemüßigt, diese Möglichkeiten zu nutzen, allein deswegen, weil wir sie haben und andere es von uns erwarten. Ständige Erreichbarkeit und Aufgabenerledigung ist in gewisser Weise die neue Norm, an die wir uns schon gewöhnt haben. Das führt zu Mehrarbeit, wir sind dann nicht nur in der regulären Arbeitszeit tätig, sondern setzen unsere Arbeit in den klassischen Erholungszeiten am Tagesrand, am Wochenende und im Urlaub fort. Gleichzeitig versetzt uns die digitale Erreichbarkeit in einen Zustand der Arbeitsbereitschaft, was die für die Erholung notwendige Entspannung erschwert. Die frühere zeitliche und räumliche Grenze zwischen Arbeit und Freizeit ist löchrig, Arbeit ist immer und überall. Diese negativen Effekte von Informations- und Telekommunikationstechnologien auf Erholung verschärfen sich bei großem Arbeitsdruck, da Arbeit leichter dann in die Freizeit „überschwappt", und wenn die ausgesprochene oder unausgesprochene Erwartung im Raum steht, nach der Arbeit noch verfügbar zu sein.

Drittens ist die Zerstreuung, die die neuen Medien wie YouTube, Facebook, WhatsApp oder Instagram bieten, nicht notwendigerweise erholungsförderlich, sondern beeinträchtigt sogar unser Wohlbefinden, obwohl wir dazu neigen, Medien gerade an fordernden Arbeitstagen vermehrt in der Freizeit zu nutzen, vermutlich, um uns abzulenken. Weshalb die neuen Medien trotzdem nicht erholungsförderlich sind, liegt an der Informationsüberlastung. Wenn wir zu viele Videos hintereinander anschauen oder auf zu viele WhatsApp-Nachrichten eingehen, kommt es zu einer mentalen Überforderung, da wir nur eine beschränkte Informationsverarbeitungskapazität haben. Die Freude an den Medien weicht dann einem Gefühl der Überforderung und des Widerwillens. Hier gilt, was wir im vorigen Kapitel gesagt haben: Das Überangebot drängt sich uns auf, dadurch es wird schwierig, dieses zu dosieren, wir geraten leicht in einen *Überkonsum*. Ein Motiv für den Überkonsum elektronischer Medien ist die sogenannte „fear of missing out", die Angst, den Anschluss zu verlieren. Diese tritt insbesondere bei sozialen Medien auf und nötigt uns, fortwährend Botschaften abzurufen und abzusetzen, angetrieben von der Angst, etwas zu verpassen und sozial ausgeschlossen zu werden. Es kommt unter diesen Bedingungen zu einer zwanghaften Verwendung der Medien, Freiwilligkeit und Freude spielen keine Rolle mehr. Tatsächlich zeigt sich, dass die übermäßige Verwendung des Internets am Abend zu einer Verminderung des Gefühls der Erholung führt, insbesondere bei Personen, deren Internetnutzung einen zwanghaften Charakter hat. Ein damit in Zusammenhang stehendes Phänomen ist Medien-Multitasking, also mehrere Medien wie Fernsehen und Internet gleichzeitig zu verfolgen, oftmals sogar während wir uns mit „echten" Personen unterhalten. Dies kann geistig überfordernd sein und führt zu Ermüdung, insbesondere wenn es Suchtcharakter hat.

Internet und Smartphone eröffnen einen nie dagewesenen Zugang zu Arbeit, Waren, Unterhaltung und Personen, jederzeit und überall verfügbar und noch dazu verführerisch aufbereitet, schließlich gelten hier größtenteils die Prinzipien der Marktwirtschaft. Produkte und Dienstleistungen sollen verkauft werden, Werbung an Nutzerinnen und Nutzer gebracht und Informationen gewonnen werden. Es ist, als würden wir uns gleichzeitig im Büro, im Einkaufszentrum, auf einer Feier, im Nachbarschaftszentrum, im Multiplexkino und im Zirkus aufhalten, und das immerfort. Es gibt weder Sperrstunden noch Arbeitszeiten, alles ist 24/7. Insbesondere die Apps am Smartphone und die Serien im Internet sind so gestaltet, dass sie unsere Aufmerksamkeit maximal binden und uns nicht mehr loslassen. Das lenkt zwar ab, überfordert aber gleichzeitig mental. Soll Letzteres nicht passieren, braucht es Selbstkontrolle, um sich gegen die Verlockungen zu stemmen. Die Informations- und Kommunikationstechnologien verdichten Arbeit und Freizeit in einem noch nie dagewesenen Ausmaß. Erholsam ist das nicht, Muße sieht anders aus.

- Definieren Sie selber zeitliche und räumliche Grenzen, wann und wo die Arbeit ruhen soll. Arbeiten Sie etwa nur im Heimbüro und nicht nach 20 Uhr.
- Achten Sie darauf, dass es verbindliche Betriebsvereinbarungen darüber gibt, wann jemand erreichbar sein soll. Das hilft, Stress zu vermeiden.
- Schalten Sie das Smartphone und das E-Mail-Programm am PC ab, wenn Erholung angesagt ist.
- Achten Sie darauf, dass die Verwendung des Smartphones nicht Suchtcharakter entwickelt. Solange Sie einen Tag ohne Gerät auskommen können, ist es gut.
- Dosieren Sie die Nutzung. Eine Serie, eine Zeitspanne Facebook am Tag sind genug und dann auch am ehesten erholsam.

6.8 Statuspflege

Es ist ein tief verwurzeltes Bedürfnis, ein anerkanntes Mitglied der Gesellschaft zu sein. Auch wenn wir das vor uns und anderen noch so oft beteuern, es ist uns *nicht* egal, was andere Menschen von uns denken. Wir wollen von anderen gewürdigt werden, dafür investieren wir auch Zeit und Mühe. Ein guter Job, eine hochwertige Ausbildung, ein imposantes Auto, eine repräsentative Wohnung, modische Kleidung, erfolgreiche Kinder sind einige der Werte, die wir uns schaffen, um Ansehen zu gewinnen.

Wenig erholungsförderlich ist es, wenn auch unser Freizeitverhalten vorwiegend der Statuspflege dient: wenn wir eine bestimmte Urlaubsreise machen, weil sie chic ist, obwohl wir uns dabei nicht wohl fühlen, oder wenn wir einer Freizeitaktivität nachgehen, die nach außen wirken soll, uns aber keine besondere Freude bereitet. Tatsächlich nimmt das statusgetriebene Freizeitverhalten zu, was an der besonderen Frequentierung bestimmter Urlaubsdestinationen abzulesen ist. Das Selfie auf der Karlsbrücke oder auf dem Markusplatz wiegt eben mehr als ein Foto

vom Gipfel des Schauinsland, auch wenn Letzteres womöglich beschaulicher wäre.
Freizeitaktivitäten sind nur dann erholsam, wenn sie uns Freude bereiten und wir ihnen aus freien Stücken nachgehen. Fehlt die Freude, dann erfordert die Durchführung der Aktivität ein gewisses Maß an Überwindung, das heißt, Selbstkontrolle ist vonnöten. Da unsere Selbstkontrollfähigkeit in der Arbeit beansprucht wird, braucht es zur Erholung eine Entlastung dieser Fertigkeit. Das wird durch eine Aktivität ermöglicht, die Freude bereitet, nicht durch eine, die wir vorwiegend aus Gründen der Statuspflege durchführen. Vereinfacht gesagt bedeutet das, dass es womöglich erholsamer ist, in den Wald zu gehen, um Pilze zu sammeln, als Golf zu spielen, wenn Ersteres unserer Neigung entspricht, oder das Blumenbeet zu jäten statt Wasserski zu fahren.

!

- → Nehmen Sie sich eine Auszeit von der Statuspflege, das ist erholsam.
- → Es ist erholsam, in der Freizeit den eigenen Neigungen nachzugehen, ohne auf deren Außenwirkung zu achten.

6.9 Schuldgefühle

Eine Kurpatientin mit Schuldgefühlen

Eine meiner ersten Patientinnen in meiner Tätigkeit als Psychologe war eine etwa 55-jährige Frau, die in Bad Tatzmannsdorf, einem kleinen Kurort im Burgenland, eine dreiwöchige Kur absolvierte. Wenige Tage nach Kurantritt hatte sie große Zweifel, ob sie die Kur nicht vorzeitig abbrechen sollte, ihr Mann könnte womöglich mit der Betreuung der Schwiegermutter und der Haushaltsführung überfordert sein. Sie hatte große Schuldgefühle, auf Kur zu sein, während ihr Mann die zusätzlichen Aufgaben allein bewältigen musste. Ihr Schlaf war beeinträchtigt, während der Kuranwendung konnte sie sich nicht entspannen, geschweige denn den Aufenthalt genießen. Es brauchte einiges an psychologischem Geschick, unter anderem den Hinweis, dass sie ihren häuslichen Verpflichtungen nur dann weiterhin gut nachkommen würde können, wenn sie dazu auch körperlich imstande wäre, und insofern die Kur letztlich allen dienen würde. Nach dem Gespräch war die Frau entlastet und konnte die Kur etwas zufriedener fortsetzen.

Schuldgefühle können uns die Erholung vergällen. Steht uns die Auszeit wirklich zu? Ist unsere Muße den anderen zumutbar? Sollten wir nicht eher weiterarbeiten? Sind wir wirklich ausreichend erschöpft, um eine Pause zu rechtfertigen? Wer wird in der Zwischenzeit unsere Verpflichtungen übernehmen? Erholung erfordert, wie wir gesehen haben, nicht nur eine Beendigung der Arbeit, sondern auch die Abgabe der Verantwortung. Beides kann Schuldgefühle auslösen, insbesondere bei Personen, die ein großes Maß an Gewissenhaftigkeit und Verantwortungsgefühl an den Tag legen. Diese Schuldgefühle wiederum erschweren die Erholung, da wir mit dem Schuldgefühl befasst sind und deshalb nicht entspannen, geschweige denn uns etwas Gutes tun können. Wir empfinden unsere Auszeit als unnötig, anmaßend und verwerflich und haben das Gefühl, andere zu vernachlässigen. Es gilt jedoch dasselbe wie bei der Patientin im obigen Beispiel: Wir können nur dann eine gute Leistung erbringen und für andere sorgen, wenn wir körperlich und geistig dazu in der Lage sind, wenn wir unsere Leistungsfähigkeit und unser Wohlbefinden durch Erholung wiederhergestellt haben. Niemand profitiert von einer erschöpften, griesgrämigen Person. Außerdem sind wir für andere in unserer Umgebung ein Vorbild. Sie lernen von uns, wie man Arbeit und Erholung am besten gestaltet und dass es berechtigt ist, sich Auszeiten zu nehmen, um Wohlbefinden und Leistungsfähigkeit langfristig aufrechtzuerhalten. Überdies ermächtigen wir die Menschen in unserer Umgebung durch die zeitweilige Übertragung der Verantwortung zur Selbstständigkeit. Sie können dadurch die eigenen

Fähigkeiten unter Beweis stellen und Kompetenzen entfalten. In diesem Sinn profitieren alle von der Auszeit der oder des Einzelnen.

!

- Wenn Schuldgefühle Sie von der Erholung abhalten, machen Sie sich bewusst, dass Sie nur dann für andere da sein können, wenn Sie selber fit sind. Von jemandem, der erschöpft und übermüdet ist, nimmt niemand gerne Hilfe an.
- Zur Bewertung des Umfangs der von Ihnen geleisteten Arbeit fragen Sie sich, was ein guter Freund oder eine gute Freundin dazu sagen würde. Vielfach fordern wir zu viel von uns, da wir unseren Selbstwert mit unserer Arbeitsleistung verknüpfen.

6.10 **Lärm**

Geräusche, die wir als unerwünscht und unangenehm bewerten und auf die wir keinen Einfluss haben, sind Lärm. Wir sind diesen Schallereignissen mehr oder weniger hilflos ausgesetzt. Diese Unkontrollierbarkeit löst Stress aus, der sich psychisch unter anderem in Ärger und Verzweiflung und körperlich in einer Zunahme der Herzfrequenz und des Blutdrucks bemerkbar macht. Lärm löst jedoch auch dann eine Stressreaktion aus, wenn wir den Geräuschen keine bewusste Beachtung schenken, sie nicht als störend erleben oder wenn wir schlafen. Das bewusste Erleben einer Störung, das heißt die lärmbedingte Irritation, ist daher für die körperliche Stressreaktion nicht notwendig, verstärkt diese jedoch. Der Geräuschpegel eines Großraumbüros steigert somit unsere Herzfrequenz, auch wenn wir diesen als „normal" empfinden. Wenngleich schon leise Geräusche als störend wahrgenommen werden können, wie die Klimaanlage der Nachbarwohnung, die uns am Einschlafen hindert, lösen laute Geräusche eine stärkere Stressreaktion aus, sodass die körperlichen Stressfolgen mit der Lautstärke zunehmen. Die Höhe des Blutdrucks und der Herzfrequenz hängt somit vom Pegel des Umgebungslärms ab.

Lärm beeinträchtigt unsere Erholung in mehrfacher Hinsicht. Erstens durch die Störung, die uns verärgert und beschäftigt und daher nicht zur Ruhe kommen lässt. An Entspannung oder Schlaf ist dann nicht zu denken, der Lärm beherrscht unsere Gedanken. Erholung ist erst möglich, wenn wieder Ruhe einkehrt, wenn die Nachbarin oder der Nachbar endlich mit dem Rasenmähen fertig ist. Von dauerhaftem Lärm, wie etwa Verkehrslärm, gibt es kein Entkommen. In diesem Fall hilft nur, diesen durch technische Maßnahmen einzudämmen. Zweitens stört Lärm messbar unseren Schlaf. Wir wachen häufiger auf, und selbst, wenn der Schlaf nicht unterbrochen wird, kommt es zu einer Verminderung von dessen Qualität, sodass er in Summe weniger erholsam ist. Drittens löst Lärm auch, in Abhängigkeit von seiner Lautstärke, körperlichen Stress aus. Das mag in der Disco, an der Formel-1-Strecke oder im Open-Air-Konzert erwünscht sein, die Erholung fördert es jedoch nicht.

Aus den besagten Gründen gibt es in den meisten Staaten eine entsprechende Gesetzgebung, um den Lärm einzudämmen. Trotzdem entstehen immer neue Lärmquellen, etwa durch die verstärkte Flugreisetätigkeit, den Verkehrslärm und den vermehrten Bau von Großraumbüros. Für Erholung ist jedoch Stille erforderlich, nicht nur weniger Lärm.

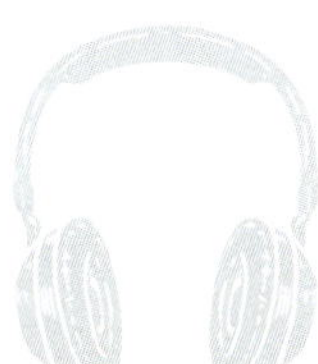

- Ziehen Sie sich, insbesondere wenn Sie lärmempfindlich sind, in ruhige Räume zurück oder verwenden Sie Kopfhörer mit aktiver Geräuschunterdrückung.
- Jede Maßnahme, die den Lärmpegel ein wenig reduziert, fördert die Erholung.
- Auch das sogenannte „weiße Rauschen", zum Beispiel Meeresrauschen, kann helfen, indem es die unerwünschten Geräusche überdeckt.

6.11 Verstädterung und fehlende Grünräume

Wie schnell wir gehen, ist abhängig von der Qualität unserer Umgebung. Fühlen wir uns wohl, dann wollen wir verweilen und bewegen uns langsamer fort, fühlen wir uns unwohl, sind wir schneller unterwegs. In diesem Sinn ist unsere Gehgeschwindigkeit ein objektives Maß für die Qualität der physischen Umwelt. Studien zeigen, dass wir schneller gehen, wenn die Umgebung weniger Grün beinhaltet, wenn mehr KFZ-Verkehr vorhanden ist, wenn es lauter ist und wenn viele Menschen unterwegs sind. Verweilen wollen wir hingegen in ruhigen, naturbelassenen Gegenden mit wenig Verkehr, wenigen Leuten und einer weniger dichten Verbauung. Auch die Schönheit der Umgebung lädt zum Verweilen ein, wohingegen Unsicherheit und Hässlichkeit uns eher vertreiben. Wir können annehmen, dass diese Faktoren gleichzeitig Merkmale einer erholungsförderlichen Umgebung darstellen.

Wie wir gesehen haben, fördern Grünräume unsere Erholung. Dies geschieht durch die Faszination, die natürliche Formen auf uns ausüben, die unsere Gedanken zur Ruhe bringen, durch die Bewegungsmöglichkeiten, die natürliche Räume uns eröffnen, durch die größere Freiheit, die wir erleben, und durch die Ruhe, die vorherrscht. In diesem Sinn bieten Grünräume Rückzug und Auslauf zugleich und entbinden uns von den sonst geltenden sozialen Normen und Regeln. Tatsächlich hat der Zugang zu Grünräumen einen messbar förderlichen Einfluss auf unsere Gesundheit und unser Wohlbefinden. Allerdings leben wir in einer Zeit der unaufhaltsamen Landflucht und Verstädterung, die den Zugang der Menschen zu Grünräumen erschwert. Städte werden größer und bevölkerungsreicher, Verbauung, Verkehr und Lärm nehmen zu. Selbiges gilt jedoch auch für das Land, wo laufend neue Einkaufszentren und Straßenverbindungen errichtet werden. Das erschwert den niederschwelligen Zugang zu Grünräumen und verringert den Bestand anmutiger Umgebungen. Letztlich beschränkt es unsere Möglichkeiten zur Erholung.

- Stellen Sie, soweit möglich, Grünpflanzen in Ihre Wohnung.
- Erkunden Sie geh- oder fahrradtaugliche Wege zum nächstgelegenen Grünraum.
- Fördern Sie Baumpflanzungen in Ihrer unmittelbaren Wohnumgebung (Hof, Straße).
- Halten Sie sich regelmäßig im Grünen auf.
- Schöne Umgebungen sind kein Luxus, sondern laden zum Verweilen ein und sind daher erholsam.

6.12 **Zeitdruck**

Die Festlegung einer universellen Uhrzeit erfolgte in der zweiten Hälfte des 19. Jahrhunderts, vorwiegend um Aktivitäten abstimmen zu können und so die Gesellschaft leistungsfähiger zu machen. Eine für alle verbindliche Uhrzeit trug dazu bei, dass Arbeiterinnen und Arbeiter zur selben Zeit ihre Arbeit begannen, dass der Transport von Waren und Personen verbessert, Arbeitsabläufe optimiert und Zusammenkünfte koordiniert werden konnten. Auch davor gab es eine Zeit, die meist durch Kirchenglocken bekanntgegeben wurde, diese war aber von Ort zu Ort unterschiedlich und für den Alltag der allermeisten Menschen kaum bedeutsam, es sei denn, um sich gemeinsam zum sonntäglichen Gottesdienst einzufinden. Sonst galt die sogenannte Ereigniszeit: die Zeit, die Dinge eben brauchen. Frühstück gab es, wenn die Kühe gemolken waren, wann auch immer das war. Eine Zeitspanne wurde nicht von der Uhr bestimmt, sondern von der *Handlung*.
Die Vorteile der Zeitmessung sind gleichzeitig auch deren Schattenseite: dass Uhrzeiten verbindlich werden und Zeitspannen messbar. Wenn alle die Uhrzeit kennen, weiß jeder, ob jemand zu spät kommt oder zu früh geht. Ereignisse und Handlungen bekommen dadurch eine Zeitspanne zugewiesen, die Zeit wird *bestimmend*. Aufstehen um halb sieben, außer Haus gehen um viertel acht, Arbeitsbeginn um acht, Mittagspause um zwölf. Das schränkt unsere Selbstbestimmung ein, wir sind dem

Diktat der Uhr ausgesetzt. Vielleicht hätten wir an diesem Tag mehr Schlaf gebraucht, vielleicht früher Hunger gehabt? Gleichzeitig erhöht die Messung der Zeit den Zeitdruck: unser Gefühl, nicht genug Zeit für eine Tätigkeit zu haben, in einem Wettlauf mit der Zeit zu stehen. Wenn die Arbeit in 20 Minuten erledigt sein muss, das Projekt morgen um 12 Uhr abgegeben oder die Ware am Mittwoch um 8 Uhr geliefert werden muss, schafft das Zeitdruck, eine Verzögerung ist nicht vorgesehen. Dies wiederum erzeugt Stress, da wir uns mit den Partnerinnen und Partnern einer Vereinbarung, die die Ergebnisse zu genau jenen Zeiten erwarten, in einem Wettstreit wiederfinden.

Für Erholung ist weder Stress noch Fremdbestimmung förderlich. Erholung lebt davon, dass wir ausreichend Zeit haben und über sie bestimmen. Insofern kann ein früher Termin am nächsten Tag das Einschlafen erschweren, da wir das Gefühl haben, gleich einschlafen zu müssen, um ausgeschlafen zu sein, also Zeitdruck erleben. Ähnliches gilt für Sonntagabend oder die letzten ein bis zwei Tage des Urlaubs, auch hier löst das herannahende Ende der Freizeit Unbehagen aus. Wenngleich natürlich alle Erholungsphasen zeitlich begrenzt sind, verbessert sich die Erholungsqualität, wenn wir deren Ende selber bestimmen können, ohne auf die Uhr achten zu müssen.

→ Legen Sie die Uhr weg, wenn Sie sich erholen wollen.

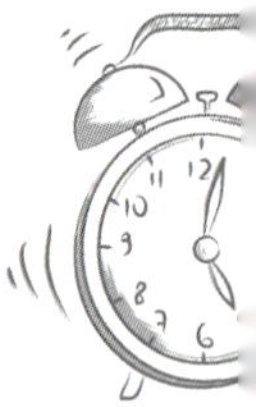

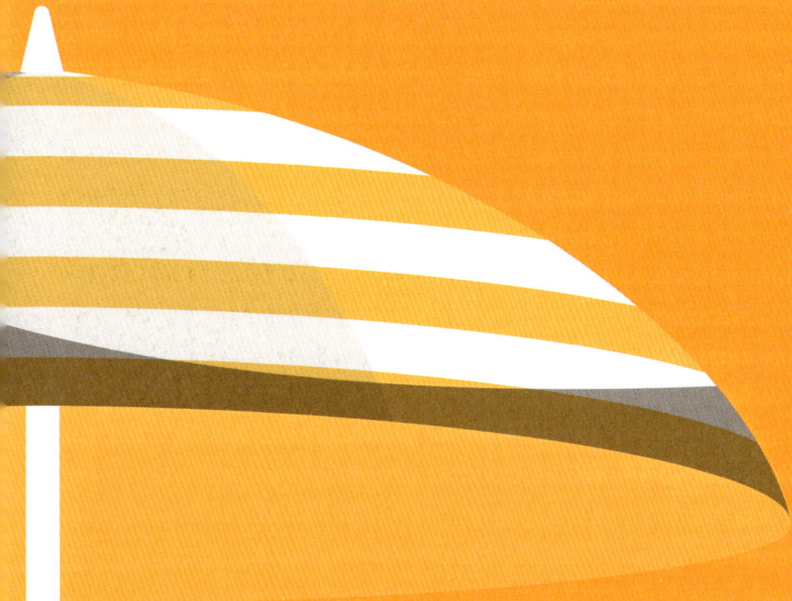

7 Schritt für Schritt zur Entspannung

ERHOLUNGSGESTALTUNG

In diesem Kapitel geht es darum, wie wir unsere Erholung im Alltag planen können.

7.1 Erholungsselbstmanagement: die Planung der Erholung

Leider braucht es, um der arbeitsbedingten Ermüdung Herr zu werden, eine gewisse Anstrengung: Unsere Erholung muss geplant werden. Das ist keine gute Nachricht, da sich niemand mit einer weiteren Aufgabe befassen möchte, es gibt ohnehin schon genug. Allerdings gilt es, die eigene Erholung nicht nur im Auge zu behalten, sondern auch aktiv zu gestalten, sodass Wohlbefinden und Leistungsfähigkeit erhalten bleiben. Das ist mit Selbstmanagement gemeint: sich einer persönlich relevanten Angelegenheit so anzunehmen, dass sie sich in der gewünschten Weise entwickelt. Die Gründe für die Notwendigkeit einer bewussten Erholungsgestaltung wurden an unterschiedlichen Stellen dieses Buches bereits aufgezeigt. Es sind die im Vergleich zu früheren Generationen größere Selbstbestimmung und Selbstverantwortung, die wir im Beruf an den Tag legen, die Verdichtung der Arbeit, der Einsatz von Informations- und Telekommunikationstechnologien und das Überangebot an Freizeitaktivitäten inklusive neuen Medien. Das Leben ist dadurch vielfältiger und spannender geworden, bietet jedoch nicht mehr die natürlichen Erholungszeiten, die es in früheren Generationen gab. Es gibt heutzutage einfach immer etwas zu tun, mehr als wir je unterbringen könnten. Erholung findet deshalb nur statt, wenn wir sie bewusst einplanen.

Wir könnten uns wünschen, dass die Situation eine andere wäre, dass wir ohne Uhrzeit, ohne neue Medien oder gar ohne Elektrizität leben würden, so wie die in Kapitel 1.2 (S. 20) beschriebenen kolumbianischen Ureinwohnerinnen und Ureinwohner, die im Rhythmus ihrer biologischen Uhr circa alle hundert Minuten eine Pause einlegen, um zu essen, zu plaudern oder einfach nur zu ruhen. Diese Menschen müssen ihre Erholung nicht planen, sie reagieren auf erste Anzeichen von Ermüdung und lassen es eine Zeitlang gut sein, um dann, von den inneren Rhythmen gesteuert, die Arbeit wieder aufzunehmen. Wenn das für Sie, wie vermutlich für die allermeisten Leserinnen und Leser, keine Option ist, gibt es keine Alternative zur bewussten Gestaltung der eigenen Erholung, selbst wenn dafür ein gewisses Maß an Planung und Selbstkontrolle nötig ist. Es ist wie mit dem schon in Kapitel 1.2 erwähnten Nahrungsmittelüberangebot, welches in diesem Umfang zuvor nie dagewesen ist. Wenn wir nicht darauf achten, besteht Gefahr, zu viel zu essen und übergewichtig zu werden. Es gibt einfach zu viele verführerische Lebensmittel, an die wir überdies ständig in den Medien erinnert werden. Wollen wir die Supermärkte nicht wieder abschaffen, bedarf es einer bewussten Ernährung, oder, wenn Sie so wollen, eines „Ernährungsselbstmanagements". Das bedeutet, nicht alles zu kaufen, was gut aussieht, nicht alles aufzutischen, was im Kühlschrank ist, nicht alles zu essen, was wir essen könnten, und womöglich auch hin und wieder zu fasten. Auf Erholung umgelegt heißt das, sich nicht alles zuzulegen, was verlockend klingt, nicht alles zu tun, was wir tun könnten, Lücken im Tagesablauf zu lassen und hin und wieder ganz auf jegliche Aktivität zu verzichten.

Betroffenheit

Was braucht es jedoch, um der Ermüdung vorzubeugen? Eine Voraussetzung ist *Betroffenheit*. Wenn Sie keine Müdigkeit kennen, stets motiviert und leistungsbereit sind, sich immer gut konzentrieren können, nach der Arbeit noch ungetrübte Unternehmungslust verspüren und einen erholsamen Schlaf haben, dann machen Sie offensichtlich ohnehin vieles richtig und die weitere Beschäftigung mit Erholung erübrigt sich. Wenn Sie hingegen am Ende eines Arbeitstages schlecht abschalten können, sich nach der Arbeit erschöpft fühlen und in Ruhe gelassen werden wollen, es Ihnen am Abend schwer fällt, sich zu konzentrieren, und Sie sich nur mit Mühe auf andere oder anderes einlassen können,

geschweige denn, in der Freizeit Dinge zu erledigen, besteht eine ausgeprägte Erholungsbedürftigkeit. Sich der Erholung bewusst anzunehmen wäre dann dringend anzuraten. Selbst wenn Sie nur manchmal abgespannt und müde sind, die Arbeit Ihnen länger im Kopf herumgeht, das Einschlafen nicht immer gelingt und Sie hin und wieder in der Arbeit Leistungseinbrüche haben, wäre es überlegenswert, sich mit dem Thema Erholungsselbstmanagement auseinanderzusetzen. In diesen beiden Fällen wäre das Ziel, es nicht so weit kommen zu lassen, sondern rechtzeitig einer Verminderung des Wohlbefindens und der Leistungsfähigkeit entgegenzuwirken, sodass diese langfristig auf einem hohen Niveau erhalten bleiben.
Betroffen sind auch *bestimmte Personengruppen*, nämlich jene, die während der Arbeit rascher ermüden oder mehr Zeit brauchen, um sich zu erholen. Dazu gehören Personen, die an ihrer Leistungsgrenze arbeiten bzw. deren Arbeit in besonderem Maß mit Ermüdung einhergeht, Personen, die neben der Erwerbsarbeit zusätzliche Aufgaben zu erfüllen haben, und Menschen, die älter als 55 Jahre sind. In die erste Gruppe fallen bestimmte Berufsgruppen wie zum Beispiel Fluglotsinnen und -lotsen, deren Konzentration und Entscheidungsfähigkeit stark gefordert ist, sowie Security-Mitarbeiterinnen und -Mitarbeiter am Flughafen, die für die Durchleuchtung des Gepäcks zuständig sind. Letztere verrichten eine besonders monotone Tätigkeit, die eine rasche Ermüdung mit sich bringt. Zusätzlich gehören in diese Gruppe alle Personen, die über einen bestimmten Zeitraum hinweg beruflich besonders gefordert sind, etwa weil das Ausmaß an Arbeit vorübergehend größer ist. In die zweite Gruppe gehören Erwerbstätige mit Betreuungspflichten für Kleinkinder oder pflegebedürftige Menschen. Diese Aufgaben stellen zusätzliche Belastungen dar, die überdies die zur Verfügung stehende Freizeit und damit die Erholungsmöglichkeiten vermindern. Die dritte Gruppe, ältere Erwerbstätige, ermüden in der Arbeit rascher und brauchen überdies mehr Zeit zur Erholung. Daher müssen auch sie der Erholung ein besonderes Augenmerk zukommen lassen.

Plan verfolgen

Gehören Sie zu einer jener Personengruppen, die von Ermüdung betroffen sind, bedarf es eines Plans, um das Ziel zu erreichen, Wohlbefinden, Leistungsfähigkeit und Gesundheit aufrechtzuerhalten. Der Plan ist in Abbildung 18 dargestellt und beinhaltet vier mittlerweile vertraute Schritte: erstens, auf erste Anzeichen von Ermüdung zu achten, zweitens, die Arbeit zu unterbrechen, drittens, die für den bestehenden Zustand angemessenste Erholungsaktivität zu wählen, und viertens, sich bestmöglich zu erholen. Der Plan umreißt die Schritte des Erholungsselbstmanagements.

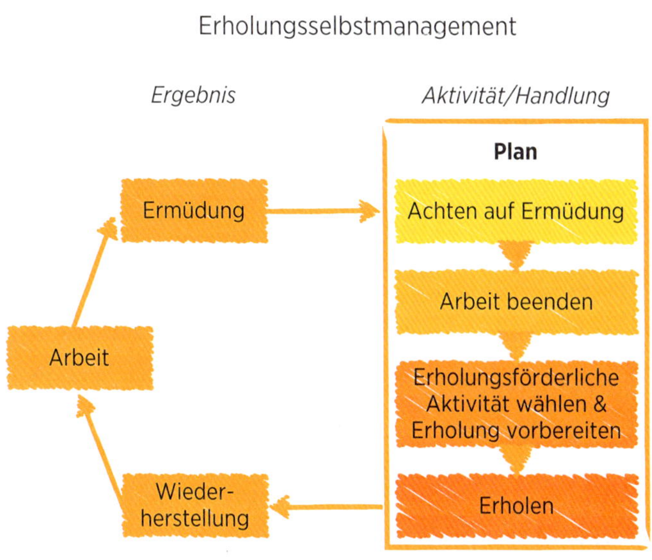

Abbildung 18

Achten auf Ermüdung

Der Ausgangspunkt des Plans ist das Achten auf erste Anzeichen von Ermüdung. Die Empfindung von Müdigkeit ist ein Hinweis, dass etwas mit unserem psychischen Energiehaushalt nicht in Ordnung ist, und bietet uns dadurch die Möglichkeit, rechtzeitig durch Erholung gegenzusteuern. Diese Information ist für das Selbstmanagement ein entscheidender Vorteil, da wir wissen, wann Erholung vonnöten ist und wann nicht. Die Empfindung von Müdigkeit ermöglicht uns, Erholungsaktivitäten zeitlich optimal einzusetzen. Die Herausforderung besteht jedoch darin, dieses Gefühl rechtzeitig wahrzunehmen und entsprechend darauf zu reagieren. Es gilt dabei nicht nur den Spätfolgen von Ermüdung Augenmerk zu schenken, wie einem kompletten Einbruch der Konzentration, sondern auf die leisen Vorboten zu achten, wie etwa eine beginnende Abgeschlagenheit, Lustlosigkeit oder Erholungsbedürftigkeit, eine geringfügige Mattheit des Geistes oder der Eindruck, sich zur Erbringung der Arbeitsleistung etwas mehr anstrengen zu müssen.

Wir könnten meinen, dass das Wahrnehmen dieser ersten Anzeichen von Ermüdung kein besonderes Problem darstellen sollte. Das ist jedoch leider nicht der Fall: Arbeit maskiert unser Müdigkeitsempfinden. So wie ein lautes Geräusch ein leiseres maskiert, das wir dann überhören, merken wir während der Arbeit oft nicht, dass wir müde sind. Das hat mehrere Gründe. Der erste Grund ist, dass Arbeit unsere Aufmerksamkeit beansprucht, für andere Gedanken oder Empfindungen ist dann kein Platz. Das liegt an der begrenzten Kapazität unserer Aufmerksamkeit, die nur wenige Informationen gleichzeitig bewusst werden lässt. Alle anderen Sinneseindrücke bleiben außerhalb unserer Aufmerksamkeit, im als Pförtner fungierenden Zwischenhirn, hängen und kommen gar nicht in die „Chefetage“ unseres Bewusstseins. Das lässt unbehelligtes Arbeiten zu, bewirkt jedoch, dass wir Reize aus der Umwelt oder aus unserem Körperinneren leicht übersehen. Dazu gehören für sitzend tätige Menschen neben dem Gefühl der Müdigkeit zum Beispiel auch Verspannungen im Nackenbereich oder brennende Augen. Vielfach bemerken wir diese Empfindungen einfach zu spät.

Der zweite Grund für die verminderte Wahrnehmung arbeitsbedingter Ermüdung sind unsere Stresshormone. Bei der Arbeit wird vermehrt Ad-

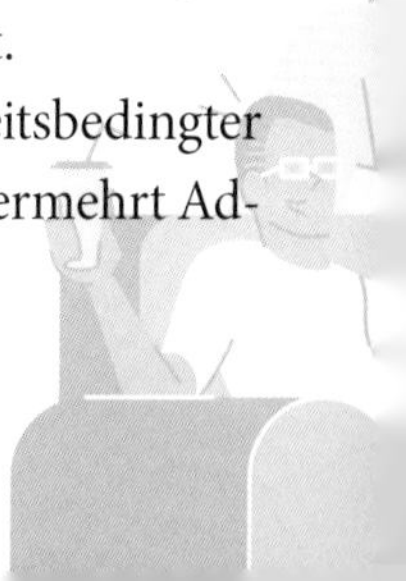

renalin und Kortisol ausgeschüttet, insbesondere wenn diese fordernd ist. Diese Botenstoffe aktivieren uns, wir fühlen uns frischer, wenngleich vielleicht auch ein wenig aufgekratzt, und weniger müde. Genau das ist die Funktion der Stresshormone: uns hellwach, leistungsfähig und frei von jeglicher Beeinträchtigung zu machen, Erholung wird auf später vertagt. Wir haben diesen Effekt von Stresshormonen schon bei der kurzfristigen Wirkung von körperlicher Aktivität in Kapitel 5.3 (S. 173) kennengelernt. Auch sie verstecken somit unsere Ermüdung. Ein dritter Grund ist, dass wir beim Tätigsein *bewusst* alle Störungen ausblenden, schließlich gilt unsere ganze Aufmerksamkeit der Aufgabe. Wir blenden dabei nicht nur Umgebungsgeräusche, Knieschmerzen und den jüngsten Streit mit unserer Partnerin oder unserem Partner aus, sondern eben auch das schleichende Gefühl der Erschöpfung. Das gilt insbesondere dann, wenn wir Zeitdruck haben und eine Aufgabe unbedingt erledigen wollen. Wenn wir das jedoch wiederholt tun, ist es sehr wahrscheinlich, dass wir verlernen, den Grad unserer Müdigkeit richtig zu beurteilen, ganz so wie Personen, die immer Diät halten, ihr Hunger- und Sättigungsempfinden schlechter einschätzen können, da sie trainiert haben, dieses zu ignorieren. Alles in allem kann Arbeit ein allfälliges Müdigkeitsgefühl übertünchen. Dieses tritt dann erst am Abend verstärkt zutage, wenn wir weniger abgelenkt sind und unsere anstrengungsbedingte Aktivierung nachlässt, etwa am Heimweg in der U-Bahn oder zu Hause vor dem Fernseher. In diesem Sinn ist das bewusste Erspüren der Müdigkeit vor allem *während* der Arbeit von Bedeutung.

Was hilft uns nun, die Müdigkeitswahrnehmung zu verbessern und damit dem maskierenden Effekt der Arbeit entgegenzuwirken? Eine zentrale Rolle spielt hier die in Kapitel 5.6 (S. 191) beschriebene *Achtsamkeit,* sich beim Tun gewissermaßen über die Schulter zu schauen, oder, anders ausgedrückt, den Überblick zu bewahren. Achtsamkeit bedeutet somit, sich nicht vollends von einer Tätigkeit einnehmen zu lassen, sondern stets unser gesamtes Dasein im Auge zu behalten. Zugegeben, das gelingt beim konzentrierten Arbeiten nicht immer. Abhilfe bietet der sogenannte „Systemcheck": ein kurzes Innehalten, um den Zustand von Körper und Geist zu erkunden. Der Systemcheck beinhaltet, die Aufmerksamkeit von der Arbeit abzuwenden, diese ein paar Atemzüge lang nach innen zu richten und sich folgende Fragen zu stellen: Was spüre ich? Wie geht es mir körperlich, stimmungsmäßig, geistig? Bin ich verausgabt, müde oder abgehetzt, oder fühle ich mich noch erholt, ausgeruht und arbeitsfreudig? Ideal ist es, währenddessen die Augen zu schließen. Entdecken Sie keine Anzeichen von Müdigkeit, dann spricht nichts dagegen weiterzuarbeiten, im anderen Fall ist entsprechendes Handeln angesagt. Es ist hilfreich, wenn wir uns regelmäßig an ein solches Innehalten erinnern und dadurch immer wieder den Bann der Arbeit unterbrechen. Gute Gelegenheiten für einen Systemcheck sind etwa nach einer erledigten Aufgabe, einem Telefonat oder einer Besprechung. Jedenfalls wäre es gut, einmal in der Stunde einen Systemcheck durchzuführen.

Arbeit beenden

Der nächste Schritt im Erholungsselbstmanagement ist, die Arbeit zu beenden oder jedenfalls zu unterbrechen, wenn wir erste Anzeichen von Ermüdung erkennen. Das gilt für die Erwerbsarbeit genauso wie für jede andere fordernde Tätigkeit. Schließlich verringert Ermüdung unsere Arbeitsleistung, weshalb es letztlich produktiver ist, die Zeit in Erholungsaktivitäten zu investieren, anstatt die Arbeit fortzusetzen. Ein richtiges Timing der Erholung trägt auch dazu bei, unser Wohlbefinden und unsere Gesundheit aufrechtzuerhalten. Allerdings ist das leichter gesagt als getan, es gibt immer eine Reihe von Gründen, warum wir glauben ohne Pause weiterarbeiten zu müssen. Diese haben einerseits mit unseren Ansprüchen der Arbeit gegenüber und mit Termin- oder Zeitdruck zu tun, andererseits mit unserem Arbeitsumfeld. Wie schon dargelegt, hat die Selbstverantwortung in der Arbeit zugenommen. Wir fühlen uns unseren Arbeitszielen und -aufträgen verpflichtet, es liegt in unserer Hand, diese selbstbestimmt zu verwirklichen. Dadurch fällt es schwerer, sich Auszeiten zu nehmen. Hierbei gilt es jedoch abzuwägen,

ob wir der Arbeit wirklich einen höheren Wert beimessen wollen als unserem Wohlbefinden und unserer Gesundheit. Verträglich und nachhaltig ist unsere Arbeitsweise nur dann, wenn wir so, wie wir heute arbeiten, auch noch die nächsten 15 Jahre arbeiten können. Ist das nicht der Fall, müssen wir unser Verhältnis zur Arbeit überdenken. Nur ein gutes Erholungsselbstmanagement garantiert eine nachhaltige Arbeitsweise. Die Ermüdungs-Erholungs-Bilanz bleibt dadurch langfristig konstant und die Gefahr, eine überdauernde Erschöpfung zu entwickeln, gering. Die hierfür notwendige Haltung ist die der Selbstfürsorge: sich des Erhalts des eigenen Wohlbefindens und der Gesundheit anzunehmen.
Ein weiteres Hemmnis, die Arbeit zu beenden, sind die *anderen*. Wir sind bei der Arbeit selten allein, es gibt Vorgesetzte, Kolleginnen und Kollegen, Kundinnen und Kunden. Sie alle definieren durch ihr Verhalten eine Norm und hegen bestimmte Erwartungen an uns. Meist fühlen wir uns verpflichtet, diesen zu entsprechen, wollen wir nicht die Achtung der anderen verlieren. Auch Firmenchefinnen und -chefs sind davor nicht gefeit. Der Inhaber eines Architekturbüros ließ zum Beispiel seine Bürotür immerzu offen, damit er jederzeit für seine Mitarbeitenden erreichbar war. Das führte allerdings dazu, dass seine Mitarbeiterinnen und Mitarbeiter begannen, mit allen schwierigen Fragen zu ihm zu kommen und er sich dann bis spät in die Nacht mit diesen Fragen befasste. Erst die Lösung dieses Missverhältnisses durch zeitweiliges Schließen der Tür und Überantwortung der Problemlösung an die Mitarbeitenden brachte eine Verbesserung, auch wenn das dem Inhaber zunächst nicht leichtfiel. In diesem Sinn müssen wir oftmals eine Portion Selbstbewusstsein an den Tag legen, um die Arbeit ruhen zu lassen, wenn dies den – oftmals auch nur vermeintlichen – Erwartungen zuwiderläuft.

Erholungsförderliche Aktivität wählen und Erholung vorbereiten

Nachdem wir uns dazu durchgerungen haben, die Arbeit zu beenden, ist der nächste Schritt, eine Aktivität zu wählen, die in der gegenwärtigen Situation eine wirksame Erholung zulässt. Das ist nicht automatisch der Blick auf das Mobiltelefon, um die neuesten Meldungen aus den sozialen Netzwerken durchzusehen. Vielmehr ist zunächst eine Bestandsaufnahme unserer gegenwärtigen Bedürfnisse notwendig. Ist der Kopf voll, brauchen wir vorrangig geistigen Abstand zur Arbeit. Sind wir gestresst, bedürfen wir der Ruhe. Mussten wir auf viele Verpflichtungen eingehen, dann wäre es erholsam, gar nichts Besonderes zu tun. Vielleicht drängt es uns auch, fernab von äußeren Zwängen einer selbstbestimmten Tätigkeit nachzugehen? Oder sehnen wir uns nach unseren Liebsten? Oder nach Zeit für uns allein? Vielleicht wollen wir aber nichts lieber als mit dem Fahrrad in den Wald fahren? Je nach vorangegangener Beanspruchung, Tagesverfassung und Tageszeit sind es andere Bedürfnisse, denen wir zur Erholung nachgehen sollten. Je besser wir unsere Bedürfnisse erkennen und je mehr wir uns diese zugestehen, desto eher finden wir eine geeignete Erholungsaktivität. Auch hierbei hilft es, innezuhalten und auf unsere innere Stimme zu hören.

Erschwert wird die Wahl dadurch, dass unsere Fähigkeit zur Selbstkontrolle nach einem langen Arbeitstag vermindert ist und wir oftmals trotz besseren Wissens eine Aktivität wählen, die leicht verfügbar ist. Dann greifen wir doch wieder zum Smartphone, anstatt in den Wald zu gehen, einfach weil das Gerät vor uns liegt. Für diese Fälle wäre es daher gut, sich ein *Erholungsritual* zurechtzulegen: eine erholsame Aktivität, auf die wir zurückgreifen können, ohne viel nachzudenken. Dies gilt für Arbeitspausen genauso wie für die Freizeit am Tagesrand. Ein Erholungsritual für Pausen könnte zum Beispiel sein, Tee zu kochen und zu trinken, ein Erholungsritual für den Tagesrand ein Spaziergang auf einer gewohnten Route. Das erspart uns zunächst darüber nachzudenken, was wir tun sollten, ist erholsam und eröffnet uns darüber hinaus eine Gelegenheit, auf unsere Bedürfnisse zu achten. Erholungsrituale sind somit mit dem Kochrezept vergleichbar, auf das wir zurückgreifen, wenn wir nicht wissen, was wir kochen sollen.

Wir reagieren immerzu – bewusst oder unbewusst – auf unsere Umwelt, auf offensichtliche und weniger offensichtliche Reize. Diese Verknüpfung von Reiz und Reaktion ist durch unzählige Wiederholungen *konditioniert.* Wir tun deshalb gut daran, uns selbst durch entsprechende Reize zu signalisieren, wann wir Freizeit haben. Es macht einen Unterschied, ob wir am Schreibtisch sitzen bleiben oder unser Büro verlassen, um Pause zu machen. Der Schreibtisch ist mental mit Arbeit verbunden, das erschwert Erholung. Wenn die Arbeitsstätte von der Wohnung getrennt ist, dann signalisiert uns der Wechsel von der Arbeitsstätte in die Wohnung, dass unsere Arbeit beendet ist und die Freizeit beginnt. Wenn wir hingegen zu Hause arbeiten, fehlt dieser Umgebungswechsel. Hier ist es hilfreich, andere Signale zu setzen, um uns das Einläuten der Erholung anzuzeigen. Wir können zum Beispiel den Raum wechseln, die Tür zum Arbeitsraum schließen, Freizeitbekleidung anziehen oder einen kurzen Spaziergang machen. Je mehr sich die Freizeit von der Arbeit abhebt, desto leichter fällt es uns auch, uns zu erholen. Nutzen wir diese Signale.

Erholen

Je stimmiger die Wahl der Erholungsaktivität ausfällt, desto besser können wir uns erholen. Es gelingt uns dann, den Kopf frei zu bekommen, Stress zu reduzieren und unsere Bedürfnisse nach Selbstbestimmung, Erfolg und Zugehörigkeit zu stillen. Die Zeit hierfür dürfen wir nicht zu kurz bemessen. Allein, um innerlich zur Ruhe zu kommen, braucht es mindestens zwanzig Minuten, der Abbau der Ermüdung fängt dann erst so richtig an, die Zeit für andere Bedürfnisse noch gar nicht eingerechnet. Je besser es uns überdies gelingt, uns auf die jeweilige Aktivität einzulassen, desto besser klappt auch die Erholung. Das hat allerdings nichts mit Willensanstrengung zu tun, sondern mit einem Sich-von-der-Aktivität-mitreißen-Lassen aus Freude, so wie die Natur unsere Aufmerksamkeit bindet, weil sie schön ist. Achtsamkeit fördert auch in diesem Sinn die Erholung, da wir uns in größerem Ausmaß auf den gegenwärtigen Augenblick besinnen. Musik können wir zum Beispiel entweder beiläufig hören, oder bewusst auf sie achten. Im zweiten Fall erfüllt sie uns und trägt uns mit sich fort, das fördert den Musikgenuss

und letztlich die Erholung. Gleiches gilt für jede andere Erholungsaktivität. Je besser sie passt und je mehr es gelingt, sich ihr zuzuwenden, desto eher gelingt es abzuschalten, zu entspannen und letztlich uns zu erholen. Wie wir in Kapitel 6 (S. 199) gesehen haben, wird unsere Erholung auch von äußeren Einflüssen bestimmt. In diesem Sinn ist es notwendig, dass wir uns ungestört erholen können, wollen wir das zarte Pflänzchen Erholung zum Erblühen bringen.
Der vorgestellte Plan zum Erholungsselbstmanagement ist als Leitfaden gedacht. Er gilt für kurze Erholungsepisoden wie eine Arbeitspause genauso wie für längere Phasen der Erholung wie ein Wochenende oder einen Urlaub. Die Idee ist immer die gleiche: Wenn sich Müdigkeit anzuhäufen beginnt, gilt es, sich entsprechend zu erholen. Allerdings spricht nichts dagegen, Erholungsaktivitäten früher einzusetzen, dadurch ließe sich die Entwicklung von Ermüdung vorbeugen. *Spätestens* jedoch sollten wir uns bei Aufflammen einer Erholungsbedürftigkeit erholen. Erholungsselbstmanagement beinhaltet nicht nur die entsprechenden Kenntnisse darüber, sondern auch Fertigkeiten wie Entspannen oder Achtsamkeit und oftmals auch eine gewisse Durchsetzungsstärke den eigenen und fremden Ansprüchen gegenüber. Am Ende des Tages sollten wir in der Lage sein, unsere Erholung auf zufriedenstellende Weise selbstständig zu gestalten.

7.2 Erholungsförderliche Bedingungen

Für eine erfolgreiche Erholung ist jedoch nicht nur ein gutes Erholungsselbstmanagement erforderlich, sondern es gibt auch entsprechende Bedingungen, die unsere Erholung erleichtern bzw. überhaupt erst ermöglichen. Hierzu gehören unter anderem gesetzliche und betriebliche Regelungen, Personen, die uns darauf aufmerksam machen, wenn wir eine Auszeit brauchen, oder leicht zu Fuß erreichbare Grünräume in unserer Wohnumgebung. Dies reduziert mitunter auch das Ausmaß an

Selbstmanagement, das wir zur Erholung aufwenden müssen, da einige Erholungsaktivitäten vorgeschrieben sind oder sich von selbst ergeben. In der Sprache der Gesundheitsförderung gehören diese Bedingungen zur *Verhältnisprävention,* das heißt zur Schaffung von gesundheitsförderlichen Verhältnissen, oder, in unserem Fall, zur Schaffung von erholungsförderlichen Verhältnissen. Einige dieser Bedingungen sind in Abbildung 19 angeführt.

Erholungsförderliche Bedingungen

Bereich	**Bedingungen**
Arbeit	• Gleitzeit und Arbeitszeitautonomie • Pausenkultur und arbeitsgruppenspezifische Pausenvereinbarungen • ansprechende Pausenräume zur vielfältigen Nutzung (Sport, Entspannung, ...) • gesundes Führen: Vorbildwirkung und Verantwortung für Wohlbefinden • Einhalten der Arbeitszeitregelungen und Respektieren der Freizeit
Familie	• wechselseitiges Entbinden von familiären Verpflichtungen und Schaffen von „Erholungsfenstern" • Bedürfnissen aller Familienmitglieder Raum geben • Ausgleich beruflicher und privater/familiärer Wertigkeiten und Investieren in familiäre Belange
Wohnumfeld	• Rückzugsort und Raum für eigene Bedürfnisse • einsehbare und erreichbare Grünräume • Ruhe • Gemeinschaftsräume

Abbildung 19

In der Arbeit kann uns eine Reihe von Faktoren die Erholung erleichtern. Dazu gehört die Arbeitszeitgesetzgebung. Durch die entsprechenden Regelungen ist es für Arbeitgeberinnen und -geber wie Arbeitnehmerinnen und -nehmer klar, wann Pausen einzulegen sind und wann die Arbeit aus ist und die Freizeit beginnt. Dadurch wird der zeitliche Rahmen für Erholung definiert. Je klarer diese Regelungen sind und je mehr sie außer Streit stehen, desto leichter fällt es Arbeitnehmerinnen und -nehmern, die gegebene Freizeit wahrzunehmen und sich zu erholen. Eine Deregulierung der Arbeitszeit, etwa durch All-in-Verträge, verlagert die Verantwortung für Erholung jedoch vermehrt auf die Schultern der Arbeitnehmerinnen und -nehmer, Erholungsselbstmanagement ist dann verstärkt vonnöten. Ein weiteres Element ist die in Kapitel 4.2 (S. 107) beschriebene Pausenkultur inklusive Vorhandensein ansprechender Pausenräume zur vielfältigen Nutzung. Wenn es etablierte Pausenzeiten gibt, sind wir eher dazu angehalten, eine Pause zu machen, als wenn wir uns jedes Mal selber dazu durchringen müssen. Wir machen dann eine Pause, weil Pausenzeit ist oder uns andere dazu einladen. Gesundes Führen ist ebenso ein wichtiges Element. Zeigen unsere Vorgesetzten nicht nur Verständnis für unser Erholungsverhalten, sondern regen Erholung auch an, kostet uns die Erholungsplanung weniger Mühe, das entlastet. Dazu gehört auch die Vorbildwirkung. Eine gute Chefin oder ein guter Chef zeichnet sich nicht nur dadurch aus, eine gewisse Leistungsbereitschaft an den Tag zu legen, sondern auch dadurch, sich aktiv dem Erhalt des eigenen Wohlbefindens und der eigenen Gesundheit zu widmen. Das äußert sich beispielsweise darin, dass sie oder er regelmäßig Arbeitspausen macht, die Arbeitstage nicht zu lang werden lässt und die eigene Erreichbarkeit in der Freizeit einschränkt. Natürlich gehört auch dazu, die Arbeitszeitregelung der Mitarbeiterinnen und Mitarbeiter einzuhalten und vor allem deren Freizeit zu respektieren. Firmen-E-Mails sollten zum Beispiel nach einer bestimmten Uhrzeit nicht mehr weitergeleitet werden. Das entbindet von der Verpflichtung, diese am Abend zu lesen.

Um im familiären Bereich Erholung zu erleichtern, müssen sich Familienmitglieder wechselseitig von Verpflichtungen entbinden, wie die Kinder zu beaufsichtigen oder das Geschirr wegzuräumen, sodass jede

und jeder in Sachen Freizeit und Erholung zum Zug kommt. Am besten ist es für eine Familie überdies, wenn alle Beteiligten – durchaus abwechselnd – ihren Bedürfnissen in der Freizeit nachgehen können: einmal fährt man ins Museum, einmal in die Berge, einmal zum Spielplatz, einmal ans Meer. Es zeigt sich überdies, dass eine einseitige Betonung der Arbeit weniger Lebensglück beschert als ein Ausgleich des Investments zwischen Arbeit und Familie. Wie wir in Kapitel 6 gesehen haben, spielt auch das Wohnumfeld eine nicht unwesentliche Rolle. Ruhe sowie einsehbarer und erreichbarer Grünraum fördern die Erholung, Verkehrslärm nicht.
Letztlich geht es auch um den gesellschaftlichen Stellenwert von Arbeit und Muße. Ist alles Arbeit und Konsum und nichts Muße, fällt Erholung schwerer, als wenn sich zur Arbeit gleichwertig Familie und Freizeit gesellen. Das beinhaltet unter anderem die Reduktion von Nachtarbeit, die Beschränkung von Geschäftsöffnungszeiten auf Arbeitstage und eine allgemeine Reduktion der Arbeitszeit.

Nachwort

Als ich vor vielen Jahren wegen einer Urlaubsstudie im Referat für Grundsatzfragen der Gewerkschaft vorstellig wurde, verwunderte mich die dort zuständige Referentin im Verlaufe unseres Gesprächs mit der Frage, ob denn unsere Freizeit der Arbeit dient oder umgekehrt unsere Arbeit der Freizeit. Da ich auf die Untersuchung der Erholungswirkung von Urlauben eingestellt war, gebe ich zu, diese Frage zunächst als fast ketzerisch empfunden zu haben. Natürlich, dachte ich, dient Urlaub der Aufrechterhaltung der Arbeitsfähigkeit und somit der Arbeit. Dennoch irritierte mich diese Frage und irritiert mich bis heute. Was ist, wenn die Referentin recht hatte und die Freizeit nicht der Arbeit dient, sondern die Arbeit der Freizeit? Dann müssten wir nicht untersuchen, inwieweit Freizeit arbeitsfähig macht, sondern inwieweit die Arbeit *freizeitfähig* macht, das heißt, uns ermöglicht unsere Freizeit gut zu nutzen. Vielleicht war daher die Erforschung der Erholungswirkung von Anbeginn der falsche Ansatz. Möglicherweise bräuchte es einfach gute Arbeit, die nicht ermüdet? Vielleicht ist es falsch, die Erwerbsarbeit in den Vordergrund zu stellen, vielleicht sollten wir das Leben in seiner Gesamtheit zum Thema machen?

Die sich abzeichnende Klimakrise unterstreicht diese Überlegungen. Braucht es wirklich mehr Konsum, um ein gutes Leben zu führen? Oder verursachen der Konsum und die damit einhergehende Produktion nicht mehr Schaden, als sie Nutzen stiften, sowohl für den Menschen als auch für die Umwelt? Beim Schreiben dieses Buches ist mir die Geschwindigkeit der technologischen Entwicklung und die Geschwindigkeit der Entwicklung des Konsums bewusst geworden und wie schnell wir Dinge als selbstverständlich erachten, ohne deren Nutzen zu hinterfragen. All das überfordert sowohl den Menschen als auch die Natur – und das exponentiell.

Danksagung

Gerne möchte ich mehreren Personen meinen Dank aussprechen, die in der einen oder anderen Weise zum Gelingen dieses Buches beigetragen haben. Zu allererst möchte ich mich bei meiner Frau Barbara und meinen Kindern Emma und Noemi bedanken, die unwidersprochen lange Tage, Wochenenden und Abende auf mich verzichten mussten, während ich recherchierte und schrieb und mich unter anderem dadurch bei diesem Vorhaben unterstützten.
Motiviert und behutsam angespornt haben mich Markus und Christiane sowie meine erwachsenen Töchter Anna und Judith. Anna hat mir darüber hinaus konstruktive Rückmeldung zu einem Kapitel gegeben. Mein Kollege und Freund Cem Ekmekcioglu stand mir mit seiner Erfahrung als mehrfacher Buchautor zur Seite. In der einen oder anderen direkten oder indirekten Weise haben mich auch meine Freunde David Campbell, Wilfried Peinhaupt, Andreas Herbst, Norman Schmid und Herbert Redtenbacher unterstützt, wie auch Berthold Schrödl.
Durch meinen ehemaliger Chef und Leiter der Arbeitsgruppe Umweltphysiologie Wolfgang Marktl kam ich vor vielen Jahren über die balneologische Forschung zur Erholung – als eine Komponente der Kurwirkung. Gerne möchte ich mich auch bei meinen Kollegen Oskar Frischenschlager, Rudolf Schoberberger, Daniela Haluza, Richard Crevenna, Wolfgang Kallus, Maximilian Moser, Terry Hartig und Jessica de Bloom bedanken, die mich in unterschiedlicher Weise in meinem Bestreben, Erholungsprozesse zu untersuchen, unterstützt haben, sowie bei Michael Kundi.
Bedanken möchte ich mich ebenso bei meinem Arbeitgeber, der Medizinischen Universität Wien, durch die ich mich in die Lage versetzt sah, dieses Sachbuch zu schreiben.
Nicht zuletzt möchte ich mich auch bei meinen Eltern bedanken, die es mir ermöglicht haben, meinen Weg zu gehen, insbesondere bei meinen Vater, der durch seinen täglichen Nachmittagsschlaf während fordernder Arbeitstage mir Erholung vorgelebt hat.

Ausgewählte Literatur

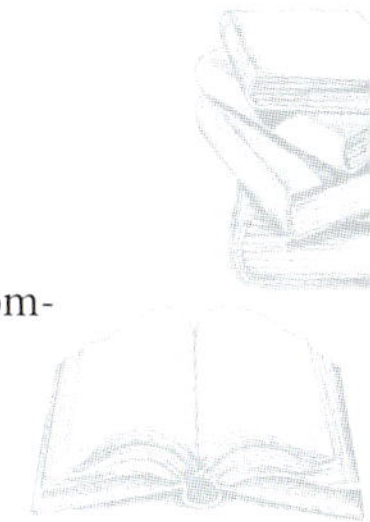

Die Literatur ist in jener Reihenfolge angeführt, in der im Text auf sie Bezug genommen wird [Seitenverweis in Klammer].

Kapitel 1

Ehrenberg A (2010) The weariness of the self. McGill-Queen's University Press, Montreal.

Meier-Koll A, Schardl B (1994) Ultradian behaviour cycles in a village community of Colombian Indians. Journal of Biosocial Science 26: 479–492. [S. 20]

Kapitel 2

Kleitman N (1982) Basic rest-activity cycle – 22 years later. Sleep 5: 311–317.

Buckner RL, Andrews-Hanna JR, Schacter DL (2008) The brain's default network: anatomy, function, and relevance to disease. Ann NY Acad Sci 1124: 1–38. [S. 31]

Kurzban R, Duckworth A, Kable JW, Myers J (2013) An opportunity cost model of subjective effort and task performance. Behav Brain Sci 36: 661–679.

Grech MR, Neal A, Yeo G, Humphreys M, Smith S (2009) An Examination of the Relationship Between Workload and Fatigue Within and Across Consecutive Days of Work: Is the Relationship Static or Dynamic? Journal of Occupational Health Psychology 14: 231–242. [S. 42]

Kaplan S (1995) The Restorative Benefits of Nature – toward an Integrative Framework. Journal of Environmental Psychology 15: 169–182. [S. 44, Zitat]

Ting PH, Hwang JR, Doong JL, Jeng MC (2008) Driver fatigue and highway driving: a simulator study. Physiology and Behavior 94: 448–453.

Bills AG (1931) Blocking: A New Principle of Mental Fatigue. The American Journal of Psychology 43: 230–245.

Dai HC, Milkman KL, Hofmann DA, Staats BR (2015) The Impact of Time at Work and Time Off From Work on Rule Compliance: The Case of Hand Hygiene in Health Care. Journal of Applied Psychology 100: 846–862. [S. 55, unten]

Fischer D, Lombardi DA, Folkard S, Willetts J, Christiani DC (2017) Updating the "Risk Index": A systematic review and meta-analysis of occupational injuries and work schedule characteristics. Chronobiology International 34: 1423–1438.

Van Amelsvoort LG, Kant IJ, Bultmann U, Swaen GM (2003) Need for recovery after work and the subsequent risk of cardiovascular disease in a working population. Occupational and Environmental Medicine 60 Suppl 1: i83–87. [S. 60, oben]

Conway SH, Pompeii LA, De Porras DGR, Follis JL, Roberts RE (2017) The Identification of a Threshold of Long Work Hours for Predicting Elevated Risks of Adverse Health Outcomes. American Journal of Epidemiology 186: 173–183.

Kapitel 3

Etzion D, Eden D, Lapidot Y (1998) Relief from job stressors and burnout: reserve service as a respite. Journal of Applied Psychology 83: 577–585. [S. 70]

Derks D, ten Brummelhuis LL, Zecic D, Bakker AB (2014) Switching on and off …: Does smartphone use obstruct the possibility to engage in recovery activities? European Journal of Work and Organizational Psychology 23: 80–90. [S. 74]

Gadeyne N, Verbruggen M, Delanoeije J, De Cooman R (2018) All wired, all tired? Work-related ICT-use outside work hours and work-to-home conflict: The role of integration preference, integration norms and work demands. Journal of Vocational Behavior 107: 86–99. [S. 74]

Sonnentag S (2012) Psychological Detachment From Work During Leisure Time: The Benefits of Mentally Disengaging From Work. Current Directions in Psychological Science 21: 114–118.

Sonnentag S, Fritz C (2015) Recovery from job stress: The stressor-detachment model as an integrative framework. Journal of Organizational Behavior 36: 72–103. [S. 75]

Zeigarnik B (1927) Über das Behalten von erledigten und unerledigten Handlungen. Psychologische Forschung 9: 1–85.

Harlow HF, Zimmermann RR (1959) Affectional responses in the infant monkey: Orphaned baby monkeys develop a strong and persistent attachment to inanimate surrogate mothers. Science 130: 421–432. [S. 85/86]

Ryan RM, Bernstein JH, Brown KW (2010) Weekends, work, and well-being: Psychological need satisfactions and day of the week effects on mood, vitality, and physical symptoms. Journal of Social and Clinical Psychology 29: 95–122. [S. 90, oben]

Graf O (1922) Über lohnendste Arbeitspausen bei geistiger Arbeit [Worthwhile rest breaks for mental work]. Psychologische Arbeiten 7: 548–611. [S. 91]

Blasche G, Zilic J, Frischenschlager O (2016) Task-related increases in fatigue predict recovery time after academic stress. Journal of Occupational Health 58: 89–95. [S. 93, oben]

Blasche G, Bauböck VM, Haluza D (2017) Work-related self-assessed fatigue and recovery among nurses. International Archives of Occupational and Environmental Health 90: 197–205. [S. 93/94]

Allmer H (1996) Erholung und Gesundheit [Recuperation and Health]. Hogrefe, Göttingen. [S. 99]

Ten Brummelhuis LL, Trougakos JP (2014) The recovery potential of intrinsically versus extrinsically motivated off-job activities. Journal of Occupational and Organizational Psychology 87: 177–199.

Kapitel 4

Blasche GW, Arlinghaus A, Dorner TE (2014) Leisure opportunities and fatigue in employees: A large cross-sectional study. Leisure Sciences 36: 235–250. [S. 107]

Wyatt S (1924) Rest Pauses in Industry. Can Med Assoc J 14: 530–531. [S. 108, Mitte]
Richter W (1931) Leistungssteigerung in der Blankschraubenfabrikation durch Einführung von Zwangspausen. Industrielle Psychotechnik 8: 129. [S. 108, Mitte]
Blasche G, Szabo B, Wagner-Menghin M, Ekmekcioglu C, Gollner E (2018) Comparison of rest-break interventions during a mentally demanding task. Stress and Health 34: 589–680. [S. 110 & S. 175/176]
Wendsche J, Lohmann-Haislah A, Wegge J (2016) The impact of supplementary short rest breaks on task performance: A meta-analysis. Sozialpolitik.ch 2: 1–24.
Engelmann C, Schneider M, Kirschbaum C, Grote G, Dingemann J, Schoof S, Ure BM (2011) Effects of intraoperative breaks on mental and somatic operator fatigue: a randomized clinical trial. Surgical Endoscopy 25: 1245–1250.
Moser M (2000) Bau fit Endbericht 1999–2000. AUVA, Wien. [S. 116, oben]
Golder SA, Macy MW (2011) Diurnal and Seasonal Mood Vary with Work, Sleep, and Daylength Across Diverse Cultures. Science 333: 1878–1881.
Zhang C, Phang CW, Zeng X, Wang X, Xu Y, Huang Y, Contractor N (2015) Circadian Rhythms in Socializing Propensity. PloS One 10: e0136325.
Steptoe A, Lundwall K, Cropley M (2000) Gender, family structure and cardiovascular activity during the working day and evening. Soc Sci Med 50: 531–539. [S. 127/128]
Cirelli C, Tononi G (2008) Is sleep essential? PLOS Biology 6: 1605–1611.
Mignot E (2008) Why we sleep: The temporal organization of recovery. PLOS Biology 6: 661–669.
Walker MP, van der Helm E (2009) Overnight therapy? The role of sleep in emotional brain processing. Psychological Bulletin 135: 731–748.
Dorrian J, Centofanti S, Smith A, McDermott KD (2019) Self-regulation and social behavior during sleep deprivation. In: Van Dongen HPA, Whitney P, Hinson JM, Honn KA, Chee MWL (eds) Prog Brain Res. Elsevier B.V., 73–110.
Van Dongen HPA, Maislin G, Mullington JM, Dinges DF (2003) The cumulative cost of additional wakefulness: Dose-response effects on neurobehavioral functions and sleep physiology from chronic sleep restriction and total sleep deprivation. Sleep 26: 117–126.
Laycock PA (1954) The summer weekends of 1954 – How bad were they? Weather 9: 368–371. [S. 141]
Crompton JL (1979) Motivations for pleasure vacation. Annals of Tourism Research 6: 408–424.
De Bloom J, Radstaak M, Geurts S (2014) Vacation Effects on Behaviour, Cognition and Emotions of Compulsive and Non-compulsive Workers: Do Obsessive Workers Go "Cold Turkey"? Stress and Health 30: 232–243.
Strauss-Blasche G, Riedmann B, Schobersberger W, Ekmekcioglu C, Riedmann G, Waanders R, Fries D, Mittermayr M, Marktl W, Humpeler E (2004) Vacation at moderate and low altitude improves perceived health in individuals with metabolic syndrome. Journal of Travel Medicine 11: 300–306.

Strauss-Blasche G, Reithofer B, Schobersberger W, Ekmekcioglu C, Marktl W (2005) Effect of vacation on health: moderating factors of vacation outcome. Journal of Travel Medicine 12: 94–101.

De Bloom J, Kompier M, Geurts S, de Weerth C, Taris T, Sonnentag S (2009) Do we recover from vacation? Meta-analysis of vacation effects on health and well-being. Journal of Occupational Health 51: 13–25.

De Bloom J, Geurts SAE, Sonnentag S, Taris T, de Weerth C, Kompier MAJ (2011) How does a vacation from work affect employee health an well-being? Psychology & Health 26: 1606–1622. [S. 149, Mitte]

Gump BB, Matthews KA (2000) Are vacations good for your health? The 9-year mortality experience after the multiple risk factor intervention trial. Psychosom Med 62: 608–612. [S. 159, oben]

Blasche GW, Weissensteiner K, Marktl W (2012) Travel-related change of residence leads to a transitory stress reaction in humans. J Travel Med 19: 243–249.

Kapitel 5

Pelletier CL (2004) The effect of music on decreasing arousal due to stress: A meta-analysis. Journal of Music Therapy 41: 192–214.

Linnemann A, Strahler J, Nater UM (2017) Assessing the effects of music listening on psychobiological stress in daily life. Journal of Visualized Experiments 120, e54920.

Ulrich RS (1984) View through a window may influence recovery from surgery. Science 224: 420–421. [S. 167/168]

Hartig T, Mitchell R, De Vries S, Frumkin H (2014) Nature and Health. Annual Review of Public Health 35: 207–228.

Dirks ML, Wall BT, van de Valk B, Holloway TM, Holloway GP, Chabowski A, Goossens GH, van Loon LJC (2016) One Week of Bed Rest Leads to Substantial Muscle Atrophy and Induces Whole-Body Insulin Resistance in the Absence of Skeletal Muscle Lipid Accumulation. Diabetes 65: 2862–2875.

Lieberman DE (2015) Is Exercise Really Medicine? An Evolutionary Perspective. Current Sports Medicine Reports 14: 313–319.

Eaton S (2003) An evolutionary perspective on human physical activity: Implications for health. Comparative biochemistry and physiology. Part A, Molecular & integrative physiology 136: 153–159.

Reed J, Ones DS (2006) The effect of acute aerobic exercise on positive activated affect: A meta-analysis. Psychology of Sport and Exercise 7: 477–514.

Blasche GW et al. (2018) siehe Kapitel 4. [S. 175/176]

Feuerhahn N, Sonnentag S, Woll A (2014) Exercise after work, psychological mediators, and affect: A day-level study. European Journal of Work and Organizational Psychology 23: 62–79.

Eriksen W, Bruusgaard D (2004) Do physical leisure time activities prevent fatigue? A 15 month prospective study of nurses' aides. British Journal of Sports Medicine 38: 331–336.
Heinrich LM, Gullone E (2006) The clinical significance of loneliness: A literature review. Clinical Psychology Review 26: 695–718.
Kikusui T, Winslow JT, Mori Y (2006) Social buffering: Relief from stress and anxiety. Philosophical Transactions of the Royal Society B: Biological Sciences 361: 2215–2228.
Spitzer SB, Llabre MM, Ironson GH, Gellman MD, Schneiderman N (1992) The influence of social situations on ambulatory blood pressure. Psychosomatic Medicine 54: 79–86. [S. 182, Mitte]
Killingsworth MA, Gilbert DT (2010) A Wandering Mind Is an Unhappy Mind. Science 330: 932–932.

Kapitel 6

Bannai A, Tamakoshi A (2014) The association between long working hours and health: A systematic review of epidemiological evidence. Scandinavian Journal of Work, Environment and Health 40: 5–18.
Arlinghaus A, Bohle P, Iskra-Golec I, Jansen N, Jay S, Rotenberg L (2019) Working time society consensus statements: Evidence-based effects of shift work and non-standard working hours on workers, family and community. Ind. Health 57: 184–200.
Sonnentag S (2018) The recovery paradox: Portraying the complex interplay between job stressors, lack of recovery, and poor well-being. Research in Organizational Behavior 38: 169–185.
Garhammer M (2002) Pace of life and enjoyment of life. Journal of Happiness Studies 3: 217–256.
Korunka C, Huemer KH, Litschauer B, Karetta B, Kafka-Lützow A (1996) Working with new technologies: Hormone excretion as an indicator for sustained arousal. A pilot study. Biological Psychology 42: 439–452. [S. 212, Mitte]
Barber LK, Jenkins JS (2014) Creating Technological Boundaries to Protect Bedtime: Examining Work-Home Boundary Management, Psychological Detachment and Sleep. Stress and Health 30: 259–264.
Franěk M (2013) Environmental factors influencing pedestrian walking speed. Perceptual and Motor Skills 116: 992–1019.
Van den Berg AE, Maas J, Verheij RA, Groenewegen PP (2010) Green space as a buffer between stressful life events and health. Social Science & Medicine 70: 1203–1210.

Glossar

Achtsamkeit: bewusstes Hinwenden zu den Eindrücken des gegenwärtigen Augenblicks; ist in gewisser Weise das Gegenteil des In-Gedanken-verloren-Seins

Adrenalin: Stresshormon, welches im Nebennierenmark gebildet wird und zu einer Maximierung der körperlichen Leistungsfähigkeit beiträgt

Allostase: Begriff der Stressforschung, der jene Reaktion des Körpers auf Stress beschreibt, durch Veränderung die körperliche Unversehrtheit zu erhalten; unterscheidet sich von der sonst im Körper vorherrschenden Homöostase

Arbeitsgedächtnis: jener Teil des Gedächtnisses, der es uns ermöglicht, Informationen, Gedanken und Pläne gleichzeitig im Bewusstsein zu halten

basic rest-activity cycle: biologischer Rhythmus, der kurzzeitige Änderungen im Grad unserer Wachheit bzw. Schläfrigkeit bestimmt und von ca. 100 Minuten Dauer ist

Beta-Amyloid: eiweißartige Substanz im Gehirn, welche unter anderem Alzheimer verursacht

Burn-out: Stadium fortgeschrittener Erschöpfung infolge von hoher Arbeitsbelastung und unzureichender Erholung

default mode network activity: Aktivität des Gehirnes, welche in jenen Phasen des Tages auftritt, in denen wir keiner bestimmten Tätigkeit nachgehen, wie etwa beim Sitzen in öffentlichen Verkehrsmitteln

Ereigniszeit: Zeitmaß, bei dem die Dauer eines Ereignisses und nicht die (objektive) Uhrzeit zur Messung eines Zeitabschnittes herangezogen wird

Erschöpfungssyndrom: Zustand andauernder körperlicher und geistiger Erschöpfung

Erwerbsquote: Anteil der Gesamtbevölkerung, der einer Erwerbsarbeit nachgeht

exekutive Funktionen: jene höheren geistigen Funktionen, die der Steuerung unseres Verhaltens dienen; dazu gehören Selbstkontrolle, Arbeitsgedächtnis und kognitive Flexibilität

extrinsische Motivation: Durchführung einer Handlung eines externen Vorteils wegen, z. B. Erwerbsarbeit (wir arbeiten, weil wir dafür Geld bekommen)

Flow-Erleben: bestimmter, mit Wohlbefinden einhergehender Geisteszustand, bei dem wir ganz in der Handlung aufgehen und alles um uns herum vergessen; kommt am ehesten dann auf, wenn wir etwas tun, das uns herausfordert, aber trotzdem zu meistern ist, wie etwa klettern, Schach spielen oder musizieren

Gedächtniskonsolidierung: Neuordnung von Gedächtnisinhalten durch Neuaufteilung der Information zwischen den einzelnen Nervenzellen; erfolgt typischerweise während des Schlafes

gelernte Hilflosigkeit: die psychologische Folge wiederholter Misserfolgserlebnisse, welche durch das Gefühl, nichts zu können, charakterisiert sind und letztlich in eine Selbstaufgabe führen

Glukose: Blutzucker; einer der wichtigsten Energieträger einer Körperzelle

Glukosetoleranz: Reaktion des Körpers auf die Zufuhr von Traubenzucker; ist ein Hinweis auf einen gestörten Zuckerhaushalt und/oder Insulinmangel

Glykogen: bestimmte Form des Blutzuckers, die innerhalb der Zellen gespeichert wird und als Energiequelle dient

Homöostase: Bestreben des Körpers, die inneren Zustände, wie etwa die Höhe des Blutdrucks oder des Blutzuckerspiegels, konstant zu halten; bei Stress kommt es zu einem Abweichen von diesem Bestreben (= Allostase)

intrinsische Motivation: Durchführung einer Handlung der Handlung wegen (weil sie an sich befriedigend oder angenehm ist), z. B. Freizeitaktivität

kognitive Flexibilität: geistige Fähigkeit, Probleme durch die Entwicklung neuer Sichtweisen zu lösen

kortikale Aktivität: Aktivität der Nervenzellen der Großhirnrinde, messbar zum Beispiel über die hirnelektrische Aktivität (EEG)

Kortisol: Stresshormon, welches in der Nebennierenrinde gebildet wird und unter anderem die körperliche Ausdauer steigert

Medien-Multitasking: gleichzeitige Verwendung mehrerer elektronischer Medien (z. B. Fernsehen und Internet)

Mindfulness-Based Stress Reduction, kurz: „MBSR“: etabliertes achtwöchiges Programm zur Schulung der Achtsamkeit

Parasympathikus: jener Teil des autonomen Nervensystems, welcher für all jene Funktionen des Körpers zuständig ist, die mit Erholung im Zusammenhang stehen, wie etwa die Verdauung oder die Verminderung der Aktivität des Herz-Kreislauf-Systems

Potenzialdifferenz: gemeint ist hier die elektrische Potenzialdifferenz zwischen dem Inneren und dem Äußeren einer Nervenzelle

Reaktanz: die Reaktion eines Menschen auf die Bedrohung seiner Freiheit; ist meist mit einem Sich-zur-Wehr-Setzen verbunden

Regression: vorübergehende „Rückkehr“ in ein früheres, kindliches Entwicklungsstadium, welches typischerweise mit weniger Verantwortung einhergeht

REM-Schlaf: siehe Traumschlaf

Resilienz: die Fähigkeit, widrige Umstände unbeschadet auszuhalten bzw. diese zu bewältigen

Schlafarchitektur: der periodische Wechsel von Tiefschlaf- und Traumschlafphasen im Verlauf unseres Schlafes

Schlaf-Wach-Rhythmus: biologischer Rhythmus, der unsere Schlaf- und Wachphasen bestimmt

Selbstkontrolle: Fähigkeit, unser Handeln willentlich zu steuern bzw. einem Vorhaben nachzugehen

Selbstmangagement: sich einer persönlich relevanten Angelegenheit so anzunehmen, dass sie sich in der gewünschten Weise entwickelt

soziale Desynchronisation: fehlende Übereinstimmung der Zeiten von Arbeit und Freizeit bei verschiedenen Personen; erschwert bzw. verunmöglicht gemeinsame Aktivitäten, was insbesondere das Familienleben beeinträchtigt

Sympathikus: jener Teil des autonomen Nervensystems, welcher für die Auslösung der Stressreaktionen bzw. für die Aktivierung des Körpers zuständig ist

Tiefschlaf: Schlafphase mit der geringsten Aktivität im Gehirn und Körper; Tiefschlafphasen kommen in der ersten Nachthälfte vor

Traumschlaf: Schlafphase, während der wir intensiv träumen; zeichnet sich durch rasche Augenbewegungen (rapid eye movements – REM) aus und wird daher auch REM-Schlaf genannt

überdauernde Erschöpfung: Zustand der Erschöpfung von mindestens 4 Wochen Dauer

Übertrainingssyndrom: Folge von intensivem körperlichem Training mit ungenügenden Ruhephasen; äußert sich in einem Mangel an Trainingsfortschritt und in fortgeschrittenen Stadien in einer ausgeprägten körperlichen und geistigen Erschöpfung

Zeigarnik-Effekt: das psychologische Phänomen, dass unerledigte Handlungen eher im Gedächtnis verharren als Handlungen, die sinnvoll beendet werden können; ist mit dem Bestreben verbunden, die unerledigte Handlung abzuschließen

Zirkadianrhythmus: siehe „Schlaf-Wach-Rhythmus“

Zirkaseptanrhythmus: 7-tägiger körperlicher Rhythmus, der bei einigen biologischen Prozessen bei Mensch und Tier beobachtet wird und von der Kalenderwoche unabhängig ist

Stichwortverzeichnis

Über den Autor

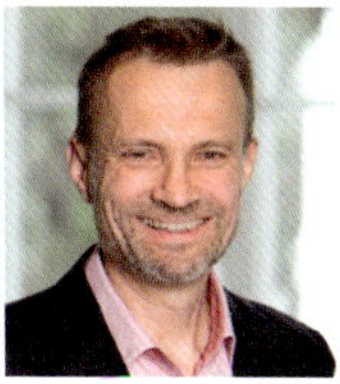
© Meduni Wien

Ao. Univ.-Prof. Mag. Dr. Gerhard Blasche (geb. 1963), Gesundheitspsychologe, klinischer Psychologe und Psychotherapeut, ist Dozent am Zentrum für Public Health der Medizinischen Universität Wien.
Sein Forschungsgebiet ist die Ermüdung durch und die Erholung von der Arbeit. Er beschäftigt sich unter anderem mit den Auswirkungen von Arbeit, Freizeit, Urlaub und Arbeitspausen auf Ermüdung und Wohlbefinden sowie mit der Förderung von Erholung. Bis dato hat er über 90 facheinschlägige Publikationen verfasst, darunter eine der ersten Studien über die Auswirkung von Urlaub auf das Wohlbefinden im Jahr 2000.
Nebenher ist er niedergelassener Psychotherapeut und klinischer Psychologe in Wien.
www.blasche.at

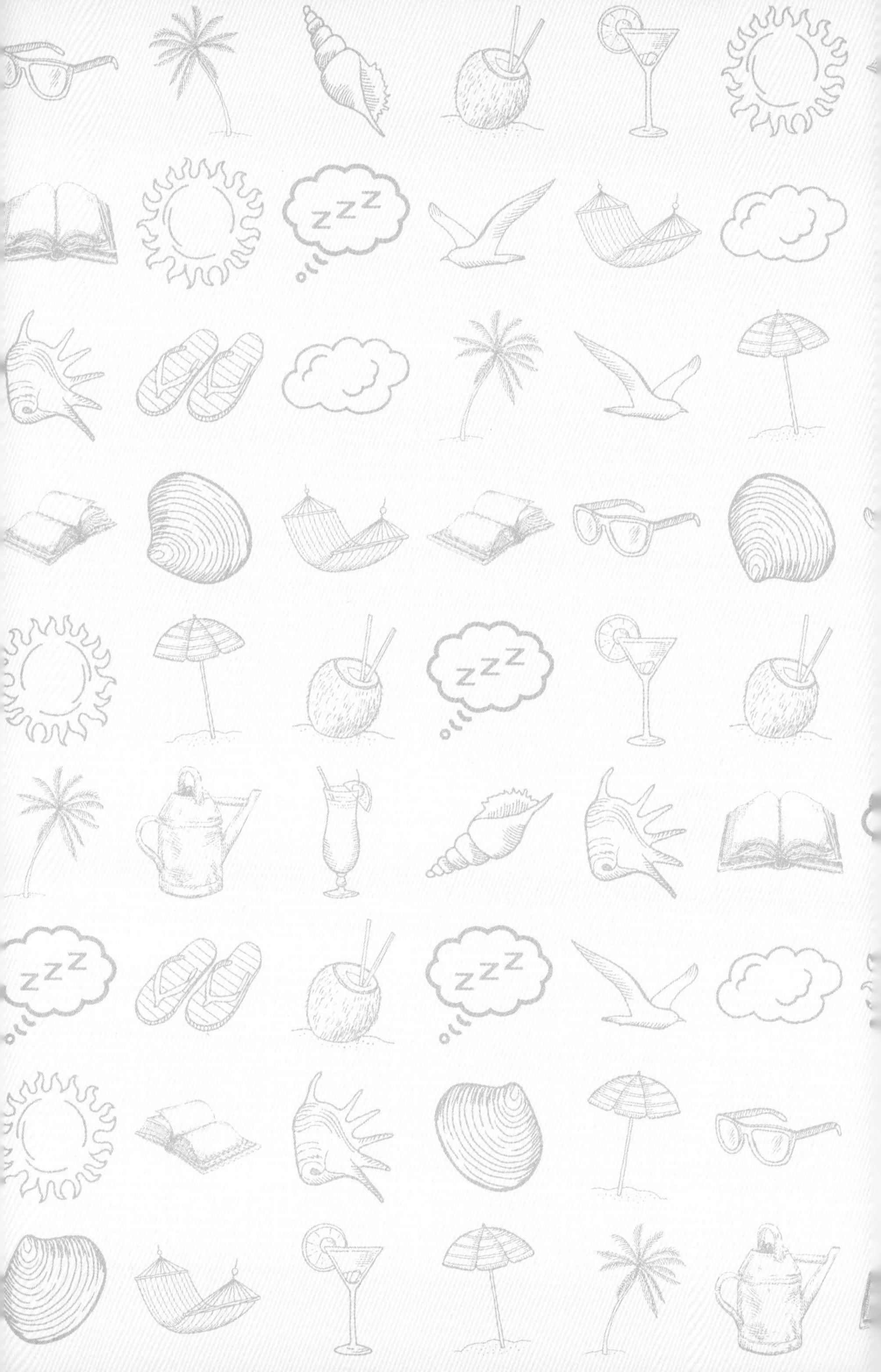